Pneumologisches Kolloquium 8

Pneumologisches Kolloquium 8

Diagnostische Methoden in der Pneumologie

Herausgegeben von

Peter Dorow und Stefan Thalhofer

mit Beiträgen von

R. C. Bittner, S. Blümcke, P. Dorow, R. Felix, W. Frank, H. Lobeck, H. Neusetzer, E. Pleger, W. Schilling, W. D. Schneider, H. J. Scholman, V. Schulz, U. Smidt, S. Thalhofer, P. Uhrmeister, J. Vogel, Th. Weiss, M. Wiebel, A. Wilke, H. Worth, H. Wuthe

Walter de Gruyter
Berlin · New York 1993

Herausgeber

Professor Dr. med. Peter Dorow
Dr. med. Stefan Thalhofer
Abteilung für Pneumologie
DRK-Krankenhaus Mark Brandenburg
Akademisches Lehrkrankenhaus der Freien Universität Berlin
Drontheimer Straße 39
1000 Berlin 65

Das Buch enthält 88 Abbildungen und 21 Tabellen

Die Deutsche Bibliothek — CIP-Einheitsaufnahme

Diagnostische Methoden in der Pneumologie / hrsg. von Peter Dorow und Stefan Thalhofer. Mit Beitr. von R. C. Bittner ... — Berlin ; New York : de Gruyter, 1993
(Pneumologisches Kolloquium ; 8)
ISBN 3-11-013829-8
NE: Dorow, Peter [Hrsg.]; Bittner, Roland C.; Pneumologisches Kolloquium: Pneumologisches Kolloquium

Satz und Druck: Arthur Collignon GmbH, Berlin. — Buchbinderische Verarbeitung: Dieter Mikolai, Berlin. — Umschlagentwurf: Rudolf Hübler, Berlin.
Pritned in Germany

Vorwort

Ein so vielschichtiges und komplexes Thema wie diagnostische Methoden in der Pneumologie läßt sich zwangsläufig im Rahmen eines eintägigen Symposiums nicht umfassend oder gar erschöpfend behandeln. Dies war auch nicht das Ziel des 11. Charlottenburger Pneumologischen Gespräches am 4. Mai 1991; vielmehr sollte der Akzent in erster Linie auf Hauptthemen beruhen, die vom praktisch-klinischen Standpunkt besonderes Interesse versprachen.

Die Beiträge dieses Verhandlungsberichtes beschäftigen sich im ersten Teil mit unterschiedlichen Methoden der Lungenfunktionsdiagnostik, nicht-invasiven und invasiven Belastungsuntersuchungen. Es werden anschließend Methoden und Wertigkeit der Elektromyographie und der mukoziliaren Clearance dargestellt. Im folgenden wird auf die flexible versus rigide Bronchoskopie sowie Pleuradiagnostik und histologische Tumordifferenzierung eingegangen. Moderne bildgebende Verfahren werden erläutert und deren Stellenwert in der Diagnostik pulmonaler und pleuraler Erkrankungen aufgezeigt. Abschließend wird der derzeitige Stand ambulanter und stationärer Möglichkeiten in der Diagnostik schlafbezogener Atmungsstörungen erörtert.

Die Referate und ausgiebigen Diskussionen zeigten, daß sich das 11. Charlottenburger Pneumologische Gespräch mit dem Thema „Diagnostische Methoden in der Pneumologie" ein außerordentlich attraktives Thema zum Gegenstand machte.

Wir möchten unseren Dank an alle diejenigen Kolleginnen und Kollegen aussprechen, die zum Erfolg des 11. Charlottenburger Pneumologischen Gespräches beigetragen haben, insbesondere natürlich den Rednern und auch den Teilnehmern in der Diskussion.

P. Dorow
S. Thalhofer

Inhalt

Verzeichnis der erstgenannten Autoren

Prof. Dr. P. Dorow	Abteilung für Pneumologie DRK-Krankenhaus Mark Brandenburg Akademisches Lehrkrankenhaus der Freien Universität Berlin Drontheimer Straße 39–40 W-1000 Berlin 65
Prof. Dr. R. Felix	Strahlen- und Poliklinik Univ.-Klinikum Rudolf-Virchow Standort Charlottenburg Spandauer Damm 130 W-1000 Berlin 19
Dr. H. Neusetzer	Lungenklinik Havelhöhe Kladower Damm 221 W-1000 Berlin 22
Dr. E. Pleger	Friedrich-Wilhelm-Platz 6 W-1000 Berlin 41
Prof. Dr. W. Schilling	Praxisgemeinschaft Ansbacher Str. 13 W- 1000 Berlin 30
Prof. Dr. W. D. Schneider	Bundesanstalt für Arbeitsmedizin Nöldnerstraße 40/42 O-1134 Berlin
Dr. H. J. Scholman	Institut für Pathologie Klinikum Rudolf Virchow Standort Charlottenburg Spandauer Damm 130 W-1000 Berlin 19

Prof. Dr. U. Smidt	Forschungsinstitut für Lungenkrankheiten und Tuberkulose, Pneumologische Klinik Karower Straße 11 O-1115 Berlin-Buch
Dr. S. Thalhofer	Abteilung für Pneumologie DRK-Krankenhaus Mark Brandenburg Akademisches Lehrkrankenhaus der Freien Universität Berlin Drontheimer Straße 39–40 W-1000 Berlin 65
Dr. J. Vogel	Forschungsinstitut für Lungenkrankheiten und Tuberkulose Abteilung Pathophysiologie Karower Str. 11 O-1115 Berlin-Buch
Dr. M. Wiebel	Abteilung Innere Medizin – Pneumologie Thoraxklinik der LVA Baden Amalienstr. 5 W-6900 Heidelberg 1
Dr. A. Wilke	Fachkrankenhaus für Lungenheilkunde und Thoraxchirurgie Abteilung Pathophysiologie Karower Straße 11 O-1115 Berlin-Buch
Prof. Dr. H. Worth	Med. Klinik I, Klinikum Fürth Jakob-Henle-Str. 1 W-8510 Fürth
Dr. H. Wuthe	Abteilung für Pneumologie DRK-Krankenhaus Mark Brandenburg Akademisches Lehrkrankenhaus der Freien Universität Berlin Drontheimer Str. 39–40 W-1000 Berlin 65

Atemmechanik: diagnostische Methoden, klinische Nutzanwendung

W. D. Schneider

Einleitung

Während Probleme der Atemmechanik im engeren Sinne, also die Beziehungen zwischen Druck und Volumen (Compliance bzw. Elastance) oder zwischen Druck und Strömung (Resistance bzw. Conductance) im weiteren Verlauf der Tagung in gesonderten Beiträgen besprochen werden, soll hier einleitend zu den Basismethoden der Lungenfunktionsdiagnostik aus heutiger Sicht Stellung genommen werden. Nach wie vor ist die Spirometrie (oder -graphie) das Verfahren, ohne das Lungenfunktionsdiagnostik nicht auskommt. Abschließend soll auf eine wichtige Ergänzung der Ventilationsprüfung, die bronchialen Reaktivitätsprüfungen mit Pharmaka, eingegangen werden.

Spirometrie

Die Spirometrie geht auf Hutchinson (1846) zurück, der als erster ein praktikables Gerät zur Messung der Vitalkapazität (VC), also des maximal ein- bzw. ausatembaren Volumens, angegeben hat. Mit Einführung der zeitbezogenen Volumenmessung in Form des Atemstoßtestes durch Tiffeneau (1947), international abgekürzt mit FEV_1 (forciertes Exspirationsvolumen in der ersten Sekunde einer Ausatmung nach maximaler Inspiration), hat die Spirometrie ihren führenden Platz in der Basisdiagnostik bis heute behalten. Dabei sind Geräte, die die Lungenvolumina direkt messen (Glocken-, Wasser-, Balgspirometer), weitgehend von den sogenannten elektronischen Spirometern (Pneumotachographen) abgelöst worden. Letztere registrieren über unterschiedliche Meßprinzipien den Flow (Atemstromgeschwindigkeit) und integrieren daraus die Volumina (Flow über Zeit). Sehr vereinfachend werden die Vitalkapazität als Maß der restriktiven und das FEV_1 als Maß der obstruktiven Ventilationsstörung angesehen.

Während die direkte Volumenmessung mit klassischen Spirometern angesichts ihrer Einfachheit keines besonderen Kommentars bedarf, soll das Prinzip elektronischer Spirometer kurz erläutert werden. Dabei werden meist Fleisch'sche Düsen als Meßköpfe benutzt. In diesen wird die ein- bzw. ausgeatmete Luft laminar geführt. Auf dieser Strecke ist der Seitendruck der Strömungsgeschwindigkeit und dem Weg proportional. Über einen Differenzdruckwandler wird die Druckdifferenz zwischen zwei seitlichen Schlauchanschlüssen in ein elektrisches Signal umgewandelt, das dem Flow entspricht. Dieses wird durch einen elektronischen Baustein in ein Volumensignal integriert. Alle diese Signale können je nach Bauart numerisch angezeigt, ausgedruckt oder graphisch dargestellt werden.

Moderne Spirometer sollten leicht transportabel, zuverlässig, preiswert und einfach zu bedienen sein. Außerdem sollte ein Mikrorechner für den Soll-Ist-Wertvergleich eingebaut oder zumindest anschließbar sein. Diese Mikrorechner erledigen alle jene Rechen- und Bewertungsaufgaben, die früher offenbar einer breiteren Anwendung der Spirometrie in der Routinediagnostik im Wege standen: Umrechnung der aktuell gemessenen Werte auf standardisierte Bedingungen (BTPS – Körpertemperatur, Luftdruck, Sättigung mit Wasserdampf), Vergleich dieser korrigierten Meßwerte mit Normal- oder (besser:) Referenzwerten und eine skalierte Bewertung der Ergebnisse. Aber auch wenn ein Rechner diese Arbeit übernimmt, sollte der Anwender wissen, welche Referenzwerte benutzt werden und welcher Logik die Bewertung folgt. In den alten Bundesländern sind die EGKS-Werte (Normwerte der Europäischen Gemeinschaft für Kohle und Stahl) am weitesten verbreitet. Ein pathologisches Testergebnis wird dabei angenommen, wenn der Mindestsollwert um 10% unterschritten wird. In den neuen Bundesländern waren die Referenzwerte der Arbeitsgruppe Pathophysiologie der Atmung verbindlich. Bewertet wurde hier in Anlehnung an internationale Empfehlungen unter Bezug auf die Standardabweichung (0,5 bzw. 0,6 l) der als Mittelwerte gesunder Populationen ermittelten Referenzwerte (Tab. 1).

Inzwischen sind detaillierte Vergleiche beider Referenzwertsets durchgeführt und veröffentlicht worden (Luther u. a. 1991). Dabei wurde deutlich, daß aus klinischer Sicht Abweichungen zwischen diesen Referenzwerten nur bei bestimmten Randgruppen mit extremen Körpermaßen bedeutsam werden.

Tab. 1: Bewertung der Spirometrie (SD = Standardabweichung)

Abweichung des BTPS-korrigierten Meßwertes liegt im Bereich:	Bewertung
größer als Ref.wert minus 1 SD	Normalbereich
zwischen −1 bis −1,64 SD	Grenzbereich
zwischen −1,65 bis −2,64 SD	geringgradig pathologisch
zwischen −2,65 bis −3,64 SD	mittelgradig pathologisch
kleiner als Ref.wert −3,64 SD	hochgradig pathologisch

Beide Systeme schließen in den anamnestisch und klinisch definierten „gesunden" Referenzpopulationen Raucher wie Nichtraucher ein. Dies dürfte besonders im Alter über 40 Jahre die Streuung erhöhen, den Mittelwert drücken und damit die frühdiagnostische Sensitivität vermindern. Dementsprechend hält die Diskussion über die Notwendigkeit neuer Referenzwertermittlungen an, denen ausschließlich Nichtraucher und auch bezüglich anderer Einflußfaktoren streng definierte gesunde Populationen zugrunde liegen sollten.

Indiziert ist die Durchführung einer Spirometrie

- bei jeder Art von Atembeschwerden, insbesondere Dyspnoe, Husten und Auswurf
- zur Therapiekontrolle bei Behandlung mit bronchialerweiternden Mitteln, aber auch zum Ausschluß von Nebenwirkungen bei medikamentöser Behandlung (Beta-Blocker!)
- in der Begutachtung von Lungenkrankheiten
- bei prophylaktischen Untersuchungen von Rauchern oder Personen mit andersartigen Atemwegsexpositionen in der Freizeit
- in der Nachsorge nach schweren Atemwegsinfekten und Pneumonien, insbesondere vor Wiederbeschäftigung an Arbeitsplätzen mit Atemtraktexposition
- in epidemiologischen Studien zum Nachweis chronischer Wirkungen auf die Atemwege (Arbeitsstoffe mit irritativ-toxischer Wirkung, Luftverschmutzung)
- in arbeitsmedizinischen Vorsorgeuntersuchungen oder auch schichtbegleitenden Messungen zum Nachweis akuter Wirkungen (irritativ-toxisch, allergisch) von Arbeitsstoffen auf die Atemwege.

Absolute Kontraindikationen sind nicht bekannt. Zurückhaltung ist bezüglich forcierter Atemmanöver bei schwerstkranken Patienten geboten, insbesondere Herzkranken mit Gefahr der Dekompensation oder Auslösung gefährlicher Rhythmusstörungen. Auch Neigung zu zerebralen Krampfanfällen stellt in der Regel eine Kontraindikation dar. Wegen der Verschleppung von Krankheitserregern dürften Lungenfunktionsprüfungen während akuter Atemwegsinfekte, bei Bronchopneumonien oder behandlungsbedürftigen Tuberkulosen nur unter wenigen besonderen Fragestellungen sinnvoll und notwendig sein.
Fehlermöglichkeiten ergeben sich bei der Spirometrie vor allem aus ungenügender Zusammenarbeit zwischen Untersucher und Proband, in zweiter Linie aus ungenügender Wartung oder Eichung der Geräte (Tab. 2). Solange kein Rechner angeschlossen ist, stellen auch Rechenfehler bei der Meßwertverarbeitung eine zu beachtende Quelle dar. Letztere können in der Routine dann nur durch Plausibilitätskontrollen gefunden werden.

Tab. 2: Fehlermöglichkeiten bei spirometrischen Untersuchungen

Häufige Fehler in der Zusammenarbeit zwischen Untersucher und Proband:

- ungenügende Erläuterung des Untersuchungsablaufs
- ungenügend tiefe Einatmung vor dem Atemstoßtest
- ungenügendes Nachpressen bei der exspiratorischen FVC oder VC
- undichtes Umschließen des Mundstücks
- fehlender Verschluß der Nase
- (Die Position des Probanden während der Untersuchung hat zwar signifikanten, aber klinisch nur unbedeutenden Einfluß. So werden FVC und FEV_1 im Stehen 0,06 bis 0,08 l größer gemessen als im Sitzen (Townsend 1984).)

Häufige Fehler in der Berechnung (Geräte ohne Mikrorechner):

- Unterlassen der BTPS-Korrektur
- Ablesen eines falschen Sollwertes aus Tabelle oder Nomogramm
- Bedienfehler (Sollwertscheibe, Rechenschieber, Taschenrechner)

Fehlerquellen bei mechanischen Geräten:

- undichte Systeme (Atemschläuche, Glocken, Bälge), vermeidbar durch regelmäßige (tägliche) Dichtigkeitsprüfungen
- Widerstandserhöhungen im Gerät, vermeidbar durch Kontrolle der schwerelosen Glokkenaufhängung, Vermeidung von Verschmutzung der Gleitflächen bzw. -räume
- Veränderungen der Zeitbasis (elektronische Zeitgeber, Papiergeschwindigkeit) im Gerät, vermeidbar durch regelmäßige Kontrolle mittels Stoppuhr

Fehlerquellen bei elektronischen Spirometern:

- Verwendung ungeeigneter Düsengröße
- Verunreinigung der Fleisch'schen Düse (Sputum!)
- Abknicken oder Zusammenfallen der Druckschläuche (Alterung!)
- Unzuverlässigkeit der elektronischen Eichung der Geräte
- unkontrollierte Drift während der Messung
- Unterlassen der regelmäßigen Volumeneichung mittels Spritze (mindestens 1, besser 2 l) oder anderem festen Volumengeber. Diese Eichung ist abhängig von der Stabilität des Gerätes und mindestens täglich, bei einigen Typen besser vor und nach jeder Messung durchzuführen.

Die Bewertbarkeit der Ergebnisse hängt wegen der erforderlichen Relativierung der FEV_1 an der FVC bzw. besser inspiratorischen VC entscheidend von der exakten Messung beider Parameter ab. Eine solche kann angenommen werden, wenn die größte Differenz der drei geforderten Meßwerte eines Parameters jeweils nicht mehr als 10% des Höchstwertes beträgt. Falsch niedrige Meßwerte der VC führen zu einer falschen FEV_1 % VC-Bewertung bis zur Verschleierung einer real vorhandenen Obstruktion. Falsch niedrige Werte der FEV_1 führen besonders bei hochnormalen VC-Werten unter Umständen zur falschpositiven Annahme einer Obstruktion.

Wenn auch moderne Geräteanleitungen oft die Messung beider Parameter in einer maximalen Exspiration als zeitrentabel preisen, empfiehlt sich bei begründetem Verdacht auf oben genannte Fehler die Wiederholung der Ventilationsprüfung mit getrennter Bestimmung von VC (langsame Durchführung des Manövers der Vitalkapazitätsmessung) und FEV_1, damit der Proband sich voll auf das jeweils notwendige Atemmanöver konzentrieren kann. Dieses Vorgehen sollte zur exakten Einschätzung bei stark obstruktiven Patienten generell angewandt werden, da bei diesen aus pathophysiologischen Gründen größere Differenzen zwischen VC und FVC auftreten können, die ihrerseits wieder diagnostisch interessant sind.

Während elektronische Spirometer unterschiedliche Volumenfehler über den physiologischen Flowbereich zwischen 0 und 15 l/s aufweisen, liegt der Meßfehler bei volumenmessenden Spirometern (Vergleich mit technisch ausgereiften Standardspirographen) unter ± 1% (Wever u. a. 1981). Im allgemeinen werden für die Volumenmessung eine Genauigkeit von ± 2% bzw. von 50 ml und für die Zeitbasis ebenfalls ± 2% gefordert.

Die Reproduzierbarkeit spirometrischer Meßwerte ist vergleichsweise sehr gut. So wurden innerhalb eines Tages intraindividuelle Variationskoeffizienten von 3–5% bei Gesunden und 6–11% bei Lungenkranken (außer Asthma) gefunden. Bei längeren Untersuchungsabständen (Wochen) erhöhen sich die intraindividuellen Variationskoeffizienten auf 5–8% bei Gesunden und 11–15% bei Kranken (Pennock). Daraus wurde abgeleitet, daß in Wiederholungsuntersuchungen bei Probanden mit normalen Ausgangswerten eine Änderung um mindestens 5% und bei obstruktiven Patienten eine Änderung um mindestens 15% als signifikante Abweichungen vom Vorergebnis zu werden sind. Zu beachten ist, daß Patienten mit einfacher chronischer Bronchitis Variationskoeffizienten wie Gesunde aufweisen (Rozas 1982). Solche Empfehlungen sind für Längsschnittbeobachtungen, z. B. bei Änderung der Therapie, Kontrolle einer Expositionswirkung u. ä., von Belang.

Bei längeren Beobachtungszeiten ist aber eine Reihe von Einflußfaktoren zu beachten, die diese Variabilität noch steigern (jahreszeitliche Einflüsse, Wechsel der Meßgeräte, Wechsel des Untersuchers, Umwelteinflüsse u. a.), so daß Vorsicht bei der Interpretation geboten ist. Selbst bei Durchführung der Messungen durch erfahrene medizinisch-technische Assistentinnen können untersuchungsabhängig statistisch signifikante Gruppendifferenzen in epidemiologischen Längsschnittstudien verursacht werden und so scheinbare Wirkungen vorgetäuscht werden (Locuty u. a. 1984). Andererseits erhöht die Bewertung von Veränderungen unter Bezug auf die individuelle Ausgangssituation deutlich den frühdiagnostischen Informationswert des Verfahrens im Vergleich zur Bewertung unter Bezug auf Durchschnittsnormen, wie sie die Referenzwerte darstellen.

Die interindividuelle Variabilität spirometrischer Meßwerte von Gesunden ist nämlich groß und liegt in der Größenordnung von ± 10–20%. Dies und die damit zusammenhängenden großen Differenzen zwischen den von verschiedenen Autoren bzw. Gremien empfohlenen Referenzwerten führen dazu, daß die Ergebnisbewertung unter Bezug auf solche Referenzwerte von „Normalpopulationen" wenig sensitiv ist. Das bedeutet unter anderem, daß bei hohen individuellen Ausgangswerten erhebliche krankhafte Veränderungen eintreten müssen, ehe ein Proband als pathologisch eingestuft wird.

Das traditionelle Vorgehen, prozentuale Abweichungen vom Referenzwert zur Skalierung zu benutzen, ist insbesondere im Vergleich verschiedener Parameter miteinander für weniger geschulte Nutzer oft irreführend. Die biologische Bedeutung gleicher prozentualer Abweichungen kann für unterschiedliche Parameter (vergleiche: FEV_1 und R_t) sehr differieren. Die internationale und von der Arbeitsgruppe Pathophysiologie der Atmung übernommene Tendenz, den Normbereich aus der Verteilung der Meßwerte der Normalpopulation mathematisch-statistisch abzuleiten, gibt dem Nutzer zumindest eine Information darüber, mit welcher Wahrscheinlichkeit ein Gesunder als krank eingestuft wird. Bei spirometrischen Meßwerten mit der nur einseitig gegebenen Abweichungsmöglichkeit ins Pathologische entspricht die 1,64-s-Grenze des pathologischen Bereichs dem Sachverhalt, daß 5% der „Normalpopulation" falsch-positiv als krank eingestuft werden. Da die Verteilung der Meßwerte davon abzugrenzender kranker Kollektive nicht bekannt ist, kann der gegenteilige Fehler (falsche Beurteilung als „normal") nicht so einfach abgeschätzt werden.

Die Abgrenzung eines Probanden bzw. eines Kollektivs vom Normalen hat stets eine bestimmte Zielrichtung: Durchführung einer bestimmten Behandlung, Erkennung von Risikogruppen, Veranlassung von Kontrolluntersuchungen, Einleitung vorbeugender Maßnahmen u. a. Ensprechend müssen die Grenzlinien unter Annahme zweckgebundener Sensitivitäts/Spezifitäts-Relationen gewählt werden. Die Einigung auf die Definition eines Grenzbereichs zwischen 1 und 1,64 s wird den Belangen der Praxis gut gerecht. In der Arbeitsmedizin z. B. sind Meßwerte in diesem Bereich zu verstehen als Indikation für kurzfristige Kontrolluntersuchungen.

Validierungen von Lungenfunktionsgrößen hinsichtlich diagnostischer Entscheidungen setzen eigentlich unabhängig von diesen Größen gestellte klinische Diagnosen voraus. Die Spirometrie ist aber so fest in die Diagnosestellung integriert, daß solche Untersuchungen bisher nicht vorliegen. Bei Verwendung von Diagnosen auf der Basis anamnestischer, klinischer und funktionsdiagnostischer Befunde beschrieben Taskin u. a. (1979) bezüglich der „chronischen obstruktiven Lungenkrankheit" für FEV_1 eine Sensitivität von nur 21%, aber eine Spezifität von 95%. Für die FVC betrugen diese Werte 16 bzw. 90%. Higgins und Keller (1973) fanden in einer Bevölkerungsstudie bezogen auf chronische Bronchitis, Atemnot oder Asthma Sensitivitätsraten um 20% für alle Parameter der Spirometrie und Fluß-Volumen-Kurve, wobei FEV_1 der FVC und dem PEF etwas überlegen war. Solche Angaben sind natürlich von geringem Wert, solange nicht Längsschnittstudien durchgeführt worden sind.

Peak-flow-Messung

Eine Renaissance hat in den letzten Jahren die Messung des exspiratorischen Spitzen-Flow (Peak flow) als Obstruktionsmaß erlebt. Nachdem bereits Volhard (1908) für das Emphysem auf die diagnostische Bedeutung der „Stärke des Exspirationsstoßes“ hingewiesen und mit dem Anemometer ein erstes Meßgerät angegeben hatte, wurden die ersten Pneumometer zur Messung der exspiratorischen Atemstromstärke nach dem Staublendenprinzip mit Differenzdruckmanometer von Hadorn (1942) und Wyss (1950) konstruiert. In englischsprachigen Ländern fand später das Peak-Flow-Meter nach Wright (1959) große Verbreitung. Eine Wiederbelebung bzw. Ausweitung hat die Methode erfahren, seit sehr kleine tragbare „Taschengeräte“ verfügbar sind.
Damit stehen heute als Indikationen dieses Verfahrens Selbstmessungen durch Patienten oder Beschäftigte am Arbeitsplatz und in der Freizeit im Vordergrund. Solche Messungen haben besonderen Wert zur Erfassung obstruktiver Reaktionen in Abhängigkeit von bestimmten Expositionen, die wegen schnellen Abklingens auf dem Weg in ein Labor und schlechter Simulierbarkeit der Exposition unter Laborbedingungen anders nicht erfaßt werden können. Auch in der Einstellung einer optimalen broncholytischen Therapie kann die Peakflow-Messung von Nutzen sein.
Die genannten Geräte arbeiten nach unterschiedlichen Meßprinzipien. Gemeinsam ist ihnen, daß sie die maximale Atemstromgeschwindigkeit bei einer höchstmöglich forcierten Ausatmung nach maximal tiefer Einatmung, eben den Peak flow (l/min), angeben. Beim Mini-Wright geschieht das mit Hilfe einer einfachen Expansionsfeder. Deren Eigenschaften und Qualität dürften wesentlichen Einfluß auf Meßgenauigkeit, Eichbarkeit und Reproduzierbarkeit der Messungen haben. Elektronische Spirometer mit Fleisch'scher Düse zeigen den Peak flow (l/s) als Gipfelpunkt der Fluß-Volumen-Kurve an. Die mit solchen Geräten verbundenen meßtechnischen Probleme sind andernorts beschrieben.
Die Grundsätze der Vorbereitung und Durchführung der Untersuchung sind praktisch dieselben wie für die Spirometrie. Die Eichung der Geräte ist schwieriger als bei der Spirometrie, weil keine einfachen, in der Praxis nutzbaren Vorrichtungen angeboten werden, die den Atemstoß simulieren. Ersatzweise hilft man sich mit regelmäßigen Eichungen bei unterschiedlichen Flowwerten, die z. B. mit einem Elektromotor erzeugt und einem Rotameter eingestellt werden.
Die oben genannten Geräte sind hinsichtlich Meßbereich, Genauigkeit und Reproduzierbarkeit nicht identisch (Eichenhorn u. a. 1982). Diese Unterschiede erstrecken sich nicht gleichartig über den gesamten Meßbereich, so daß Umrechnungen mittels Korrekturfaktor nicht möglich sind. Solche Gerätedifferenzen spielen bei der Anwendung für individuelle Längsschnittvergleiche über

relativ kurze Zeiträume keine wesentliche Rolle. Sie sind aber bei eventuellen Referenzwertvergleichen unbedingt zu beachten. Für das Mini-Wright Peak-Flow-Meter wurden Referenzwertformeln in Abhängigkeit von Größe, Alter und Geschlecht unter anderem von Gregg und Nunn (1979) angegeben und mit denen anderer Autoren verglichen.
Im Vergleich zur FEV_1-Messung erwies sich die Peak-Flow-Messung als annähernd gleichwertig. Die intraindividuelle Reproduzierbarkeit ist nur wenig schlechter mit einer Größenordnung zwischen 3 und 6% bei Kurzzeitvergleichen. Die Korrelationskoeffizienten zwischen FEV_1 und Peak flow lagen in Abhängigkeit von Autor und untersuchter Population zwischen 0,85 und 0,97 (Germouty u. a. 1976). Einige Autoren weisen jedoch darauf hin, daß bei der Peak-Flow-Messung noch mehr Sorgfalt auf optimale Kooperation des Patienten und die Erreichung des wirklich maximalen Flow gelegt werden muß als bei der Spirometrie.

Bronchiale Reaktivitätsprüfungen

Obwohl noch relativ wenig genutzt, sei hier abschließend auf unspezifische bronchiale Reaktivitätsprüfungen eingegangen. Als Provokationsverfahren stehen sie im Verdacht, mit besonderen Risiken verbunden zu sein. Diese sind aber bei Beachtung entsprechender Regeln minimal und werden durch den Informationsgewinn bei gezielter Indikation vielfach aufgewogen. Selbstverständlich sind eine korrekte Aufklärung und die Einwilligung des Patienten erforderlich.
Unter bronchialer Reaktivität versteht man die Eigenschaft des Bronchialbaums, auf Inhalationsreize aller Art mit Obstruktion, d. h. hier Verengung des Bronchialbaums durch Kontraktion der glatten Muskulatur, zu reagieren. Bronchiale Hyperreaktivität ist dann eine über das normale Maß hinaus gesteigerte Reaktionsbereitschaft der Bronchien. Diese Patienten reagieren bereits auf Inhalationsreize geringer Intensität, die bei einem gesunden Menschen keine Obstruktion auslösen. Die Palette der Auslöser reicht von Pharmaka über irritativ wirkende Gase und Dämpfe, Kaltluft, hyper- und hypotone Lösungen und körperliche Belastung bis zu Hyperventilation und Lachen. Als für diagnostische Anwendung am sichersten und gut dosierbar sind wohl pharmakologische Provokationstests anzusehen.
Solche pharmakologischen Inhalationstests fanden schon in den 40er Jahren beim Menschen Anwendung. Tiffeneau gebührt das Verdienst, umfangreiche klinische Untersuchungen dazu durchgeführt und 1955 bereits publiziert zu haben. In der Folge führten diese Tests zunächst ein Schattendasein, fanden aber in den letzten Jahren eine enorme Beachtung seitens der Pathophysiologie

und in der Folge auch seitens der Klinik. Inzwischen ist ihre diagnostische und prognostische Bedeutung unumstritten, wenn auch in Detailfragen noch Klärungsbedarf besteht.
So ist zur Pathogenese der Hyperreaktivität bislang noch kein abgeschlossenes Bild zu zeichnen. Der Defekt kann sowohl in der Schleimhaut selbst (gesteigerte Permeabilität, Mastzellkonzentration), im vagalen Reflexbogen oder in der glatten Muskulatur (Imbalance der vegetativen Rezeptoren) liegen. Die bronchiale Hyperreaktivität ist, von Einzelfällen abgesehen, das charakteristische Zeichen des Asthma bronchiale. Andererseits kommt bronchiale Hpyerreaktivität bei einer Reihe von Zuständen, wie chronische Bronchitis, allergische Rhinitis, Sarkoidose, Mukoviszidose u. a. vor, ohne daß klinisch ein Asthma bronchiale zu diagnostizieren wäre.
Die Indikation für solche Tests ist ganz allgemein gesagt immer gegeben, wenn ein Patient über Atemnot klagt und Ruheventilationsprüfung sowie klinische Untersuchung nicht zu einer Erklärung für diese Beschwerden führen. Neben dieser Indikation zur Diagnosestellung sind solche Tests auch üblich als Vergleichsbasis in der inhalativen Allergiediagnostik (Beziehungen zwischen spezifischer und unspezifischer bronchialer Reaktivität), zur Risikoermittlung bei beruflicher oder außerberuflicher inhalativer Exposition und, mit Einschränkung, zur Prognose des Funktionsverlustes. Neben der individuellen Diagnostik haben die Tests auch in epidemiologischen Untersuchungen ihren Informationswert unter Beweis gestellt.
Kontraindikationen sind in der Tab. 3 zusammengestellt. In der Spezialklinik darf ein Teil dieser Kontraindikationen als relativ betrachtet werden.

Tab. 3: Kontraindikationen für die Durchführung unspezifischer bronchialer Provokationsprüfungen mit Screeningverfahren in der Praxis

- FEV_1 im pathologischen Bereich
- respiratorische Insuffizienz
- klinisch relevante kardiale Rhythmusstörungen
- Myokardinfarkt, Myokarditis, Thrombophlebitis innerhalb der letzten 6 Monate
- Hypertonie (über 180 Torr systolisch bzw. 100 Torr diastolisch)
- Hypotonie (unter 100 Torr systolisch)
- Epilepsie
- akute Erkrankungen, insbesondere Atemwegsinfekte
- anamnestische Angabe einer sehr hohen Reizempfindlichkeit, (z. B. mit Bewußtseinstrübung einhergehende Husten- und Obstruktionsattacken)

Bei den Testverfahren ist zwischen sogenannten Einstufentests zum Screening und exakten Schwellwertermittlungen zu unterscheiden. In vielen Ländern sind Standardisierungsempfehlungen gegeben worden, in Deutschland ist eine solche in Vorbereitung (Klein, Köhler 1991). Häufigkeitsangaben zur bronchialen

Hyperreaktivität in bestimmten Populationen hängen stark von dem eingesetzten Verfahren ab und sollen deshalb hier nicht weiter referiert werden. Im allgemeinen liegen sie zwischen 5 und 30% der untersuchten Probanden, je nachdem welche Testkriterien und Varianten benutzt werden.

Das Testergebnis ist wesentlich abhängig von der Menge der inhalierten Provokationssubstanz (Azetylcholin, Histamin, Metacholin oder andere), diese wiederum vom Output des Verneblers, von den Aerosolcharakteristika (Düsen, Ultraschallaerosol), der benutzten Atemtechnik und anderen Faktoren. Eine direkte und exakte Messung der inhalierten und wirklich deponierten Menge der Provokationssubstanz ist bislang für die Praxis leider nicht möglich, weshalb nach Festlegung auf einen bestimmten Aerosolerzeuger die Konzentration in der vorgegebenen Lösung und die Inhalationszeit zur Dosierung genutzt werden. Der Einhaltung der jeweils empfohlenen Testkriterien ist große Aufmerksamkeit zu widmen, wenn die Stabilität des Testverfahrens über längere Zeit in einem Laboratorium oder in einer Praxis gewährleistet werden soll. Geschieht dies, sind die Tests jedoch mit befriedigender Reproduzierbarkeit (1 bis 2 Stufen im Schwellwerttest, Retestkorrelationskoeffizienten bei Einstufentests um 0,8) durchführbar.

Wiederholungsuntersuchungen in langen Zeiträumen werden stark durch Veränderungen der Reaktivitätslage der Probanden beeinflußt, so daß sie nicht im Sinne von Reproduzierbarkeitsprüfungen interpretiert werden dürfen. Vielmehr sind die Testergebnisse solcher Wiederholungsuntersuchungen eng mit der Entwicklung des subjektiven Beschwerdebildes korreliert (Hargreave 1982, Rebohle u. Schneider 1974).

Während die Schwellwertverfahren wegen der Zeitaufwendigkeit (durchschnittlich 30 Minuten) oft der Klinik vorbehalten sein werden, finden in der Praxis oder auch in epidemiologischen Studien verkürzte Screeningvarianten Anwendung. Bei diesen ist der Nachweis der Validität ein besonderes Problem. Für die Testvariante der Arbeitsgruppe Pathophysiologie der Atmung (Schneider und Rebohle 1977) wurde als Außenkriterium die Erkennung von klinisch sicheren Asthmapatienten im nicht obstruktiven Intervall genutzt. Applizierte Azetylcholinkonzentration, Inhalationszeit und geforderter Grad der Obstruktion (15% Abfall des FEV_1) wurden so gewählt, daß schließlich 5% falsch positive und 20% falsch negative Testergebnisse in dem genannten Sinne, d. h. Nachweis des Asthma bronchiale in der Latenzphase erreicht wurden. Dies war im Hinblick auf eine breite Anwendung in der Screeningebene akzeptabel. In der Spezialpraxis wird man mit 20% falsch negativen Testergebnissen nicht zufrieden sein und deshalb die Provokationssubstanz höher dosieren müssen. Andererseits geht ein solches Vorgehen wieder mit einer Steigerung der falsch positiven Testergebnisse einher, die wiederum hinsichtlich ihrer Konsequenzen (Nachuntersuchungsaufwand, einschränkende Empfehlungen an die Patienten etc.) zu bedenken sind.

Wie für alle Labor- und Funktionsuntersuchungen ist deshalb eine konsequente Einordnung der Testergebnisse in das allgemeine klinische Bild zu fordern, ehe therapeutische oder andere Maßnahmen eingeleitet werden. Dies gilt insbesondere dann, wenn Empfehlungen für bestimmte Tätigkeiten in Freizeit und Beruf bis hin zum Arbeitsplatzwechsel gegeben werden sollen. Andererseits ist gerade hier, nämlich der rechtzeitigen und vorbeugenden Beratung der Patienten mit Hyperreaktivität im Falle irritativer Exposition im Beruf oder in der Freizeit, eine wesentliche Indikation für eine breitere Anwendung dieser Tests zu sehen. In Längsschnittuntersuchungen erwies sich, daß hyperreaktive Probanden bei fortgesetzter irritativer Exposition, selbst wenn sie diese subjektiv tolerierten, einen rascheren Abfall der Ventilationswerte aufwiesen als Probanden ohne solche Hyperreaktivität bei gleichartigen Expositionsbedingungen. Hier ist aber auch darauf hinzuweisen, daß die Testergebnisse im Einzelfall nicht konstant sein müssen. Ebenfalls aus Längsschnittuntersuchungen wissen wir, daß etwa ein Drittel der klinisch gesunden, aber hyperreaktiven Probanden diese Hyperreaktivität im weiteren Verlauf wieder verliert. Bei zwei Dritteln bleibt die Hyperreaktivität erhalten. Oft ist in diesen Fällen im Verlauf die Manifestation einer chronischen Atemwegserkrankung nachzuweisen.
Für die Interpretation der Testergebnisse ist zu beachten, daß die Reaktivitätslage durch Infekte, Impfungen, Antigenexpositionen, Inhalation irritativer Stoffe und eine Reihe von Medikamenten (Antihistaminika, Betablocker u. a.) beeinflußt wird. So sollten Tests erst 6 bis 8 Wochen nach Abklingen eines Infektes bzw. im Falle medikamentöser Therapie mit Atemtraktwirksamkeit erst nach Intervallzeiten, die der Wirkungsdauer der Medikamente entsprechen, durchgeführt werden. Sofern das nicht möglich ist, müssen diese Einflüsse bei der Ergebnisinterpretation mitgeteilt und beschrieben werden.
Welches Gerät, welches Inhalationsverfahren, welchen Parameter der Obstruktion (als Meßwert des Testausfalls) und welchen Grad der Obstruktion als Kriterium eines positiven Tests man wählt, ist eine Frage der Vereinbarung. Am weitesten verbreitet, weil einfach und ausreichend zuverlässig, sind Düsenaerosolgeräte mit kurzen Inhalationszeiten von ein bis zwei Minuten und die Benutzung des FEV_1 als Meßwert. Dieser Parameter muß um 15 oder auch 20% abfallen, um eine sichere Änderung der Bronchialvolumina annehmen zu können. Dies ergibt sich aus der intraindividuellen Streuung der FEV_1 (s. vorn). Steht ein Bodyplethysmograph zur Verfügung, wird man die Resistance als Testkriterium benutzen. Dabei dominiert die Umrechnung der Meßwerte zur spezifischen Conductance unter Berücksichtigung der Lungenvolumina.
Die verschiedenen Provokationssubstanzen führen zu im Prinzip gleichartigen Informationen über die bronchiale Hyperreaktivität. Unterschiede finden sich in den Nebenwirkungen derart, daß bei Azetylcholin ein starker Husteneffekt festzustellen ist, während bei Histamin Kreislaufnebenwirkungen und Flush im Vordergrund stehen. Insgesamt ist die subjektive Beeinträchtigung jedoch selbst

bei positivem Testausgang gering zu halten. Unbeabsichtigt ausgelöste stärkere obstruktive Reaktionen sind durch Applikation eines bronchodilatatorisch wirkenden Aerosols leicht beherrschbar. Diese Ausführungen belegen aber, daß ärztliche Voruntersuchung und Kenntnisse in der Behandlung von Asthmafällen Voraussetzungen für die Durchführung solcher Tests in der Praxis darstellen.
Der Informationsgewinn, die aus dem Testergebnis ableitbaren therapeutischen Möglichkeiten und präventiven Empfehlungen an die Patienten sind jedoch so bedeutsam, daß Aufwand und Risiko als verantwortbar anzusehen sind. Die Gefährdung eines stark hyperreaktiven Patienten am Arbeitsplatz, z. B. beim Schweißen oder anderen irritativen und allergenen Expositionen, kann so groß werden, daß eine rechtzeitige Diagnostik mittels Provokationstests bei entsprechendem Verdacht stets gerechtfertigt ist. Ähnliches gilt für die bedauernswerten Patienten, die in vielen Alltagssituationen mit „dicker Luft" Beschwerden bekommen und wegen unauffälliger Klinik und normalen Ventilationswerten ohne Provokation oft einen langen Leidensweg als „Simulanten" hinter sich haben. Diesen kann durch eine entsprechende Diagnostik und gegebenenfalls Therapie der Hyperreaktivität gut geholfen werden.
Für Einzelheiten der Testverfahren sei auf die bereits zitierten Arbeiten bzw. das Sonderheft Nr. 2 der „Pneumologie", Jahrgang 1991, mit dem Verhandlungsbericht der Tagung der Arbeitsgruppe „Inhalative Provokationstests" verwiesen.
Literatur kann beim Verfasser angefordert werden.

Diagnostische Relevanz oszillationsmechanischer Verfahren

J. Vogel

Die Bedeutung der Oszillometrie ist zu sehen vor dem Hintergrund der derzeitigen Leistungsfähigkeit der atemmechanischen Analyse und den Anforderungen in der ärztlichen Praxis.
Die zunehmende analytische Auflösung der atemmechanischen Verfahren und ihre systematische Anwendung auf konkrete physiologische Bedingungen einzelner Atemmanöver sowie auf konkrete Zeitabschnitte lassen die Vorstellung einfacher stabiler Parameter wie etwa einer konstanten Resistance und Compliance eines Patienten immer mehr zurücktreten. Statt dessen tritt die hohe Variabilität der atemmechanischen Parameter im Langzeitverlauf, in ihrer Tagesperiodik und sogar im Minuten-Sekundenbereich zunehmend in den Vordergrund, die sich teils aus der Sicht der Bronchomotorik, teils aus einer wechselnden funktionellen Inhomogenität der Lunge erklären läßt.
Danach wird verständlich, wenn in der Praxis Verlaufskontrollen mit einfachen Verfahren wie etwa der Peak-Flow-Messung bevorzugt werden gegenüber Momentaufnahmen mit hochspezialisierter Technik. Dabei sind zugleich ökonomische Überlegungen wirksam, besonders in Bezug auf die zunehmende Bedeutung epidemiologischer Reihenuntersuchungen unter Schadstoffeinwirkungen aus der Umwelt, am Arbeitsplatz oder Einwirkungen durch persönliches Verhalten als Raucher.
Praxisseitig wird danach unter diagnostischer Relevanz verstanden

- schnelle Durchführbarkeit bei niedrigem Zeitaufwand für Patient und Untersucher,
- Einfachheit in Bezug auf Bedienung und Verständnis,
- niedrige Geräte- und Materialkosten.

Diesen praxisrelevanten Vorgaben für unsere Technik im Interesse ihrer Breitenwirkung ist entgegenzusetzen die Forderung nach Relevanz im Sinne der Früherfassung von Lungenerkrankungen, die mit Globaltesten auf der Basis des relativ groben Atemstoßtestverfahrens nach dem Prinzip des einfachen monoalveolären Lungenmodells nur begrenzt möglich ist. Es sind Verfahren zum Einsatz zu bringen, die eine differenzierende „Small-Airway"-Diagnostik am durch das Untersuchungsverfahren unveränderten Ausgangszustand der

Lunge unter ruhiger Normalatmung ermöglichen. Fuktionsdiagnostik im peripheren Lungenbereich bei ungleich verteilten Frühstörungen ist danach pulmonale Distributionsanalyse. Die Praxisrelevanz kann aus dieser Sicht nur verbessert werden, wenn diese im experimentellen Bereich wohlbekannten Verfahren der Verteilungsanalyse mit den Mitteln moderner Technik für die Praxis erschlossen werden.

Die Impuls-Oszilloresistometrie, die hier als neues Verfahren innerhalb der Oszillometrietechnik vorgestellt werden soll, ist ein nichtinvasives Verfahren, das in seiner jetzigen Entwicklungsstufe die genannten Praxisanforderungen erfüllt und zugleich bei hohem zeitlichen Auflösungsvermögen eine weite analytische Auswertbarkeit bietet. Sie kann als Vorfeldverfahren der pulmonalen Verteilungsanalyse mit hoher Breitenwirkung bezeichnet werden und ist sowohl für den täglichen Einsatz in der pneumologischen Ambulanz und Klinik sowie für epidemiologische Reihenuntersuchungen geeignet.

Sie ist im technischen Aufbau einfach und in ihrem analytischen Prinzip leicht zu verstehen: Ein Lautsprecher wird als Flowgenerator verwendet, der konkrete, mittels Pneumotachographie erfaßbare Testsignale V' an das zu analysierende Lungen-Thorax-System abgibt, das seinerseits eine konkrete Systemantwort in Form des Drucksignales P entstehen läßt je nach Beschaffenheit seiner resistiven (R), capazitiven (C) und inertiven (L) Widerstände, die zusammengefaßt sind in der Impedanz Z. Ein äußerer Abschlußwiderstand ist erforderlich, um die bei offener Atmung auftretenden Verluste für das Flow-Generatorsignal niedrig zu halten (Abb. 1).

Die Verfahren der atemmechanischen Oszillometrie unterscheiden sich innerhalb dieses prinzipiellen Aufbaues in der Form der verwendeten Testsignale und in der Art der mathematischen Auswertung. Neben der monofrequenten Technik mit sinusförmigem Testsignal (FD5-Siemens, [6]) ist die multifrequente Technik mit Überlagerung mehrerer sinusförmiger Testsignale (Oscillair, [3]) bekannt.

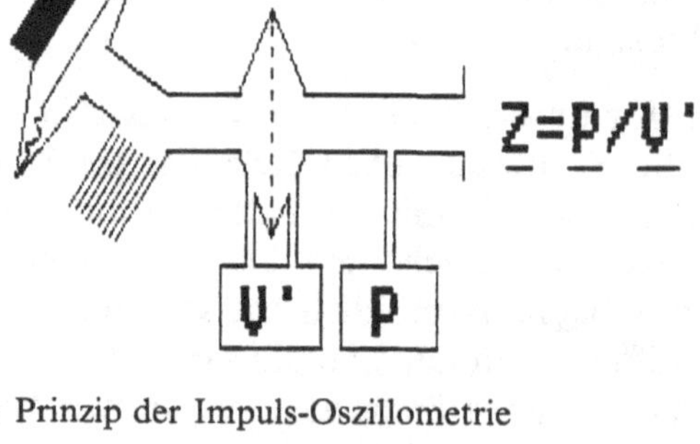

Abb. 1: Prinzip der Impuls-Oszillometrie

Die Impulsoszillometrie IOS ([5]) verwendet die Impulsfunktion als Testsignal, die sich einfach erzeugen läßt durch Umschalten der Generatorbetriebsspannung und die dabei das gesamte Frequenzspektrum enthält. Die systemanalytische Auswertung ist in der IOS-Einheit Jaeger voll automatisiert auf der Basis moderner PC-Technik und bietet sowohl für den Einsatz in der pneumologischen Praxis als auch im experimentellen Labor unmittelbaren Zugang zum jeweils relevanten Untersuchungsergebnis.
Die Impulsoszillometrie verlangt weniger als 1 Minute Untersuchungszeit, während der der Patient einige Atemzüge völlig ruhiger Normalatmung durchführt mit anschließender ruhiger maximaler Aus- und Einatmung. Diesem obligatorischen Untersuchungsabschnitt der respiratorsichen Ausgangslage von etwa 30 sec kann die Untersuchung spezieller Atemmanöver wie etwa dem Atemstoßtest folgen, oder die Untersuchung kann über Monitorsteuerung unterbrochen und etwa nach Bronchoprovokation fortgesetzt werden. Insgesamt kann der 64-kByte-Meßdatenspeicher 8000 Datensätze von Flow-, Druck-, Volumen- und Lautsprecher-Signal im Abstand von 5 ms aufnehmen. Der Untersucher kann die Qualität seiner Meßwerterfassung am 4-Kanal-Monitor laufend verfolgen und so fehlerhafte Untersuchungsabschnitte von der Weiterverarbeitung ausschließen und wiederholen lassen. Die Abspeicherung erfolgt entweder auf eine PC-interne Festplatte hoher Speicherkapazität oder auf beliebig ablegbare Disketten. Damit ist Untersuchung und Auswertung im Interesse einer optimalen Zeitplanung frei trennbar, was besonders für Reihenuntersuchungen gern genutzt wird. Die leichte Archivierung der Primärdaten ergibt gleichzeitig den Vorteil der beliebig wiederholbaren Auswertbarkeit etwa mit verändertem Auswertungsverfahren.
Schon die Detaildarstellung des zeitlichen Versuchsablaufes gibt besonders unter Verwendung der verfügbaren Zoom-Technik einen ersten Einblick in die impulsoszillometrische Atemmechanik (Abb. 2).
Es ist leicht erkennbar, daß die Spontanatmung bis zu einer Dichte von 0,1 Sekunden Impulsabstand durch Testsignale überlagert werden kann, von denen jedes einzelne eine volständige Information über den jeweiligen Status der Atemmechanik enthält.
Besonders deutlich zeigen sich die Veränderungen beim Übergang aus maximaler Exspiration in Inspiration: Zunächst ist bei maximalem Zooming deutlich zu trennen zwischen dem auszuwertenden Testintervall mit Flowimpuls und richtungsgleicher Druckpulsantwort sowie dem Intervall der Testpause mit gegensinnigem Druck-Flow-Verhalten, das auch im Gesamtverlauf der Spontanatemphasen zu erkennen ist. Die Auswertung hat also zu trennen zwischen der analytisch verwertbaren Systemantwort auf Aktionen des externen Testgenerators und Störanteilen, die von internen thorakopulmonalen und kardialen Flowgeneratoren erzeugt werden.

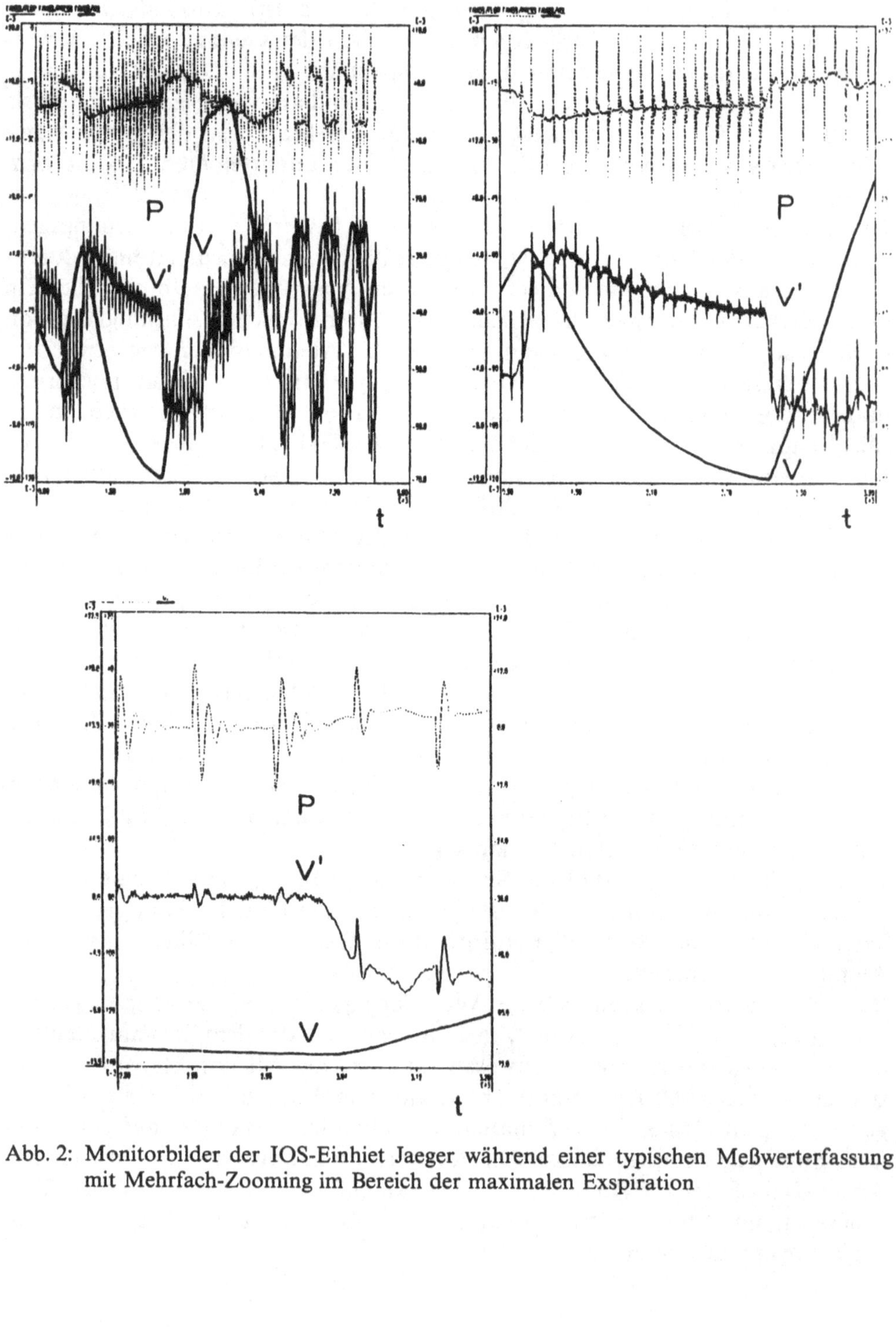

Abb. 2: Monitorbilder der IOS-Einhiet Jaeger während einer typischen Meßwerterfassung mit Mehrfach-Zooming im Bereich der maximalen Exspiration

Weiter ist bereits am Zeitverlauf deutlich zu erkennen, wie mit zunehmender Exspiration die Amplitude der Flowimpulse abnimmt, während die der Druckantwort zunimmt, woraus leicht zu schließen ist, daß der zu bestimmende Widerstand als Druck-Flow-Relation dabei ansteigt. Mit Erreichen des exspiratorischen Phasenwechsels tritt ein Umschlag in dieser Tendenz auf.
Gleichzeitig ändert sich auch der Formtyp der Druckantwort: Sie geht mit zunehmender Exspiration von der richtungsgleichen einphasigen Druckspitze über in eine mehrphasige Schwingung und kehrt nach dem Phasenwechselpunkt in die alte Form zurück. Es ist daraus zu schließen, daß mit zunehmender Exspiration zusätzlich zur resistiven Komponente des Respirationssystems immer mehr reaktive Komponenten ins Spiel kommen. Dabei ist bereits offensichtlich, daß die Impulsoszillometrie nicht nur Aussagen zur respiratorischen Resistance sondern auch zu Compliance und Inertance des Respirationssystems ermöglicht.
Zur anschaulichen Vermittlung der Vertrauenswürdigkeit der Impulsoszillometrie und zugleich als grobe Einführung in die analytischen Zusammenhänge empfiehlt es sich, einen Blick zu werfen auf das Verhalten gegenüber einfachen, typischen Modellen: Siebe unterschiedlicher Dichte als vorwiegend echte Reibungswiderstände R, Glasballone unterschiedlicher Volumina als Modelle der kapazitiven Reactance, Schläuche unterschiedlicher Länge und Weite als Modelle der inertiven Reactance (Abb. 3).
Es ist wieder bereits im Zeitverlauf zu erkennen, daß resistive Widerstände einphasige phasengleiche Impulsformen von Druck und Flow aufweisen, während die reaktiven Modelle die Tendenz zu mehrphasigen Schwingungen erkennen lassen und grundsätzlich eine Phasenverschiebung zwischen Druck und Flow erzeugen. Ein kapazitiv wirksames Volumen erfordert einen zeitlichen Inflow, bevor sich ein Systemdruck aufbauen kann, der dann allerdings über die Flowdauer hinaus verzögert wirksam bleibt. Eine entgegengesetzte Phasenverschiebung entsteht an Trägheitswiderständen, die einen Druck proportional zu initialen Beschleunigungskräften entstehen lassen noch bevor die Flowspitze erreicht ist; hier stehen Reaktions- bzw. Reflektionsphänomene im Vordergrund, die beim Schlauch besonders am offenen oder geschlossenen Ende auftreten sowie an allen Diskontinuitäten des Luftweges.
Die quantitative Behandlung dieser Zusammenhänge verlangt einen detaillierteren Bezug zur Frequenz der im Flow- und Drucksignal enthaltenen Schwingungsanteile, wie sie etwa nach Fourier-Transformation in der Spektraldarstellung von Resistance Ros und Reactance Xos möglich ist (Abb. 4, 5).
Die vorwiegend resistiven Siebwiderstände lassen sich mit der Impulsoszillometrie klar trennen bei konstanter Resistance Ros über das gesamte Spektrum und einer ebenfalls insgesamt konstanten Reactance im Nullbereich.
Die kapazitiven Ballonmodelle sind zu charakterisieren durch ihren hyperbolischen Reactanceverlauf mit negativen Xos-Werten nach der Beziehung $Xos = -1/(2*Pi*f*C)$.

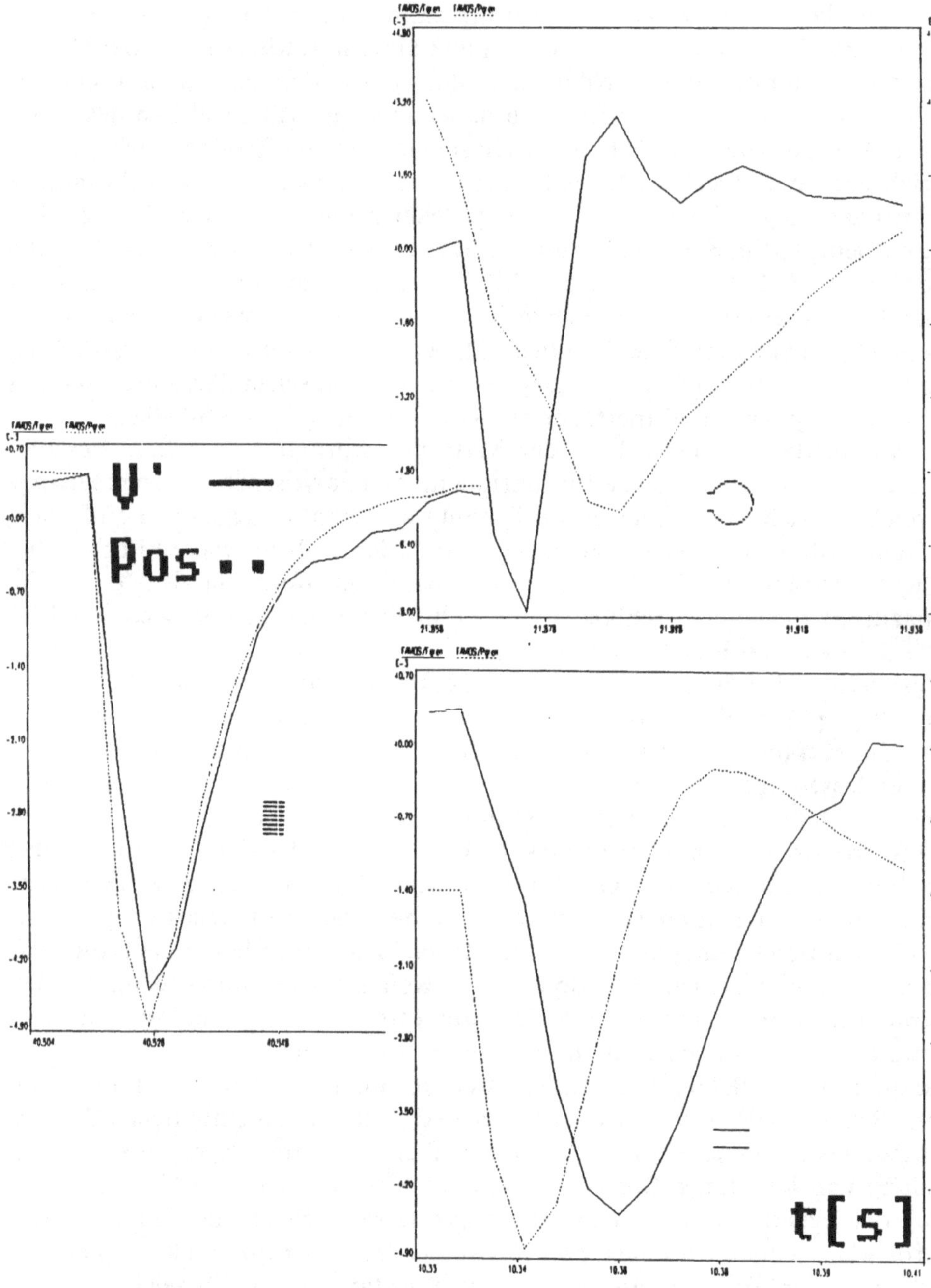

Abb. 3: Charakteristische Flow-Druck-Impulsverläufe für Testmodelle im Zeitbereich: Sieb als Resistance-Modell, Glasballon als kapazitives und Schlauch als inertives Reactance-Modell

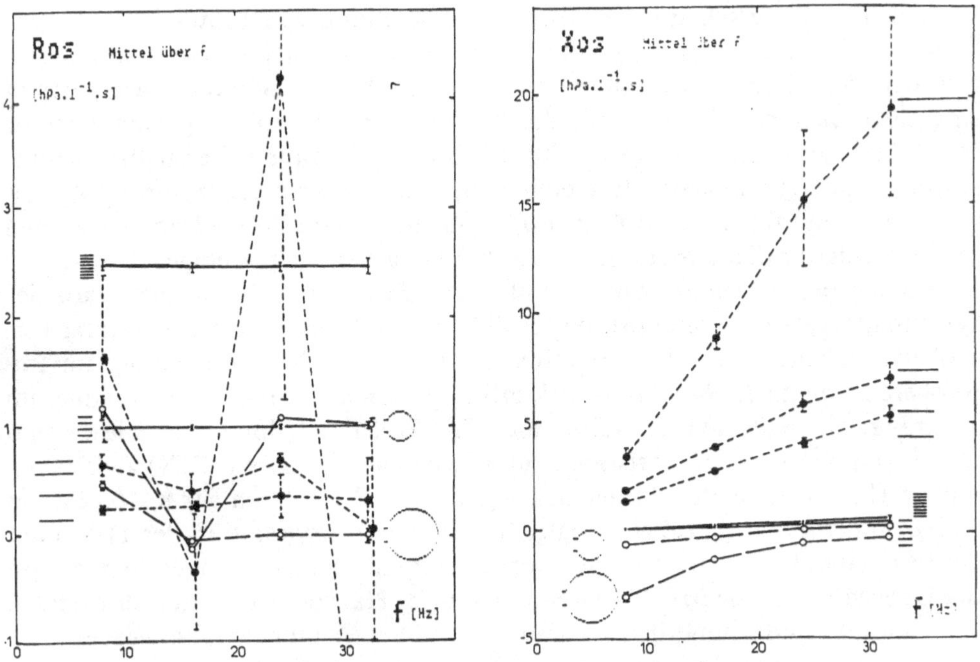

Abb. 4 + 5: Resistance- und Reactance-Spektren Ros, Xos für Testmodelle unterschiedlicher Dimensionierung, Mittelwerte und Standarddeviation aus 10 Impulsen

Die inertiven Schlauchmodelle sind zu charakterisieren durch ihren frequenzproportionalen Reactanceanstieg mit positiven Xos-Werten nach der Beziehung Xos = 2*Pi*f*L.

Alle Differenzierungen sind in Bezug auf die über 10 Impulse gemittelten Streuungen klar durchführbar. Der sehr komplexe Verlauf der Ros-Spektren für die kapazitiven und inertiven Modelle ist dabei von untergeordneter Bedeutung.

Diese Auswertungstechnik steht in Anwendung auf die Lungenfunktionsdiagnostik an der Impulsoszillometrieeinheit IOS Jaeger vollautomatisiert in mehreren Einsatzvarianten zur Verfügung, die sowohl praxisrelevante Forderungen als auch Forderungen der weiteren experimentellen Analyse erfüllen. Es wurden speziell die von einer Gruppe von Erstanwendern der Impulsoszillometrie in einem flexiblen Signalanalyseprogramm erprobten Algorithmen in eine fest programmierte MS-Windows-Applikation überführt, die beim Verlassen der Meßwerterfassung automatisch als Folgeprogramm aufgerufen wird oder im System des Masterlab-Hauptmenus separat über ein Icon zu erreichen ist. Im ersten Fall werden die Daten der Meßwerterfassung automatisch übergeben, im letzteren Fall werden sie per Eingabedialog von dem benutzten externen Speichermedium geladen.

In beiden Fällen erscheint die Übersichtsdarstellung von Flow-, Druck-, Volumen- und Impulsgenerator-Signalen über dem Gesamtversuchsablauf.
Für den praktischen Anwender ist automatisch eine Standard-Auswertung eingestellt, die ihm bei etwa 1 min Auswertungszeit relevante Ergebnisse liefert: Der Untersucher entscheidet zunächst, ob er den erfaßten Versuchsabschnitt „Normalatmung", „maximale Exspiration" oder „maximale Inspiration" auswerten will und fixiert seine Wahl für die nachfolgende Ergebnisabspeicherung in der Masterlab-Datenbank mit Zuordnung zu den vorher eingegebenen Personaldaten des Patienten. Durch einfaches „Ziehen mit der Maus" wird der betreffende Versuchsabschnitt ausgewählt und automatisch per Zooming vergrößert. Dabei ist Mehrfachzooming bis auf letzte Detaildarstellung im Impulsbereich möglich. Auf Mausklick erfolgt automatische Auswertung aller im Zoombereich liegenden Impulse mit Mittelwertdarstellung der Flow- und Druck-Impulse und der Resistance- und Reactance-Spektren (R,X) zwischen 6 und 36 Hz. Auf erneuten Mausklick werden die R-X-Daten für 8, 16, 24 und 32 Hz numerisch ausgegeben. Zugleich wird eine Interpretation der Daten auf der Basis eines Lungenmodells in Form einer Symbolgraphik angeboten. Neben der Übernahme in die ML-Datenbank kann die Hardcopy der Bildschirmdaten zur Graphik- und Numerik-Dokumentation über Printer benutzt werden.
Für den experimentell arbeitenden Anwender können die Arbeitsparameter des programms über ein Eingabedialogfeld in breitem Umfang geändert werden:

- statt R,X kann die Ausgabe von Impedanz Z und Phasenwinkel PHI oder Conductance G und Susceptance B angewählt werden,
- es kann für jede der gewählten Einstellungen die zusätzliche Ausgabe der Einzelimpulse und ihrer Spektren verlangt werden oder die Auswertung gezielt auf Einzelimpulse orientiert werden,
- es kann die zusätzliche Darstellung der gemittelten Impulse mit Standarddeviation verlangt werden,
- zur Qualitätsprüfung kann die zusätzliche Darstellung der Leistungs- und Kohärenzspektren von Flow und Druck ausgelöst werden,
- die Grenzen der Spektraldarstellung können im Bereich zwischen 0 und 200 Hz gewählt werden,
- zur Eliminierung der Spontanatmung kann eine Basislinienkorrektur im Bereich zwischen 16 und 32 Stützstellen gewählt werden,
- es kann ein Digitalbandfilter mit Grenzfrequenzen 4–40 Hz zugeschaltet werden,
- es kann eine Phasenkorrektur der Meßwerterfassung mit einer Schrittweite von 0,5 ms durchgeführt werden.

Für eine Gesamtauswertung innerhalb der durchgeführten Atemmanöver steht im Signalanalyseprogramm eine Verlaufsdarstellung der Resistance- und Reactance-Daten parallel zum Volumenverlauf sowie ihre graphische X/Y-Korre-

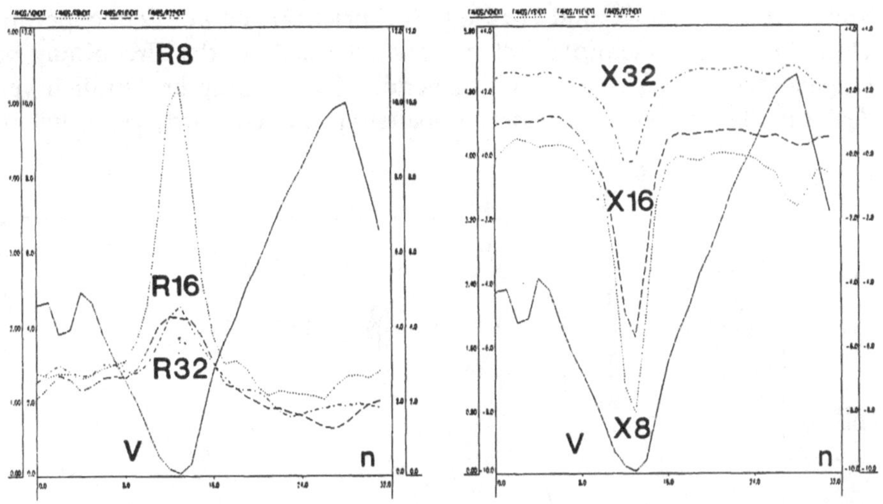

Abb. 6 + 7: Zeitlicher Resistance- und Reactance-Verlauf für die Frequenzen 8, 16 und 32 Hz parallel zum Volumenverlauf aus der obligatorischen Untersuchungsphase der Impuls-Oszillometrie

lation zur Verfügung. Dabei kann zwischen einem Minimalprogramm, orientiert auf die Erfassung aller Phasenwechselpunkte, und einem detaillierten Programm gewählt werden, das letztere mit maximaler Auflösung der spektralen R-X-Bestimmung in 0,1 s Abstand (Abb. 6, 7).

Mit der letztgenannten Programmversion ist die hohe Variabilität von Resistance und Reactance erkennbar, die sich sowohl in der starken Abhängigkeit von der durch den Volumenverlauf gekennzeichneten Atemlage als auch in einer deutlichen Eigenperiodik zeigt. Dabei sind Resistanceanstieg und Reactancenegativierung besonders im unteren Spektralbereich eindrücklich. Sie können in der pneumologischen Praxis als wesentliche diagnostische Indizes verwendet werden und stellen den experimentellen Analytiker zugleich vor die interessante Aufgabe der weiteren Differenzierung nach ihren zentralen und peripheren Anteilen.

Die zentroperiphere Differenzierung der Atemmechanik ist im Interesse der Früherfassung von Lungenerkrankungen von erstrangiger Bedeutung. Es ist Ziel laufender Untersuchungen innerhalb einer Erstanwendergruppe der Impulsoszillometrie, festzustellen, wie weit die Detailauflösbarkeit der Impedanzspektren genutzt werden kann, um die atemmechanischen Parameter der zentralen und peripheren Resistance Ru,Rp, der Compliance von Lunge und Bronchien sowie der thorakopulmonalen Gesamtcompliance Cl, Cb, Crs und der zentralen und peripheren Inertance Lu,Lp unter Zugrundelegung geeigneter analytischer Modelle zu bestimmen. Bei zentraler Bereitstellung der jetzt verfügbaren Meßtechnik sind zur Zeit 10 Einrichtungen aus dem experimentellen, klinischen und epidemiologischen Einsatzbereich an der Erprobung beteiligt. Ungeachtet des bei einer so weitgehenden Zielstellung letztendlich verbleibenden Anteils von erforderlichen Arbeitshypothesen wird wesentlich sein, wie

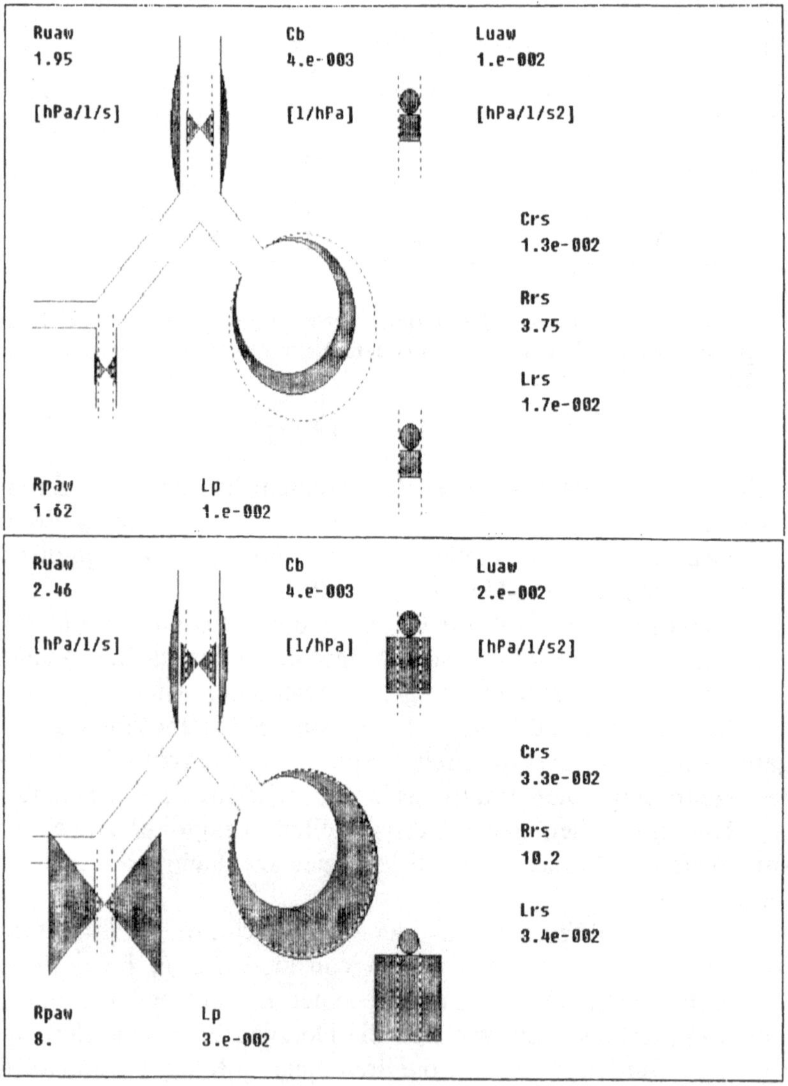

Abb. 8: Praxisrelevante Ergebnispräsentation an der IOS-Einheit Jaeger mit zentroperipherer Differenzierung der atemmechanischen Parameter: oben Restriktion mit normaler Resistanceverteilung, unten vorwiegend periphere Obstruktion bei normaler Compliance

diese relativ komplexen Ergebnisse dem praktischen Anwender leicht verständlich und schnell übermittelt werden können. In Ergänzung zur numerischen Information wird die graphische Darstellung an einem Atemwegs-Alveolar-Modell gewählt, das die zentroperiphere Aufteilung mit einem Blick erkennen läßt. Die Resistance wird in Form keilförmiger Stenosen unterschiedlicher Größe dargestellt, die Compliance in Form einer unterschiedlich großen alveolaren Dehnungszone. Als Abbild der Inertance soll vorerst ein unterschiedlich großes Massesymbol dienen. Der Bezug zu noch detaillierter zu bestimmenden Referenzwerten ist durch unterbrochene Linien angedeutet (Abb. 8).
Damit steht zu einem im experimentellen Bereich wohlerprobten Verfahren eine weitgehend abgeschlossene technische Realisierung für den breiteren Einsatz zur Verfügung. Die Relevanz dieser neuen Oszillometrievariante als effektives Werkzeug für Praxis und weiterer Forschung muß sich nun in der Anwendung beweisen.

Literatur

[1] DuBois, A. B., A. W. Brody, D. H. Lewis et al.: Oscillation mechanics of lung and chest in man. J. Appl. Physiol. *8* (1956) 587–594.
[2] Korn, V., M. Franetzki, K. Prestele: A simplified approach to the measurement of respiratory impedance. Progr. Resp. Res. *11* (1979) 144–161.
[3] Landser, F. J., J. Nagels, M. Demedts et al.: A new method to determine frequency characteristics of the respiratory system. J. Appl. Physiol. *41* (1976) 191–106.
[4] Müller, E., E. Harzendorf, G. Merker et al.: Theoretische und experimentelle Untersuchungen zur diagnostischen Relevanz und Vergleichbarkeit oszillationsmechanischer Parameter. Pneumologie *43* (1989) 339–346.
[5] Müller, E., H. Wuthe, J. Vogel: Estimation of respiratory parameters using oscillatory impedance data and results of modelling. Bull. europ. Physiopath. resp. *16* (1980) 189–190.
[6] Smidt, U., K. Muysers: Eine einfache Vergleichs-Oszillationsmethode zur objektiven Bestimmung der Strömungswiderstände in den Atemwegen. Progr. Resp. Res. *6* (1971) 402–407.
[7] Vogel, J., H. J. Smith, E. Müller: Wie weit sind oszillometrische Daten eines einfachen Resistor-Volumen-Modells physikalisch ableitbar? Pneumologie *43* (1989) 324–330.

Ist eine Optimierung der Oszillometrie möglich?

E. Pleger, W. Frank

Zusammenfassung

Die Oszillometrie kann heute nicht mehr als ein einparametrisches Verfahren zur Bestimmung eines Atemwegswiderstandswertes betrachtet werden. Vielmehr lassen sich durch volumenbezogene Analysen des Eigenfrequenzverhaltens des thorakopulmonalen Systems auf mindestens zwei aufgeprägte Testfrequenzen typische krankheitsabhängige Störungsmuster differenzieren. Zur Überführung dieses Informationsgehaltes in die klinische Routine werden Wege zur Lösung der noch anstehenden Probleme aufgezeigt.

Einleitung

Aussagen über Lungenvolumina, Atemwiderstände und Gasaustausch gehören heute zu einer sicheren Beurteilung und Differenzierung von Lungenerkrankungen. Bezüglich der Atemwiderstandsbestimmungen, die bekanntlich der Objektivierung des Atemaufwandes dienen, stehen die Bodyplethysmographie und die Oszillometrie seit Jahren in einer gewissen Konkurrenz. Ein direkter Meßwertvergleich mit derzeit von der Industrie angebotenen Geräten (wie z. B. „R_{aw}" mit „R_{os}") ist jedoch nicht statthaft. Neben den unterschiedlichen Meßinhalten fällt für den Anwender besonders ins Gewicht, daß bis dato kein Serienmodell auf Oszillationsbasis existiert, das den vollen Informationsgehalt der Methode praxisgerecht ausschöpfen kann.

Entwicklungsstand

Bei dem oszillatorischen Atemwiderstand handelt es sich (physikalisch betrachtet) um einen komplexen mechanischen Widerstand (Z_{rs}), in den die für die Klinik relevanten Strömungs- und Dehnungswiderstände von Bronchien, Lungengewebe, Thoraxwand und Zwerchfell eingehen [6, 8]. Die Resistance kann als Z_{rs} (bzw. R_{rs}), die Reactance kann als Phi (bzw. X_{rs}) gemessen werden (Abb. 1). Wie experimentelle Arbeiten u. a. von Müller [1, 3, 4, 5] ergeben

$$Z_{rs} = P/\dot{V}$$

$$Z_{rs^2} = R_{rs}^2 + X_{rs}^2$$

Resistance Reactance (Imaginärteil)

$$= R_{rs}^2 + \left(w \cdot L - \frac{1}{w \cdot C}\right)^2$$

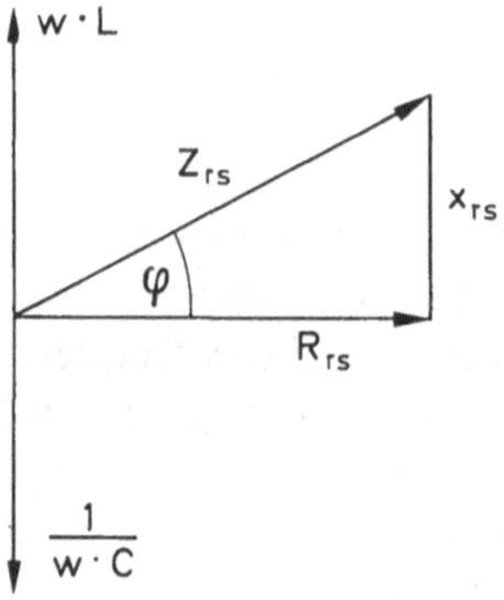

$$X_{rs} = Z_{rs} \cdot \sin \varphi$$

$$R_{rs} = Z_{rs} \cdot \cos \varphi$$

$$\varphi = \arctan \frac{X_{rs}}{R_{rs}}$$

Abb. 1: Definition der Impedanz (Erläuterungen im Text)

haben, ist bei Betrachtung dieser beiden Parameter in ihrer Abhängigkeit von Meßfrequenz und Lungenvolumen eine differenzierte atemmechanische Analyse noninvasiv möglich. Klinische Erprobungen der letzten zwei Jahre haben, bei direkter Messung von Druck und Strömung am Mund und Superponierung der Registrierkurven von Z_{rs} und Phi_{rs} mit unterschiedlichen Meßfrequenzen über die gesamte Vitalkapazität, typische Reaktionsmuster gezeigt [2, 7]. So bestehen bei gesunden Erwachsenen (Abb. 2) innerhalb der Atemmittellage nur geringe frequenzabhängige Differenzen, Z_{rs} steigt erst gegen Ende der Exspiration steil an (Bronchialkollaps). Phi_{rs} zeigt bei 8 Hz inspiratorisch eine mäßig zunehmende Negativierung (Dehnungswiderstandsanstieg bei Expansion der Lunge). Eine endobronchiale Obstruktion ist global durch eine Resistanceanhebung bei Ruheatmung nachweisbar, mit zunehmender peripherer Lokalisierung wird diese Anhebung frequenzabhängig (Abb. 3). Eine inspiratorische Richtungsumkehr von Phi_{rs} bei 8 Hz und normaler Resistance kann als Emphysemhinweis Verwendung finden. Hingegen ist bei Patienten mit restriktiven Lungenerkrankungen die physiologische endinspiratorische Phi-Negativierung verstärkt (s. Abb. 3).

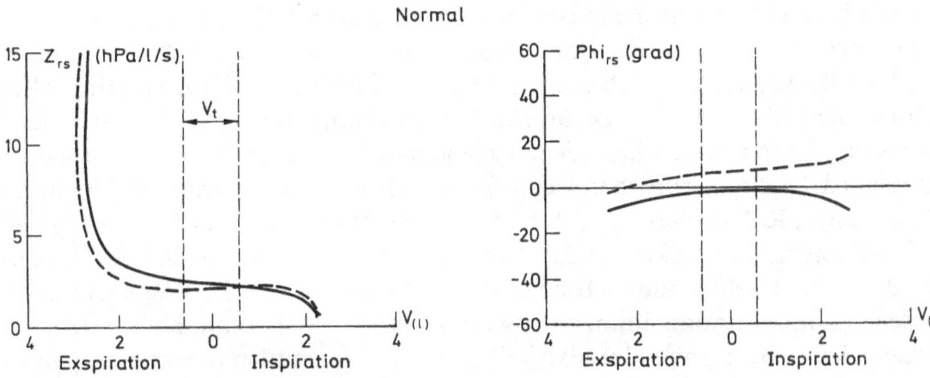

Abb. 2: Normale Impedenz (Z_{rs}) – und Phasenwinkel (Phi_{rs}) – Volumenkurven mit zwei unterschiedlichen Meßfrequenzen (durchgezogene Kurve: 8 Hz; gestrichelte Kurve: 16 Hz; V_t: Atemzugvolumen)

	Obstruktion (zentral)	(peripher)	Restriktion	Emphysem (nicht obstruktiv)
Resistance (Ruheatmung)	↑	↑	N	N
Resistance (Frequenzabhängigkeit)	∅	+	∅	+
Phasenwinkel (Ruheatmung)	N	↓	↓	N(↓)
Phasenwinkel (bei Inspiration)	(↓)	↑	↓↓	↑

N = Normbereich = Resistance <3,0 bis 3,5 h PA/L/s (∅ Frequenzabhängigkeit)
Meßfrequenz 8 Hz Phasenwinkel 0 bis −8° [(↓) bei Inspiration]

Abb. 3: Typische Veränderungen von Resistance und Phasenwinkel bei unterschiedlichen Funktionsstörungen

Ausblick

Der Überführung dieser komplexen diagnostischen Möglichkeiten in die klinische Routine stehen z. Z. noch einige technische Probleme im Wege. So setzt die automatische Kurvenauswertung die exakte Superponierung der Kurven, eine korrekte Atemmittellagenbestimmung und die hinreichende Eliminierung von Artefakten voraus. Bei vorhandener Speicherkapazität dürfte die hierfür erforderliche rechnerische Nachbearbeitung in jedem Labor realisierbar sein. Ein weiteres Problem besteht darin, daß in die Parameter „Z_{rs}“ und „Phi_{rs}“ sowohl die Resistance als auch die Compliance eingehen (s. Abb. 1). Hier sollte durch rechnerische Transformation für den Strömungswiderstand besser „R_{rs}“ Verwendung finden, wobei hier die entscheidende Information in der Frequenzabhängigkeit liegt. Entsprechend empfiehlt sich für den Dehnungswiderstand die Reactance „X_{rs}“ (besser: „C_{rs}“). Hier liegt die klinisch relevante Information in der Volumenabhängigkeit. Allen Varianten der Polyfrequenztechnik ist gemein, daß mit zunehmender Absenkung der Meßfrequenz die Singaltrennung von der Spontanatmung immer schwieriger wird. Will man aber relevante Aussagen über die Lungendehnbarkeit erhalten, so muß mit einer möglichst niedrigen Frequenz gemessen werden. Nach den gegebenen physikalischen Gesetzmäßigkeiten (s. Abb. 1), die durch die Untersuchungen von Müller bestätigt werden konnten [5], wird bei einer Frequenz $\leq$ 5 Hz die Reactance X_{rs} überwiegend von C_{rs} bestimmt. Sollten entsprechende Seriengeräte entwikkelt werden, wird sich zeigen, ob damit auch eine „oszillatorische“ Compliance für die Praxis zur Verfügung steht!

Literatur

[1] Barleben, A., E. Müller, A. Wilke et al.: Lungenfunktionsdiagnostik mit der multifrequenten Oszillometrie unter Berücksichtigung des Lungenvolumens. Pneumologie *44* (1990) 950–954.

[2] Frank, W., E. Pleger, J. Bender et al.: Alternative atemmechanische Funktionsdiagnostik mittels volumenbezogener Analyse oszillatorischer Parameter unter Verwendung einer Mehrfrequenztechnik. Pneumologie *44* (1990) 1023.

[3] Grimby, G., T. Takishima, W. Graham et al.: Frequency Dependence of Flow Resistance in Patients with Obstructive Lung Disease. J. Clin. Invest. *47* (1968) 1455–1465.

[4] Müller, E.: Nichtinvasive Differenzierung der mechanischen Eigenschaften des respiratorischen Systems – Strukturermittlung und Parameterbestimmung mit Hilfe systemtheoretischer Verfahren. Dissertation B, Technische Hochschule Ilmenau 1989.

[5] Müller, E., A. Barleben, A. Wilke et al.: Einsatz der multifrequenten Oszillationsmethode zur atemmechanischen Vorfelddiagnostik (unveröffentlicht).

[6] Nolte, D., V. Korn: Oszillatorische Messung des Atemwiderstandes. Dustri, München 1979.

[7] Pleger, E., E. Müller, W. Frank et al.: Die Oszillationsmethode – eine kostengünstigere Alternative für die atemmechanische Funktionsdiagnostik in der Praxis? Z. ärztl. Fortbild. *85* (1991) 187–192.

[8] Smidt, U.: Verhandlungsbericht 2. Symposium über die oszillatorische Messung des Atemwiderstandes. Pneumologie *43* (1989) 319–422.

Gasaustausch: Darstellung und Bewertung klinisch relevanter Meßverfahren

H. Worth

Wesentlichste Funktion der Atmungsorgane sind die adäquate Versorgung des Organismus mit Sauerstoff (O_2) und die bedarfsgerechte Kohlendioxidelimination. Dieser respiratorische Gasaustausch ist an ein enges Zusammenspiel der Funktionen von Atmung, Herz- und Kreislauf gebunden. Die Sauerstoffaufnahme aus der Umgebungsluft in die Lungenkapillaren hängt von der Ventilation und der Gasaustauschfunktion der Lunge statt. Der Gastransport erfolgt in den größeren Atemwegen konvektiv, mit zunehmendem Querschnitt der Gasaustauschfläche der Lunge in den tieferen Atemwegen kommt dem diffusiven Transport der Atemgase größere Bedeutung zu (Abb. 1), der jedoch nur bei pathologisch veränderten Lungen, etwa bei einer ausgeprägten Lungenstauung oder auch bei Lungenemphysem, den Gasaustausch limitieren

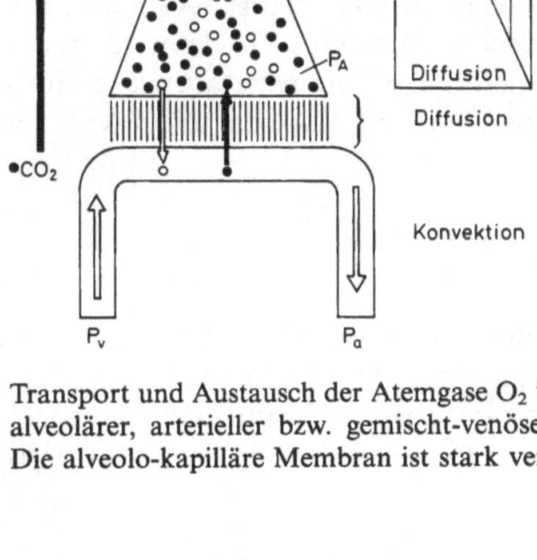

Abb. 1: Transport und Austausch der Atemgase O_2 und CO_2. P_I, P_A, P_a, P_V: inspiratorischer, alveolärer, arterieller bzw. gemischt-venöser Partialdruck des betrachteten Gases. Die alveolo-kapilläre Membran ist stark vergrößert dargestellt

kann. Die Gasaustauschfunktion der Lunge hängt ferner von der Funktionsfähigkeit der alveolokapillären Membran ab. Wesentlich für die Effizienz des Gasaustausches in der Lunge ist die Anpassung der Ventilation an die Perfusion in den verschiedenen Lungenkompartimenten. Voraussetzung einer effektiven Sauerstoffversorgung des Gewebes sind neben einer adäquaten Lungenfunktion eine hinreichend hohe Anzahl von Erythrozyten mit funktionsfähigem Hämoglobin sowie ein ausreichendes Herzzeitvolumen. Bei körperlicher Belastung erfolgt die Adaptation seitens der Lunge mit einer Steigerung von Atemzugvolumen und Atemfrequenz, d. h. einer Zunahme der Ventilation, die um den Faktor 10 gegenüber Ruhebedingungen gesteigert werden kann. Da das Herzzeitvolumen unter Belastung etwa nur um den Faktor 3 gesteigert werden kann, wirkt sich das Herz-/Kreislauf-System bei Lungengesunden häufiger leistungslimitierend aus als der Atmungsapparat.

Charakterisierung der respiratorischen Insuffizienz

Störungen des respiratorischen Gasaustausches führen zur respiratorischen Insuffizienz, der bedrohlichsten Erkrankung der Atmungsorgane. Die klinischen Zeichen einer akuten respiratorischen Insuffizienz wie Unruhe, Verwirrtheit, Tachykardie, Kopfschmerzen, Schwitzen, Tremor, Atemdepression und Bewußtseinsstörungen sind unspezifisch und lassen eine Quantifizierung der respiratorischen Insuffizienz nicht zu. Auch die zentrale Zyanose, die an der Blauverfärbung der Zunge erkennbar ist, ist kein verläßliches Zeichen, da ihre Beurteilung vom Untersucherauge, den Beleuchtungsbedingungen und vom Hämoglobingehalt des Blutes abhängt. Die wesentlichste Kenngröße zur Beschreibung der respiratorischen Insuffizienz ist die arterielle Blutgasanalyse, die auch der Definition der respiratorischen Insuffizienz zugrunde liegt, nämlich der Unfähigkeit des Atmungsapparates, eine adäquate Oxygenation des Blutes aufrechtzuerhalten, wobei die CO_2-Elimination gestört sein kann, aber nicht gestört sein muß. Unter respiratorischer Partialinsuffizienz wird eine arterielle Hypoxämie ohne CO_2-Retention verstanden. Die respiratorische Globalinsuffizienz ist durch eine arterielle Hypoxämie mit Hyperkapnie gekennzeichnet.

Arterielle Blutgasanalyse

Die arterielle Blutgasanalyse erlaubt zwar keine Lokalisation der Ursachen der respiratorischen Insuffizienz innerhalb der Atemkette (Abb. 2); Schweregrad, Art der Störung sowie Dauer der respiratorischen Insuffizienz lassen sich jedoch mit der Blutgasanalyse charakterisieren. Der arterielle Sauerstoffpartialdruck

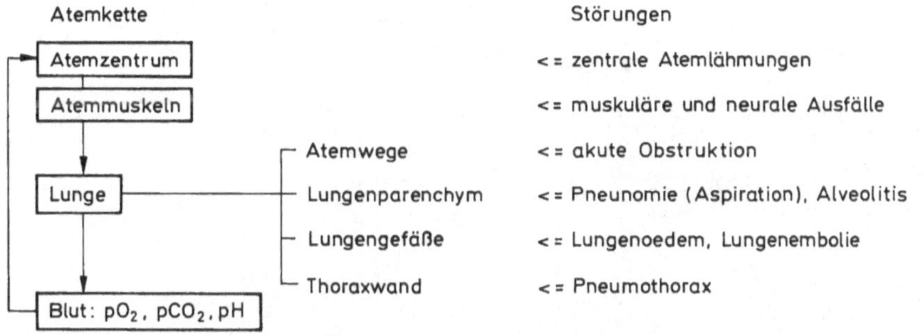

Abb. 2: Lokalisation häufiger Ursachen für eine respiratorische Insuffizienz innerhalb der Atemkette

(PO_2a) ist eine wichtige Meßgröße zur Abschätzung der Gasaustauschfunktion der Lunge. Der arterielle CO_2-Partialdruck (PCO_2a) ist die Kenngröße der alveolären Ventilation ($\dot{V}_A$) : $PCO_2a \sim \dot{V}CO_2/\dot{V}_A$. Änderungen des PCO_2 weisen also auf eine Änderung der alveolären Ventilation hin, sie gehen zudem mit Änderungen des Säure-Basen-Haushaltes einher. Infolge seiner gegenüber O_2 höheren Blut- und Gewebslöslichkeit und der im physiologischen Bereich linearen Beziehung zwischen PCO_2a und CO_2-Gehalt im Blut ist der PCO_2a weniger als der PO_2a von Diffusionsstörungen und Inhomogenitäten des Ventilations-Perfusions-Verhältnisses der Lunge abhängig.
Bei der Bewertung der arteriellen Blutgase sind die Grenzen der Aussagekraft der Blutgasanalyse sowie mögliche Meßfehler kritisch zu prüfen. So ist der PO_2a eine inadäquate Kenngröße zur Charakterisierung der Gewebsoxygenation. Das Sauerstoffangebot an das Gewebe hängt wesentlich von der Hämoglobinkonzentration, der Funktionsfähigkeit des Hämoglobins, der prozentualen O_2-Sättigung des Hämoglobins und vom Herzzeitvolumen (HZV) ab. Die Beziehung zwischen PO_2 und O_2-Sättigung ist durch die Sauerstoffbindungskurve des Hämoglobins gekennzeichnet (Abb. 3). Durch eine Anämie kann das Sauerstoffangebot trotz eines normalen PO_2a so stark vermindert sein, daß die Gewebsoxygenation unzureichend ist. So muß bei akuten Blutungen mit Absinken der Hämoglobinkonzentration unter 10 g/dl eine Bluttransfusion erwogen werden. Auch ein Abfall des HZV kann zu einer kritischen Abnahme des Sauerstoffangebotes führen. Außerdem erfaßt der PO_2a nicht den Sauerstoffverbrauch des Gewebes, der bei Fieber, Schüttelfrost, Unruhe und vermehrter Atemarbeit erhöht, bei Hypothermie und Sepsis erniedrigt ist. Als relativ gute Kenngröße des Verhältnisses von Sauerstoffverbrauch zum Sauerstoffangebot bietet sich die Bestimmung der Sauerstoffsättigung in der Pulmonalarterie an, deren Normwert bei 60–70% liegt. Überschreitet der Sauerstoffverbrauch deutlich das Sauerstoffangebot, so finden sich Werte der gemischt venösen Sauerstoffsättigung von weniger als 50%.

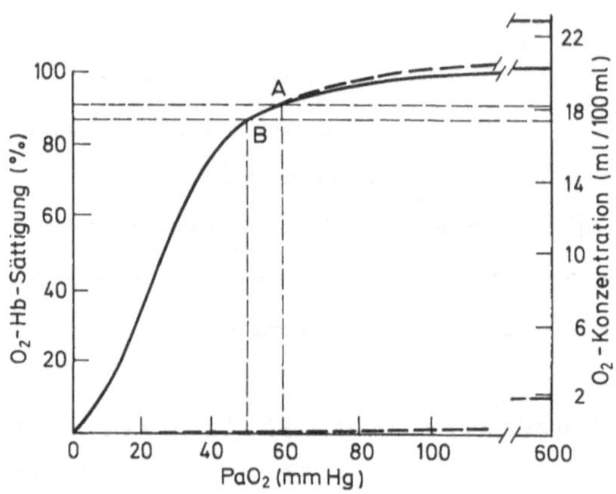

Abb. 3: Sauerstoffbindungskurve. Die gestrichelten Linien kennzeichnen den Anteil des physikalisch gelösten Sauerstoffs. A, B: kritische Grenzen, unterhalb derer im Falle einer respiratorischen Insuffizienz bei primär intakter Lunge (A) bzw. bei Störung der Atmungsregulation (B) eine O_2-Gabe notwendig wird

Die Fehlermöglichkeiten bei der Bestimmung der arteriellen Blutgase lassen sich auf das Verhalten des Patienten, auf Probleme bei der Probenentnahme und der Messung der Blutgase zurückführen. Eine Hyperventilation des Patienten ergibt einen gegenüber dem „steady state" zu hohen Meßwert des PO_2a und einen erniedrigten PCO_2a, ein Atemanhaltemanöver aus Angst infolge der Blutabnahme hat gegenteilige Effekte zur Folge. Luftkontamination, eine Verzögerung zwischen Abnahme der Probe und Analyse ohne gleichzeitige Kühlung der Proben, die mit einer Abnahme des PO_2a und einer Zunahme des PCO_2a sowie einer Abnahme des pH-Wertes verbunden sind, Temperaturdifferenzen zwischen Blutprobe und Meßelektrode [3] sowie Membrandefekte der Elektroden können die Meßwerte der Blutgase verfälschen. Falls kein Schock oder eine schwerwiegende Kreislaufinsuffizienz vorliegt, ergibt das aus dem hyperämisierten Ohrläppchen entnommene Kapillarblut etwa gleich hohe Werte wie das z. B. aus der Arteria radialis entnomme Blut.

Trotz dieser Begrenzung der Aussagekraft der Blutgase und der Fehlermöglichkeiten ist ihre Messung der entscheidende Schritt in der Diagnostik der respiratorischen Insuffizienz. Mit ihrer Hilfe können Schweregrad, Dauer (akut, chronisch) und pathophysiologische Ursache der Störung charakterisiert werden [8]. So spricht eine arterielle Hypoxämie mit PO_2a-Werten unterhalb von 60 mmHg für eine therapiebedürftige respiratorische Insuffizienz, da bei einem weiteren Abfall des PO_2a-mit einer starken Abnahme der Sauerstoffsättigung zu rechnen ist (Abb. 3). Bei Gefahr der Atemdepression infolge Sauerstoffzufuhr, z. B. im Rahmen einer chronischen respiratorischen Insuffizienz mit Hyperkapnie, können PO_2a-Werte von etwa 50 mmHg noch toleriert werden.

Schweregrad und Prognose der akuten respiratorischen Insuffizienz hängen jedoch nicht nur vom Ausmaß der arteriellen Hypoxämie ab, sondern wesentlich auch vom Schweregrad der respiratorischen Azidose. So ist bei Patienten mit akuter respiratorischer Insuffizienz infolge von Exazerbationen bei chronischer Bronchitis und Lungenemphysem die Prognose bei pH-Werten von weniger als 7,26 deutlich schlechter als bei weniger ausgeprägten Azidosen [2]. Die Blutgasanalyse erlaubt auch eine Aussage über die Dauer der respiratorischen Insuffizienz. Bei gleichem Ausmaß von Hypoxie und Hyperkapnie zeigt die Blutgasanalyse bei akuter respiratorischer Insuffizienz häufig eine respiratorische Azidose mit Abfall des pH-Wertes und Anstieg des PCO_2a (Tab. 1), die infolge der Tage dauernden Kompensation mittels Bicarbonatretention zunächst nicht kompensiert ist. Bei der chronischen respiratorischen Insuffizienz werden in der Regel normale oder nur leicht erniedrigte pH-Werte bei deutlich erhöhten Bicarbonatkonzentrationen im Blut festgestellt. Diese Unterscheidung ist insofern wichtig, als bei der akut respiratorischen Azidose ein sofortiger therapeutischer Handlungsbedarf besteht, während bei der kompensierten respiratorischen Insuffizienz möglicherweise ein Dauerzustand ohne akute Therapiebedürftigkeit vorliegt.

Tab. 1: Typische Blutgaskonstellationen bei schwerer akuter und chronischer respiratorischer Globalinsuffizienz (RI)

Parameter	akute RI	chronische RI
PaO_2	↓	↓
$PaCO_2$	↑	↑
pHa	↓	↔ (↓)
HCO_3	↔ (↑)	↑

Analyse der pathophysiologischen Ursachen der respiratorischen Insuffizienz

Mittels Blutgasanalyse in Ruhe, gegebenenfalls unter Belastung sowie unter Atmung von reinem O_2 läßt sich eine Differentialdiagnose der verschiedenen Störungen der Oxygenation stellen. Im Falle einer Störung der Ventilation, die sowohl bei intakter Lunge wie auch durch eine Störung der Atmungskette zwischen Atemzentrum und Atemmuskeln auftreten, als auch durch die pulmonal bedingte alveoläre Hypoventilation verursacht werden kann, findet sich immer eine respiratorische Globalinsuffizienz mit Hypoxie und Hyperkapnie. Unter körperlicher Belastung mit stärkeren Anforderungen an die Ventilation nimmt das Ausmaß von Hypoxie und Hyperkapnie zu. Die Hypoxie läßt sich

Tab. 2: Differentialdiagnose verschiedener Störungen der Oxygenation mittels Blutgasanalyse in Ruhe, unter Belastung und nach Atmung von 100% O_2

Pathophysiologische Ursache	Blutgase	Ruhe	Belastung	100% O_2
Alveoläre Hypoventilation	PaO_2	↓	↓–↓↓	↑
(Globalinsuffizienz)	$PaCO_2$	↑	↑–↑↑	↑–↑↑
$\dot{V}A/\dot{Q}$-Inhomogenität	PaO_2	↓	↓–n	n
(Partialinsuffizienz)	$PaCO_2$	n–↓	n–↓	n–↓
Diffusionsstörung	PaO_2	↓	↓↓	n–↑
(Partialinsuffizienz)	$PaCO_2$	n–↓	n–↓	n–↓
Rechts/Links-Shunt	PaO_2	↓	↓–↓↓	↓
(Partialinsuffizienz)	$PaCO_2$	n–↓	n–↓	n–↓

durch die Atmung von 100% TO_2 bessern, es kann allerdings eine Atemdepression mit stark ansteigendem PCO_2a auftreten (Tab. 2).

Bei den obstruktiven Atemwegserkrankungen liegen am häufigsten Inhomogenitäten des Ventilations ($\dot{V}$)/Perfusions ($\dot{Q}$)-Verhältnisses vor, die mit einer respiratorischen Partialinsuffizienz unter Ruhebedingungen einhergehen. Unter Belastung kann es bei dieser Form der respiratorischen Insuffizienz sowohl zu einer Abnahme als auch zu einer Normalisierung des PO_2a kommen, der PCO_2a ist normal oder wegen der gesteigerten Ventilation erniedrigt. Die Hypoxie läßt sich durch Gabe von Sauerstoff ausgleichen.

Im Falle von Diffusionsstörungen wie bei interstitiellen Lungenerkrankungen, insbesondere Fibrosen, findet sich eine respiratorische Patialinsuffizienz. Das Ausmaß der Hypoxie nimmt unter Belastung zu. Da CO_2 infolge seiner hohen Gewebslöslichkeit nicht diffusionslimitiert ist, ist der PCO_2a meist normal oder infolge einer gesteigerten Ventilation erniedrigt.

Im Gegensatz zu den vorgenannten Störungen läßt sich die arterielle Hypoxie beim Rechts-Links-Shunt durch angeborene Vitien oder arterio-venöse Fisteln im Bereich der Lunge nicht durch Atmung von reinem Sauerstoff beseitigen.

Die respiratorische Insuffizienz mit Störungen der Oxygenation kann mit (Pneumonie, Lungenödem) und ohne Lungeninfiltrate (Exazerbation obstruktiver Atemwegserkrankungen, schwerer Asthmaanfall, Lungenarterienembolie, Mikroatelektasen, kardial- oder gefäßbedingter Rechts-Links-Shunt) auftreten. Tritt unter körperlicher Belastung bei unter Ruhebedingungen normalem Wert ein Abfall des arteriellen PO_2 auf, so spricht man von einer latenten Störung des respiratorischen Gasaustausches, der die Belastbarkeit des Betroffenen limitieren kann.

Die arterielle Blutgasanalyse ist ein wesentliches Instrument zur Überwachung der Therapie mit Sauerstoff. Insbesondere bei Vorliegen einer respiratorischen Globalinsuffizienz und vorsichtiger Oxygenation mittels O_2-Gabe über eine

Tab. 3: Beispiele abnormer D_{Lco}- und K_{co}-Werte (% Soll)

	D_{Lco}	K_{co}	V_A	Kommentar
Pneumonektomie				
vor OP	74	90	91	Vaskuläres Volumen der Restlunge
nach OP	61	120	57	steigt
Anämie (Hb: 6,5 g%)	62	67	83	Hb-Korrektur: $\frac{10{,}2 + (Hb)}{1{,}7 * (Hb)}$
korrigiert	94	102	83	
Sarkoidose	77	87	90	sensitiver als Lungenvolumina
Lungenfibrose	21	65	35	K_{co} fällt erst im Verlauf ab
Emphysem	34	39	80	$\dot{V}_A/\dot{Q}\uparrow$, vask. Volumen$\downarrow$
Lungenblutung	141	217	65	CO-Aufnahme durch Blut in Alveolen

Nasensonde oder Atemmaske sind die Blutgaswerte etwa 15 Minuten nach der jeweiligen Einstellung der O_2-Zufuhr erneut zu kontrollieren, um die Gefahr einer Hyperkapnie rechtzeitig zu erkennen und um sicherzustellen, daß eine ausreichende Oxygenation erfolgt.

Alveolo-arterielle Partialdruckdifferenz für O_2 und (CO_2, ($AaDO_2$, $aADCO_2$)

Erhöhte Werte der alveolär-arteriellen Partialdruckdifferenz für O_2 und CO_2 sind vornehmlich durch Verteilungsstörungen bedingt, wie sie insbesondere bei Patienten mit obstruktiven Atemwegserkrankungen häufig anzutreffen sind. Gegenüber der Blutgasanalyse sind $AaDO_2$ und $aADCO_2$ nicht von der Mitarbeit des Probanden bzw. von seiner Willkürventilation abhängig. Gerade Patienten, die zu Hyper- oder Hypoventilation bei der Bestimmung der Blutgase neigen, können bezüglich ihres Gasaustausches in Ruhe und unter Belastung genauer analysiert werden, wenn neben der Blutgasanalyse die endexspiratorisch-alveolären Partialdrücke mittels schnell anzeigender Gasanalysatoren (Massenspektrometrie, Ultrarotabsorptionsspektrographie) analysiert werden. Erhöhte Werte der $AaDO_2$ finden sich bei Ventilations-Perfusions-Inhomogenitäten, aber auch bei Vorliegen eines Rechts/Links-Shunts oder einer Diffusionsstörung. Die $aADCO_2$ wird insbesondere durch Ventilations-Perfusions-Inhomogenitäten mit hohen $\dot{V}/\dot{Q}$-Werten beeinflußt.

Diffusionskapazität

Bei der Bestimmung der Diffusionskapazität D_L wird die Menge eines Gases x ($\dot{V}$ (x)) gemessen, die pro Minute aus den Alveolen (A) in das Blut (C) gelangt und dort an das Hämoglobin gebunden wird:

$$D_L(x) = \frac{\dot{V}(x)}{\Delta P_{A-C}(x)} \quad (1)$$

Als Widerstände auf dem Weg dieses Gases vom Alveolarraum in das Blut müssen die Diffusion des Gases im vorgeschalteten Alveolarraum (Stratifikation) [6], die Eigenschaften der alveolo-kapillären Membranen (Membranwiderstand) sowie ein Widerstand berücksichtigt werden, der von der Geschwindigkeit der chemischen Bindung, der Anzahl der Erythrozyten, von der Kontaktzeit sowie den Eigenschaften des Hämoglobinkomplexes der Erythrozyten abhängt. Die Diffusionskapazität, die auch als diffusive Leitfähigkeit bezeichnet wird, wird aber auch von der Verteilung der Ventilation auf das alveoläre Volumen beeinflußt. Der Meßwert hängt ferner vom alveolären Volumen (V_A) kritisch ab, aus dem das zu messende Gas in den Kapillarraum übertritt. Ventilations/Perfusionsinhomogenitäten beeinflussen den Meßwert ebenfalls. Daher wird von manchen Autoren der immer noch gebräuchliche Begriff „Diffusionskapazität" durch Transfer-Faktor (T_L) ersetzt. Als Transferkoeffizient (K) wird der Quotient aus Diffusionskapazität und alveolären Volumen bezeichnet:

$$K(x) = \frac{D_L(x)}{V_A} \quad (2)$$

Indikationen zur Messung der Diffusionskapazität stellen die Analyse der funktionellen Beeinträchtigung bei interstitiellen Lungenerkrankungen dar, bei denen die Diffusionskapazität zwar nicht spezifisch eine Diffusionsstörung anzeigt, jedoch ein sensitiver Parameter zur Beurteilung der Progredienz der Erkrankung wie auch in der Therapiekontrolle ist. Außerdem wird die Diffusionskapazität zur Analyse der funktionellen Beeinträchtigung bei exogen allergischen Alveolitiden und in der Begutachtung eingesetzt.

In der Praxis werden Diffusionskapazität (D) und Diffusionskoeffizient (K) nach den Gleichungen 1 und 2 für Kohlenmonoxid anstelle von Sauerstoff bestimmt. Während Kohlenmonoxid im Blut des Nichtrauchers nur vernachlässigbar gering vorkommt und damit nur der alveoläre CO-Partialdruck ermittelt werden muß, wäre bei einer Bestimmung der Diffusionskapazität für O_2 die Kenntnis des kapillären PO_2 notwendig, der im Kapillarblut bei Messungen an Patienten nicht ermittelt werden kann.

Von den zur Verfügung stehenden Meßmethoden zur Bestimmung der CO-Diffusionskapazität haben die single breath-Methode, die steady state-Methode, die Rückatmungs-Methode und die Bestimmung der fraktionellen CO-Aufnahme praktische Bedeutung erlangt [4]. Infolge der einfachen Durchführbarkeit hat sich die single breath-Methode in der Praxis durchgesetzt [1]. Die Vorteile des Verfahrens sind die kurze Testdauer und geringe Verfälschung durch Ventilation-Perfusions-Inhomogenitäten, während das abnorme Atemmanöver und die Atemanhaltezeit von etwa 10 Sekunden problematisch sein können. Beim steady-state-Verfahren sind auch Messungen während körperlicher Belastung möglich, die Werte werden aber durch Verteilungsstörungen der Ventilation verfälscht.

Die einfache Bestimmung der fraktionellen CO-Aufnahme bei Inspiration eines 0,1% CO-haltigen Gasgemisches ist ebenfalls störanfällig. Die Meßwerte hängen von Verteilungsstörungen der Ventilation und vom Atemminutenvolumen kritisch ab.

Die Bestimmung der DCO mittels Rückatmung erlaubt ebenfalls Messungen unter körperlicher Belastung. Dieses Verfahren ist unabhängig von Verteilungsstörungen der Ventilation. Nachteile sind die unphysiologisch hohe Atemfrequenz sowie der erhebliche Einfluß der Mitarbeit des Probanden auf die Meßwerte.

Bei der Bestimmung der DCO wie auch der KCO ist zu berücksichtigen, daß die Meßwerte im Liegen höher als im Sitzen oder Stehen ausfallen. Außerdem nehmen die DCO-Werte mit abnehmendem Lungenvolumen (V_A) ab, die KCO verändert sich in Abhängigkeit von der Atemtiefe nur wenig. Mit abnehmender Atemanhaltezeit findet sich eine Zunahme der DCO-Werte. Pro g/dl Erniedrigung des Hämoglobins nehmen die DCO-Werte etwa um 7% ab. Diese Abnahme ist bei Patienten mit Anämien zu berücksichtigen. Kritisch geht schließlich der Hb-CO-Gehalt in den Meßwert ein. So sind erniedrigte Werte bei Rauchern infolge des erhöhten Hb-CO-Gehaltes zu erwarten. Daher sollten Raucher 8 Stunden vor den jeweiligen Messungen ihren Nikotinkonsum einstellen.

Fehlermöglichkeiten bei der Messung können neben der ungenügenden Mitarbeit des Probanden, insbesondere einer unzureichenden Inspirationstiefe und der zu kurzen Atemanhaltezeit bei der Einatemzugmethode, auch apparativ verursacht werden, z. B. durch unterbrochene Gasleitungen sowie durch einen undichten Gasauffangbeutel.

Unter Berücksichtigung der kritischen Anmerkungen zur Meßtechnik und zu den Fehlermöglichkeiten stellt die DCO eine sensitive Meßgröße in der Diagnostik von interstitiellen Lungenerkrankungen und zur Festlegung der Therapie bzw. in der Therapiekontrolle dar. Der Vergleich der Analyse des arteriellen Sauerstoffpartialdrucks unter Belastung und der DCO ergibt eine signifikante Korrelation zwischen Einschränkung der DCO und Abfall des arteriellen Sauerstoffpartialdrucks unter Belastung. Bei körperlich nicht belastbaren Patienten und normalem arteriellen PO_2a unter Ruhebedingungen kann die DCO eine wertvolle Ergänzung in der funktionsanalytischen Diagnostik von Gasaustauschstörungen sein.

Formanalyse von Exspirogrammen

Die Analyse der gegen das exspirierte Volumen auftragenden Partialdruckkurven respiratorischer (O_2, CO_2) oder inerter Gase (N_2, He, SF_6, Ar) dient der Analyse von Verteilungsstörungen. Bewertet werden die Größe des Totraumes (Phase I) der Exspirogramme, ferner die Größe des Mischluftanteils (Phase II), die nach eigenen Erfahrungen [7] wertvolle Hinweise auf das Vorliegen eines Lungenemphysems ergibt, der Anstieg der Phase III, des alveolären Plateaus, der bei Verteilungsstörungen der Ventilation erhöht ist, sowie die Phase IV, das sogenannte closing volume (Abb. 3). Die Steilheit der Phasen III und IV wird

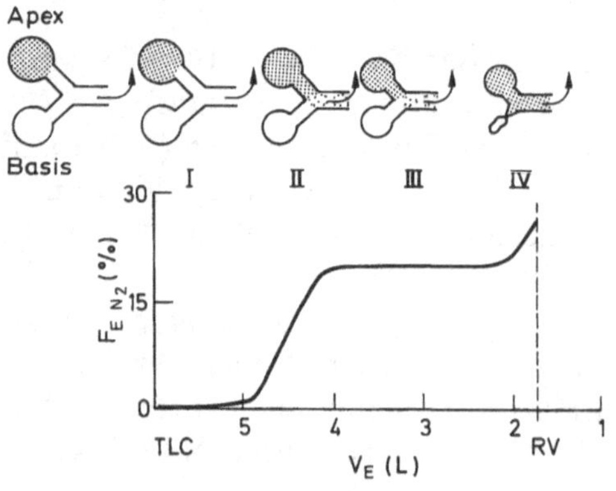

Abb. 4: Exspirogramm des Indikatorgases Stickstoff (N_2) mit Charakterisierung der Phasen I–IV.
F (N_2): fraktionelle N_2-Konzentration.
TLC: Totalkapazität, RV: Restdualvolumen, V_E: Exspirationsvolumen

insbesondere durch eine asynchrone Entleerung der Lungenkompartimente beeinflußt. Von den verfügbaren Meßgrößen erscheint insbesondere die Formanalyse des Mischluftanteils der exspiratorischen Partialdrucke respiratorischer (O_2, CO_2) und inerter Gase (He, SF_6) geeignet, Patienten mit Lungenemphysem in vivo von denen mit einer chronischen Bronchitis ohne Emphysem und von Asthmatikern zu unterscheiden, wie Vergleichsuntersuchungen mit computertomographisch determiniertem Emphysem ergeben haben [5, 7].

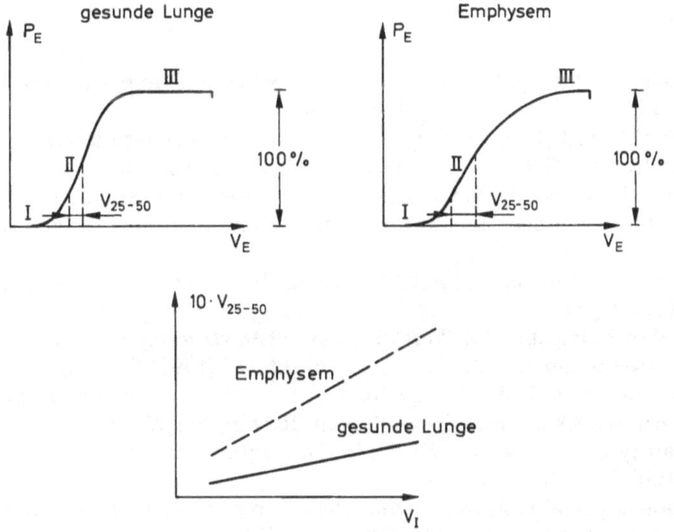

Abb. 5: Bestimmung des Mischluftvolumens V 25 – 50, welches zwischen 25% und 50% der inspiratorisch/endexspiratorischen Partialdruckamplitude eines Gases (CO_2) ausgeatmet wird. Der rechte Teil der Abbildung zeigt die gegenüber der gesunden Lunge beim Emphysem signifikant größere Steigung der Zunahme von V 25/50 mit wachsendem Inspirationsvolumen (V_I). V_E: Exspiriertes Atemzugvolumen

Schlußfolgerungen

Unentbehrlich für die Analyse des respiratorischen Gasaustausches ist die Bestimmung der arteriellen Blutgase. Sie erlauben eine Festlegung von Schweregrad, Dauer und Ursachen der respiratorischen Insuffizienz, ferner eine Bewertung der Effizienz therapeutischer Maßnahmen [8]. Der arterielle PO_2 ist jedoch zur Charakterisierung von O_2-Angebot, O_2-Verbrauch oder Gewebsoxygenation des Organismus nicht geeignet. Im Gegensatz zur Blutgasanalyse erlaubt die zusätzliche Bestimmung der alveolär arteriellen Partialdruckdifferenzen von O_2 und CO_2 eine Analyse von Gasaustauschstörungen unabhängig von der während der Messung vom Probanden geleisteten Ventilation.

Die Bestimmung der CO-Diffusionskapazität mit der single breath-Methode erlaubt eine sensitive Diagnostik von Gasaustauschstörungen, wobei eine selektive Analyse von Diffusionsstörungen mit diesem Parameter nicht möglich ist. Die Bestimmung der D_LCO ist insbesondere dann indiziert, wenn Blutgasanalysen unter Belastung zur Analyse von latenten Störungen des respiratorischen Gasaustausches nicht möglich sind. Die Formanalyse von Exspirogrammen respiratorischer und inerter Gase dient der Distributionsanalyse und ermöglicht eine Validierung der in vivo Diagnose des Lungenemphysems.

Literatur

[1] ATS Recommendations. Single breath carbon monoxide diffusing capacity (transfer factor). Am. Rev. Respir. Dis. *136* (1987) 1299–1307.
[2] Flenley, D. C.: Problems before, during and after mechanical ventilation in chronic bronchitis and emphysema. Schweiz med. Wschr. *115* (1985) 186–189.
[3] Haab, P., G. Duc, , R. Stucki, J. Piiper: Les échanges gazeux en hypoxic et la capacité de diffusion pour l'oxygéne chez le chien narcotisé. Helv. Pharmacol. Acta *22* (1964) 203–227.
[4] Petro, W., N. Konietzko: Lungenfunktionsdiagnostik. In: Ferlinz, R. Diagnostik in der Pneumologie. Thieme (1986).
[5] Schwalen, A., H. Worth, R. Jungblut: Vergleich klinischer, radiologischer und funktionsanalytischer Emphysemparameter. Atemw.-Lungenkrkh. *17* (1991) 580–584.
[6] Worth, H.: Diffusionskapazität der Lunge für CO bei Atmung von Inertgasgemischen mit unterschiedlichen physikalischen Eigenschaften. Respiration *32* (1975) 436–444.
[7] Worth, H.: Expiratory partial pressure curves in the diagnosis of emphysema. Bull. Eur. Physiopathol. Respir. *22* (1986) 191–199.
[8] Worth, H.: Diagnostik der akuten und chronischen respiratorischen Insuffizienz mittels Blutgasanalyse. Atemw.-Lungenkrkh. *14* (1988) 521–526.

Compliancemessungen — eine vergessene Methode?

A. Wilke

Die Thematik dieses Beitrages unterstellt, daß die Bestimmung der elastischen Eigenschaften der Lunge als diagnostisches Verfahren in Vergessenheit geraten sein könnte.
Bei dem Versuch, die Frage zu beantworten, muß geklärt werden, ob es sich tatsächlich um eine vergessene oder aber nur um eine verdrängte Methode handelt. Beide Aspekte werden im folgenden Berücksichtigung finden.
Für den ersten Fall ist es erforderlich, sich die Compliancemessung unter drei Aspekten in Erinnerung zu rufen.

1. Was wird gemessen?
2. Wie wird gemessen?
3. Wann wird gemessen?

Es ist somit Stellung zu beziehen zur Theorie, zur Methodik und zu den Indikationen.

Theoretische Grundlagen — Was wird gemessen?

Die Compliancemessung gehört zu den atemmechanischen Funktionsanalysen und ermöglicht Aussagen zu den elastischen Eigenschaften von Lunge und Thorax. Sie dient damit der Objektivierung von Ventilationsstörungen.
Objektivierung bedeutet hier, daß es sich um eine Methode handelt, deren Ergebnisse unabhängig von der Mitarbeit des Patienten sind. Sie zeichnet sich bei korrekter Durchführung durch eine hohe Genauigkeit aus. Die Reproduzierbarkeit der Ergebnisse wird z. T. als weniger gut eingeschätzt [7], hängt aber in starkem Maße von der Erfahrung des Untersuchers ab. Die Lungencompliance C_L als Maß der Lungendehnbarkeit ist definiert als die Änderung des Lungenvolumens, die durch eine Änderung des transpulmonalen Druckes hervorgerufen wird, d. h. als die Beziehung zwischen aufgewendetem Druck und erzielter Volumenänderung (Abb. 1).

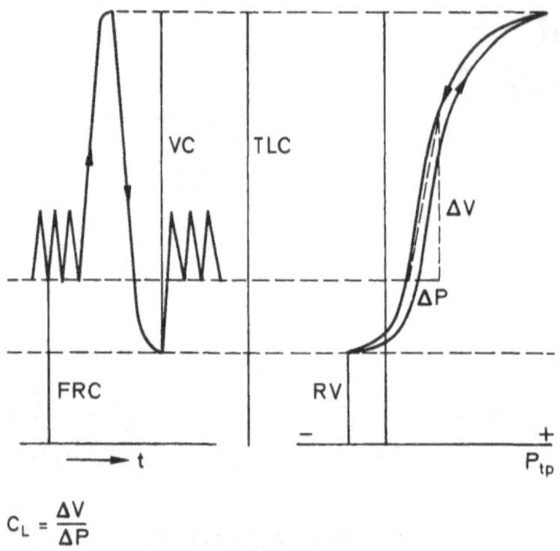

Abb. 1: Druck-Volumen-Diagramm der Vitalkapazität [modifiziert nach 10]. P_{tp} = Transpulmonaler Druck, TLC = Totalkapazität, VC = Vitalkapazität, FRC = Funktionelle Residualkapazität, RV = Residualvolumen. (weitere Erläuterungen s. Text)

Der Parameter V stellt das bei In- oder Exspiration geförderte Volumen dar. Bei P handelt es sich um die Änderung des transpulmonalen Druckes, d. h. der Druckdifferenz zwischen Alveolardruck (gemessen als Munddruck) und dem intrapleuralen Druck. Eine Messung des intrapleuralen Druckes ist nur invasiv möglich. Es ist aber statthaft und üblich, ersatzweise den Ösophagusdruck zu messen, da die Änderungen des Ösophagusdruckes weitgehend den Änderungen des Pleuradruckes entsprechen. Der Kehrwert der Compliance wird als Elastance oder Elastizität bezeichnet. Als Maß der Lungendehnbarkeit (elastischer Retraktionsdruck) dient der transpulmonale Druck auf TLC-Niveau (auch bei 60% und 90% TLC).

Definitionsgemäß handelt es sich bei der Compliance um einen statischen Parameter der Atemmechanik, d. h. um die Druck-Volumen-Beziehung bei einer Strömung = 0 in den Atemwegen. Diese Bedingungen sind jedoch nur bei Apnoe gegeben, wobei eine exakte Messung nur bei offener Glottis möglich ist.

Aus Gründen der Praktikabilität wird deshalb mit einer quasistatischen Compliance gearbeitet, d. h. die Lungendehnbarkeit wird bei einer niedrigen Atemfrequenz nahe 0, in der Regel bei 4 Atemzügen pro Minute bestimmt. Die auf diese Weise ermittelte statische Compliance ergibt sich aus der Steilheit der Druck-Volumen-Kurve in ihrem linearen Anteil im Bereich zwischen dem FRC-Niveau und (FRC + 0,5 l) (s. Abb. 1).

Im Unterschied zur statischen Compliance C_{stat} stellt die dynamische Compliance C_{dyn} die Druck-Volumen-Beziehung bei Spontanatmung bzw. bei verschiedenen definierten Atemfrequenzen dar. Berechnungsgrundlage sind hier Volumenänderung und Änderung des transpulmonalen Druckes zwischen den Umkehrpunkten der Atemschleife bei Strömung = 0 am Mund. Die dynamische Compliance hängt neben den elastischen Eigenschaften auch vom Atemwegswiderstand und von der Atemfrequenz ab. Daraus ergibt sich, daß die dynamische Compliance nur beim Gesunden und unter den Bedingungen einer langsamen Atmung oder bei Normalatmung der statischen Compliance entspricht. Mit steigender Atemfrequenz nimmt auch bei Gesunden die dynamische Compliance ab.

Unter den Bedingungen eines konstanten Atemzugvolumens kann die dynamische Compliance als Maß der atemmechanischen Inhomogenität angesehen werden. Insbesondere bei obstruktiver Ventilationsstörung zeigt die dynamische Compliance als Folge des erhöhten Atemwegswiderstandes einen charakteristischen frequenzabhängigen Abfall (Abb. 2).

Die Größe der Compliance hängt nicht nur von den elastischen Eigenschaften der Lunge, sondern auch vom absoluten Lungenvolumen ab (Hooke'sches Gesetz). Diesem Umstand wird Rechnung getragen, indem der Parameter

$$\text{spezifische Compliance } C_{spez} = \frac{C_{stat}}{FRC}$$

eingeführt wurde. Durch Bezugsetzung der statischen Compliance auf die funktionelle Residualkapazität wird der Einfluß des Lungenvolumens eliminiert.

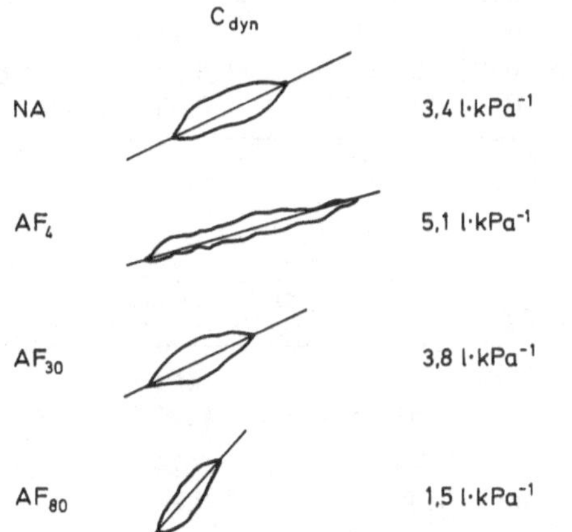

Abb. 2: Dynamische Compliance bei obstruktiver Ventilationsstörung

Methodik – Wie wird gemessen?

Das Drucksignal (Ösophagusdruck) wird über einen ca. 80 cm langen PVC-Katheter aufgenommen, dessen Ende auf einer Länge von 10 bis 15 cm mit seitlichen Öffnungen versehen ist. Dieser Teil des Katheters ist von einem dünnwandigen Latexballon umgeben. Der Katheter wird nach Schleimhautanästhesie über die Nase in den Ösophagus eingeführt und dort im unteren Drittel (40 bis 45 cm vom Naseneingang in Abhängigkeit von der Körpergröße) plaziert. Die Größe und der Füllungszustand des Ballons sowie die Lage im Ösophagus beeinflussen die Meßergebnisse. Deshalb muß eine Optimierung der Ballonlage unter Berücksichtigung der Druckamplituden erfolgen. Entleerung des Ballons sowie Luftfüllung erfolgen in Abhängigkeit von der Art des verwendeten Katheters; dabei darf die Eigenelastizität des Ballons nicht wirksam werden. Die Drucksignale werden über ein Differenzdruckmanometer einem elektronischen Verstärker zugeführt.
Das Volumen wird durch Integration des pneumotachografisch gewonnenen Flowsignals ermittelt.
Volumen- und Drucksignal können auf einem Bildschirm zur Darstellung gebracht oder mit einem XY-Schreiber aufgezeichnet werden.
Verschiedene Untersuchungen an Gesunden zur Erstellung von Referenzwerten haben eine unterschiedliche Abhängigkeit der Compliance und des elastischen Retraktionsdruckes vom Geschlecht, Alter und Körpergröße gezeigt.

Elastischer Retraktionsdruck (Yernault [13])

Parameter	Regressionsgleichung	± SEE
P_{el} 60% TLC [kPa]	0,88 – 0,008 A	0,15
P_{el} 90% TLC [kPa]	1,99 – 0,013 A	0,24
P_{el} 100% TLC [kPa]	4,10 – 0,027 A	0,58

Compliance (Müller und Mitarb. [8])

Parameter		Regressionsgleichung	± SEE
C_{stat} [l/kPa]	Frauen	C_{stat} = 7,1 × Größe (m) – 9,2	0,60
	Männer	C_{stat} = 6,2 × Größe (m) – 8,0	0,74
C_4 [l/kPa]	Frauen	C_4 = 5,9 × Größe (m) – 7,5	0,70
	Männer	C_4 = 5,8 × Größe (m) – 7,4	0,80
C_{30} [l/kPa]	Frauen	C_{30} = 3,8 × Größe (m) – 4,5	0,48
	Männer	C_{30} = 3,4 × Größe (m) – 3,8	0,52

Compliance (Tammeling et Quanjer [10])

C_{dyn}	Erwachsene:	1,5–4,0 [l/kPa]
	Kinder:	0,33 · Größe [l/kPa]
C_{stat}	Erwachsene:	0,055 · A + 0,181 · TLC [l/kPa]
	Kinder:	0,63 · Größe [l/kPa]

Indikationen – Wann wird gemessen?

Grundsätzlich können Veränderungen der Lungendehnbarkeit in Richtung einer Verminderung (starre Lunge) und einer Erhöhung der Dehnbarkeit (schlaffe Lunge) auftreten (Abb. 3).

Lungendehnbarkeit (Compliance)

vermindert	gesteigert
(starre, wenig dehnbare Lunge)	(schlaffe, stark dehnbare Lunge)
z. B. Fibrose	z. B. Emphysem

Abb. 3: Pathologische Veränderungen der Compliance

Während eine funktionsdiagnostische Objektivierung emphysematöser Veränderungen der Lunge mit anderen Parametern (TGV, RV, RV/TLC) hinreichend möglich ist, stellt die Messung der Lungendehnbarkeit einen Informationsgewinn bei interstitiellen Lungenerkrankungen im Rahmen der primären Diagnostik, aber auch als Verlaufskontrolle und zur Beurteilung von Therapieeffekten dar [1, 2, 4, 9].

Compliancemessung

Indikationen:	Verdacht auf Lungenfibrose (klin. und/oder röntg.)
	Verdacht auf interstitielle Lungenerkrankungen (Alveolitis, Sarkoidose) (Lungenemphysem)
Kontra-indikationen:	höhergradige Dyspnoe
	Ösophaguserkrankungen (z. B. Sklerodermie)

Abb. 4: Compliancemessung – Indikationen und Kontraindikationen

Bei fibrotischen Lungenveränderungen ist die Druckänderung, die zur Erzielung einer bestimmten Volumenänderung erforderlich ist, überdurchschnittlich groß (Abb. 5).

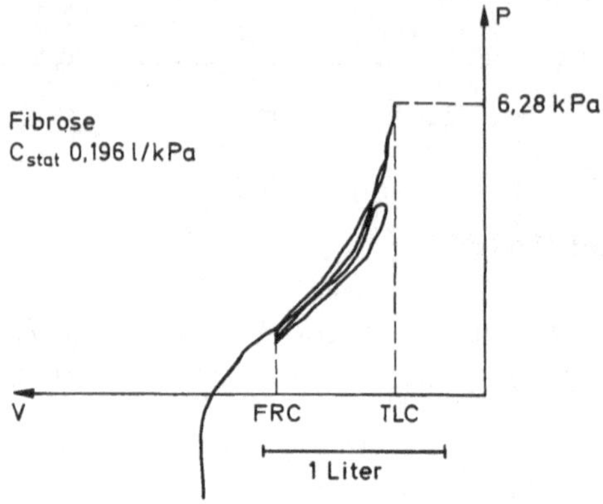

Abb. 5: Statische Compliance bei Fibrose

Beim Lungenemphysem dagegen kann aufgrund der gesteigerten Lungendehnbarkeit eine große Volumenänderung mit einer vergleichsweise geringen Druckänderung realisiert werden (Abb. 6).

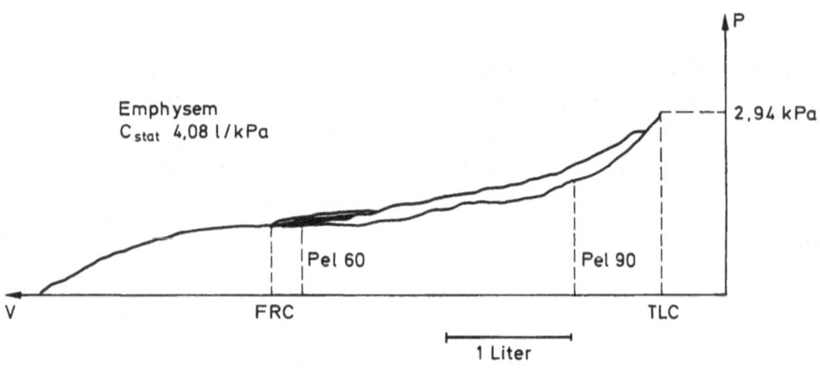

Abb. 6: Statische Compliance bei Lungenemphysem

Während die Vorteile der Methode eindeutig in der Unabhängigkeit von der Mitarbeit des Patienten und der hohen Empfindlichkeit zu sehen sind, stehen die Anforderungen, die an die Erfahrung und an die praktischen Fertigkeiten des Untersuchers gestellt werden, aber auch der größere apparative Aufwand und die bei einigen Patienten bei Einführung des Ösophaguskatheters auftretenden Mißempfindungen dem entgegen. Hierin sowie in der relativ geringen Anzahl von Untersuchungen zu Spezifität und Sensitivität der Methode im Vergleich zu anderen funktionellen Untersuchungen liegen die Gründe, die zu einer weitgehenden Verdrängung der Methode aus dem diagnostischen Repertoire geführt haben. Ungeachtet dessen liefert die Methode – bei korrekter Durchführung in der Hand des geübten Untersuchers – wertvolle Informationen zum Elastizitätsverhalten der Lunge.

In einer Untersuchung an Kindern, die wegen einer malignen Systemerkrankung einer Strahlen- und/oder Chemotherapie unterzogen worden waren, zeigen die funktionellen Untersuchungsergebnisse bei unauffälligem Röntgenbefund der Lunge eine deutlich höhere Sensitivität der Compliancemessung gegenüber der Ventilationsprüfung, aber auch gegenüber der Bestimmung der Diffusionskapazität (Abb. 7) [12].

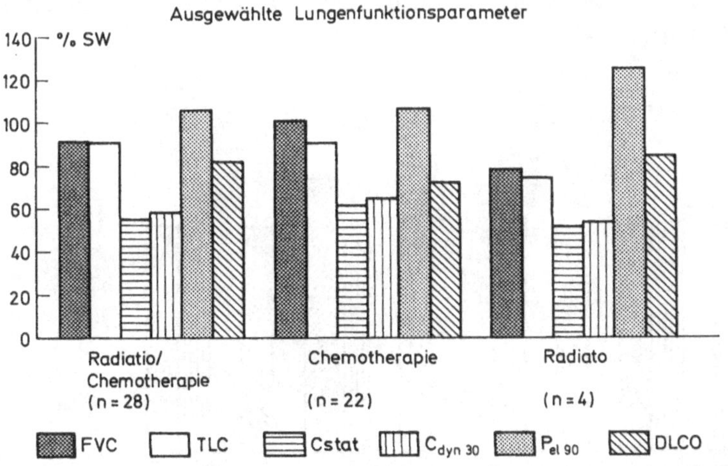

Abb. 7: Ausgewählte Lungenfunktionsparameter nach Strahlen- und/oder Chemotherapie [12]

Vergleichbare Befunde wurden bei einem Erwachsenen-Patientenkollektiv mit einer Lungenbeteiligung im Rahmen von Kollagenosen (systemische progressive Sklerodermie, Lupus erythematodes) erhoben [11]. Diese Patienten gaben Ruhe- bzw. Belastungsdyspnoe an. Hier zeigte die statische Compliance die deutlichste Abweichung vom Sollwert (Abb. 8).

Umfangreiche Untersuchungen legten Pielesch und Liebetrau im Jahre 1986 [6] zu funktionellen Aspekten bei Alveolitiden und Lungenfibrosen vor. Diese Untersuchungen bestätigen ebenfalls den hohen diagnostischen Wert der Compliancemessung bei interstitiellen Lungenerkrankungen (Abb. 9).

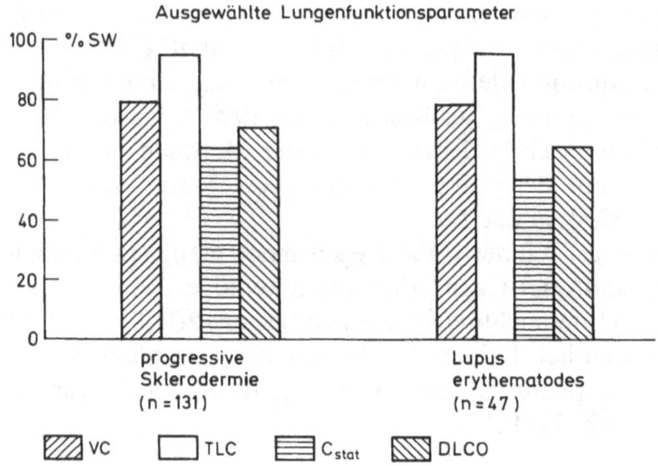

Abb. 8: Ausgewählte Lungenfunktionsparameter bei Progressiver systemischer Sklerodermie und Lupus erythematodes [11]

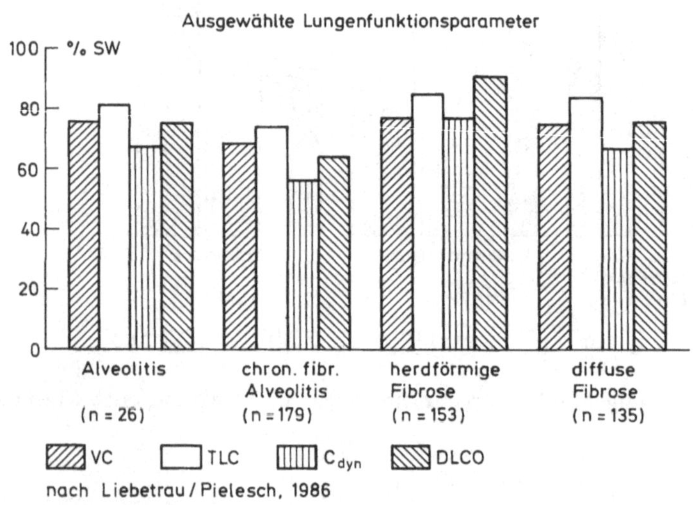

Abb. 9: Ausgewählte Lungenfunktionsparameter bei Alveolitis und Fibrose [nach 6]

Trotz dieser beispielhaft aufgeführten Untersuchungsergebnisse ist nicht zu übersehen, daß sowohl in der täglichen Routinediagnostik als auch in wissenschaftlichen Untersuchungen immer seltener Angaben zum Elastizitätsverhalten der Lunge zu finden sind. Die Gründe liegen in den oben beschriebenen technischen Problemen und der ungenügenden Akzeptanz durch die Patienten. So ist es folgerichtig, daß Bemühungen unternommen werden, um auf nichtinvasivem Wege mit Hilfe der Oszillationstechnik bei restriktiven Ventilationsstörungen Aussagen zu Veränderungen der Compliance machen zu können [3, 5]. Sie stellen aber noch keinen Ersatz für die klassische Ösophagusdrucktechnik dar.

Zumindest in pneumologischen Zentren sollte die Bestimmung der Lungendehnbarkeit als diagnostisches Werkzeug in den Händen erfahrener Untersucher zur Verfügung stehen.

Die eingangs gestellte Frage kann demzufolge nicht bejaht werden, sondern muß Anlaß sein, über diagnostische Strategien und mögliche Alternativen nachzudenken.

Literatur

[1] Bergsterman, H.: Lungendehnbarkeit und „Diffusionskapazität". In: S. Daum (Hrsg.): Wertigkeit der einzelnen diagnostischen Methoden in der Pneumologie, 24–36. Dustri München: 1989.

[2] Dutton, R. E., P. M. Renzi, V. Lopez-Majano et al.: Airway Function in Sarcoidosis: Smokers versus Nonsmokers. Respiration *43* (1982) 164–173.

[3] Frank, W., J. Bender, E. Pleger et al.: Oszillatorische Funktionsanalyse bei restriktiven Lungenkrankheiten. 22. Wiss. Tagung, Norddeutsche Gesellsch. für Lungen- und Bronchialheilkunde e. V. Berlin, 3.–5. Oktober 1991.

[4] Greenwald, G. I., D. P. Tashkin, H. Gong et al.: Longitudinal Changes in Lung Function and Respiratory Symptoms in Progressive Systemic Sclerosis: Prospective Study. Am. J. Med. *83* (1987) 83–92.

[5] Kappos, A. D., I. Haseneier, U. Müller et al.: Messung des Phasenwinkels der respiratorischen Impedanz bei Patienten mit interstitiellen Lungenerkrankungen. Prax. Klin. Pneumol. *40* (1986) 179–182.

[6] Liebetrau, G., W. Pielesch: Alveolitis und Lungenfibrose – eine klinisch-funktionelle Studie. Promotion B, Bad Berka, 1986.

[7] Löllgen, H.: Atemmechanik. In: Kardiopulmonale Funktionsdiagnostik, Teil III. Pulmonale Funktionsgrößen. Editio CIBA, Wehr/Baden 1990, 119–124.

[8] Müller, E., H. Wuthe, R. Christ et al.: Referenzwerte atemmechanischer Parameter des Ösophagusdruckverfahrens. Z. Erkrank. Atm.-Org. *158* (1982) 342–343.

[9] Petermann, W.: Lungenfunktion bei Lungenfibrose. Pneumologie *45* (1991) 447–449.

[10] Tammeling, G. J., Ph. H. Quanjer: Physiologie der Atmung I. Thomae, Biberach 1980.

[11] Vogel, J., Ch. Witt, A. Wilke et al.: Atemmechanik und pulmonaler Gaswechsel bei Sklerodermie, Lupus erythematodes und Sarkoidose. Atemw.-Lungenkrkh. *15* (1989) 342–343.

[12] Wilke, A., A. Nimtz, A. Barleben et al.: Lung Function Following Combined Radiotherapy and/or Chemotherapy in Children. Eur. Resp. J. Vol. 2, Suppl 5 (1989) 337.

[13] Yernault, J. C.: Lung Mechanics I: Lung Elacticity. Bull. Europ. Physiopath. Resp. *19* (Suppl. 5) (1983) 228–232.

Nichtinvasive Belastungsuntersuchungen

H. Wuthe, P. Dorow

Die in der täglichen Praxis angewendeten nichtinvasiven Belastungsuntersuchungen sollen im Rahmen dieser Arbeit unter 2 Fragestellungen betrachtet werden:

1. Warum gibt es keine allgemein verbindlichen Standards für die Ergometrie, sondern nur verschiedene Empfehlungen?
2. Welches Belastungsschema und welche Parameter verwenden wir insbesondere zur kardiopulmonalen Funktionsdiagnostik?

Versucht man zunächst die verschiedenen Arten von Belastungstests zu ordnen, so kann man 3 Gruppen trennen:

1. Leistungstests, die die maximale Belastbarkeit feststellen sollen. Diese Tests sind vorzugsweise für arbeitsmedizinische Tauglichkeitsprüfungen, sportmedizinische Eignungstests und das Begutachtungswesen bedeutsam.
2. Ergometrieverfahren zur klinischen Diagnostik, bei der die Abweichung von der Norm unter Belastung erfaßt werden soll und das Risiko besonders hoch ist. Diese Verfahren dienen dem Nachweis der latenten kardialen und respiratorischen Insuffizienz, des latenten arteriellen Hypertonus und des belastungsinduzierten Asthma bronchiale.
3. Belastungstests zur Therapiekontrolle, bei denen die intraindividuelle Vergleichbarkeit zum Ausgangswert besonders wichtig ist. Diese Tests betreffen die medikamentöse, die physikalische Therapie (z. B. Infarkt- und Asthmasportgruppen) und die operative Therapie (z. B. Tests vor und nach Lungenresektion, ACVB-Op. Herz- und Lungentransplantation).

Standardisierungsversuche werden einerseits von diesen Indikationen bestimmt und andererseits von vielen methodischen Faktoren beeinflußt (Abb. 1).
Die breite Palette der in Abb. 1 aufgelisteten Faktoren erklärt bereits die Schwierigkeiten der Standardisierung und erklärt das Scheitern der Standards in der täglichen Praxis.
Beschränken wir uns also auf die Ergometrieverfahren zur klinischen Diagnostik und zur Objektivierung latenter Funktionsstörungen.
Es stehen uns folgende Parameter zur Verfügung, welche in verschiedenen Arbeitsgruppen auf ihre Eignung für die kardio-pulmonale Funktionsdiagnostik geprüft wurden [8]:

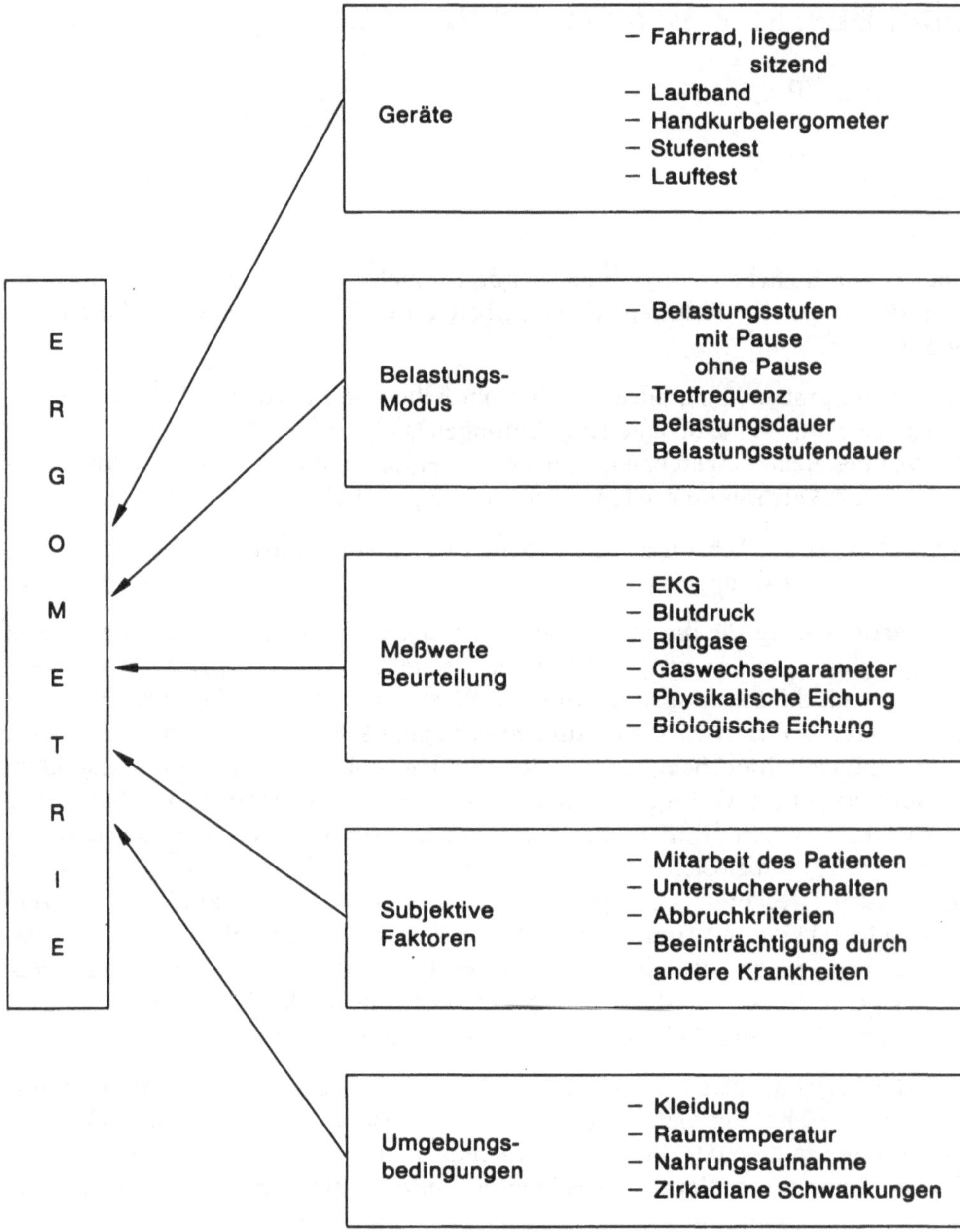

Abb. 1: Einflußfaktoren auf das ergometrische Meßergebnis

1. Arterielle Sauerstoffspannung
   Die Messung erfolgt nach Blutentnahme am hyperämisierten Ohrläppchen nach mindestens 10 min Hyperämisierung und Ruhebedingungen für den Patienten. Hier liegt häufig die Quelle für fehlerhafte Messungen.
   Die arteriellen Sauerstoffspannungswerte sind in Ruhe altersabhängig [6]. Unter Belastung finden wir bei Gesunden erst bei 200 Watt eine beachtenswerte Abweichung von 4 Torr (Abb. 2).
   Aus diesem Grunde kann der Belastungswert zum Ruhe-Normwert in Bezug gesetzt werden [8]. Ein deutlicher Abfall charakterisiert dann eine latente respiratorische Insuffizienz; ein Anstieg ist der Hinweis auf eine Distributionsstörung.

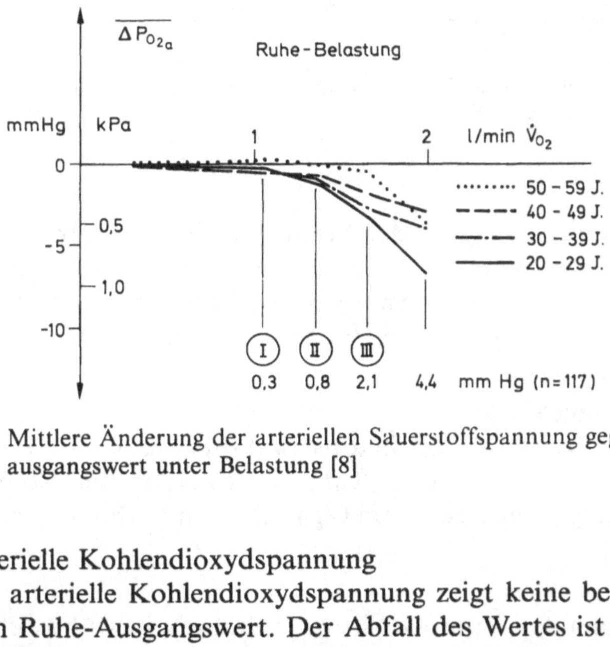

Abb. 2: Mittlere Änderung der arteriellen Sauerstoffspannung gegenüber dem Ruheausgangswert unter Belastung [8]

2. Arterielle Kohlendioxydspannung
   Die arterielle Kohlendioxydspannung zeigt keine bedeutsame Abweichung vom Ruhe-Ausgangswert. Der Abfall des Wertes ist Ausdruck einer alveolären Hyperventilation. Der Anstieg muß als Hinweis auf eine respiratorische Globalinsuffizienz gewertet werden.
3. pH-Wert
   Der pH-Wert sinkt unter Belastung ab und ist ergometrisch nicht bedeutsam.
4. Herzfrequenz
   Die Herzfrequenz zeigt unter Belastung eine altersbedingte Abnahme, welche zur Festlegung der submaximalen Pulsbelastungsgrenze als Provokations- und Abbruchkriterium geführt hat. Das Erreichen dieser Grenze ist notwendig, um eine kardiale Ischämiereaktion oder ein belastungsinduziertes Asthma bronchiale zu verifizieren.

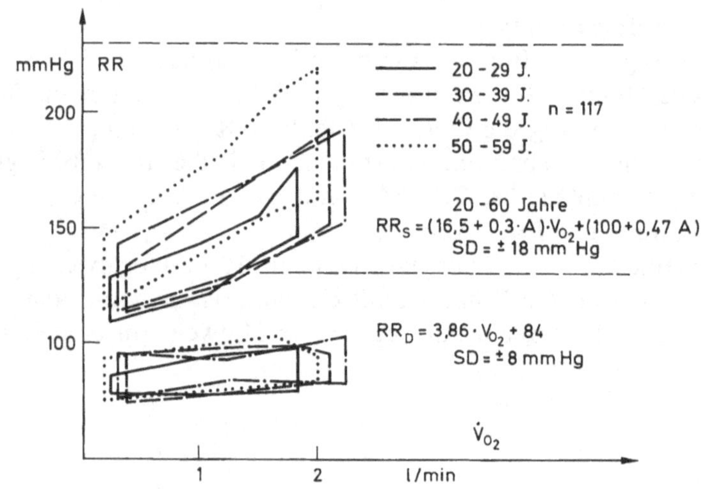

Abb. 3: Änderungen des systolischen und diastolischen Blutdruckes unter Belastung in den verschiedenen Altersgruppen [8]

5. Arterieller Blutdruck
   Der systolische Blutdruck zeigt in der Staffelung der Altersgruppen eine belastungsabhängige Zunahme (Abb. 3). Der diastolische Blutdruck zeigt nur eine geringe Zunahme, die jedoch unter 100 Torr bleibt. Entscheidend zur Diagnostik des latenten arteriellen Hypertonus ist der deutliche Anstieg des diastolischen Meßwertes.
6. Oszillatorische Resistance
   Gesunde Personen zeigen mit 0.02 kPa/l/s praktisch keine Änderung, so daß jede deutliche Abweichung vom Ruhe-Normwert in der Regel nach Belastung als belastungsinduzierte Atemwegswiderstandserhöhung interpretiert werden muß [1].
7. Gaswechselparameter
   Wenn die vorher genannten Parameter keine pathologischen Abweichungen im Belastungstest zeigen und die Belastungssteigerung kontinuierlich gesteigert werden kann, so dienen insbesondere der respiratorische Quotient und das Atemminutenvolumen zur quantitativen Festlegung der Leistungsfähigkeit [5].

Bei den kardio-respiratorischen Patienten wird die Belastbarkeit in der Regel durch die arteriellen Blutgase, durch den arteriellen Blutdruck, durch die Herzfrequenz und durch pathologische EKG-Veränderungen begrenzt.
Frühere Untersuchungen haben gezeigt, daß für respiratorische Fragestellungen in der Klinik die arteriellen Blutgase gegenüber den Gaswechselparametern sensibler in der Bewertbarkeit sind [4, 7].

Zum Belastungsmodus: Für die Bewertung von intraindividuellen Änderungen ist es wichtig, das jeweils gleiche Belastungsmuster zu verwenden.
In der Regel werden mehrere Belastungsstufen bis zum Erreichen der submaximalen Pulsbelastungsgrenze in 30-Wattstufen verwendet.
Bei kardiologischen Fragestellungen mit anamnestischen Hinweisen auf ischämische Erkrankungen und Rhythmusstörungen sollte mit 25 bzw. 30 Watt begonnen werden. Für diese Aufgaben verwendet man vorzugsweise auch ein Ergometer mit liegender Position und solider EKG-Ableitungstechnik. Die Belastung kann im 2-Minuten-Takt um 30 Watt erhöht werden.
Bei respiratorischen Fragestellungen ist es besonders wichtig, eine ausreichende Belastungsstufendauer anzustreben, um eine verwertbare Änderung der arteriellen Sauerstoffspannung zu erreichen [9]. Dabei ist der Belastungsstufendauer von 5 Minuten der Vorzug zu geben.
Die belastungsinduzierte Obstruktion ist in der Regel erst nach der Belastung meßbar [3].
Für die Blutgas-Änderung ist es dabei unbedeutend, ob die Ergometrie mit oder ohne Pause durchgeführt wird. Das gilt auch für die Herzfrequenz [8].

Abbruchkriterien

1. „Frische" ST-Hebung
2. ST-Senkung über 0,2 mV horizontal oder deszendierend
3. Schwere Reizbildungs- oder Reizleitungsstörung
4. Inadäquates Blutdruckverhalten, z. B. Diast. 130 Torr
5. Glaubhafte subjektive Beschwerden, z. B. A.p., Schwindel
6. Submaximale Pulsbelastungsgrenze (200 – Alter)

Deutsche Gesellschaft für Herz- und Kreislaufforschung 1984

Abb. 4: Abbruchkriterien der Ergometrie

Abbruchkriterien (Abb. 4): Eine wichtige Information liefern auch die Abbruchkriterien, welche in der Abb. 4 zusammengefaßt sind. Diese Kriterien sind in der täglichen Arbeit besonders zu beachten, damit eine Notfallversorgung verhindert wird. In jedem Falle muß eine Notfallbehandlung vor Ort inklusive Intubation mit manueller Beatmung und Defibrillatorstimulation möglich sein. Für kardio-pulmonale Fragestellungen reicht häufig eine submaximale Belastung aus. Oberhalb dieser Belastung nimmt das Risiko zu, ohne daß ein diagnostisch entscheidender Informationszuwachs erfolgt (Abb. 5).

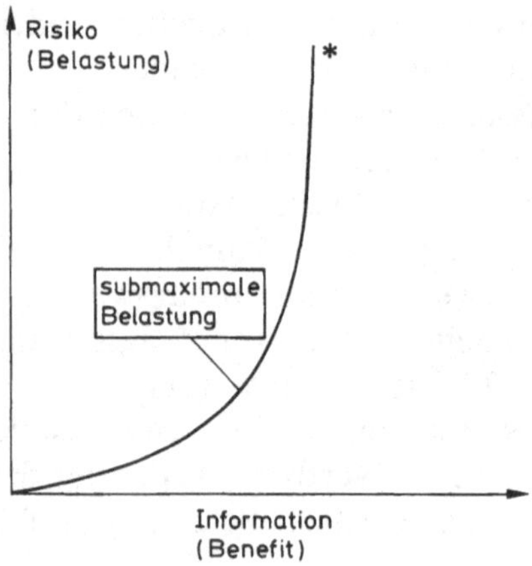

Abb. 5: Das Verhältnis von Belastungsrisiko zum Informationsgewinn

Zusammenfassung

Die nichtinvasiven Belastungsuntersuchungen sind durch die vielen Einflußfaktoren und die unterschiedlichen Indikationen nur begrenzt standardisierbar. Aus diesem Grunde sollte minimal die intraindividuelle Vergleichbarkeit der Ergebnisse am Ergometermeßplatz durch einen standardisierten Belastungsmodus und eine gleichförmige Meßtechnik gesichert werden.
Die methodischen Forderungen für kardiologische und pulmonale Aufgabenstellungen sind hinsichtlich Belastungsmodus und Normwertabhängigkeiten verschieden. Während für die Parameter Herzfrequenz und arterieller Blutdruck belastungsabhängige Normwerte notwendig sind, kann für die arteriellen Blutgase und den Atemwegswiderstand der individuelle Ruhe-Referenzwert verwendet werden.

Literatur

[1] Fischer, J., H. Matthys: Sollwerte für die forcierte Oszillationsmethode zur Bestimmung des Atemwiderstandes. Lung *155* (1978) 155.

[2] Minty, B. D., J. F. Nunn: Regional quality control survey of blood-gas analysis. Ann. Clin. Bio.chem. *14* (1977) 245–253.

[3] Mohorn, M., L. Jäger: Exercise induced asthma. Allergol. et Immunpathol. Suppl. VIII (1980) 65.

[4] Petro, W., J. Vogel et al.: Referenzwerte respiratorischer Funktionsparameter bei Erwachsenen – 2. Mittl. Zur Frage von Referenzwerten der Säure-Basen-Parameter bei Erwachsenen – Gemeinschaftsarbeit der AG Pathophysiologie der Atmung. Dtsch. Gesundheitswesen *32* (1977) 892.

[5] Rühle, K.-H., J. Fischer, H. Matthys: Sollwerte für die Spiroergometrie. Atemw.-Lungenkrkh. *9* (1983) 157–173.

[6] Ulmer, W. T., G. Reichel, D. Nolte: Die Lungenfunktion. Physiologie und Pathophysiologie. Georg Thieme Verlag, Stuttgart 1976.

[7] Vogel, J., W. Petro, M. Schlegel et al.: Vergleichende Untersuchungen zur Frage der Grenzkriterien der respiratorischen Insuffizienz. Z. Erkr. Atm. Org. *135* (1971) 83.

[8] Wuthe, H., C. Rothstock, A. Benedix et al.: Untersuchungen zur Belastungsabhängigkeit kardiopulmonaler Funktionsgrößen und ihre Bedeutung für Ergometrie-Standards. Dtsch. Gesundheitswesen *39* (1984) 1849–1854.

[9] Woitowitz, H. J., D. Szadkowski, G. Lehndert: Feldstudie zum Normalverhalten der arteriellen Blutgase und des pH berufstätiger Männer und Frauen vor und gegen Ende dosierter Belastung im Hinblick auf die Begutachtung. Arch. Kreislaufforschung *58* (1969) 36.

Invasive Belastungsuntersuchungen: Aussagefähigkeit und Erfordernis

W. Schilling

Einleitung

Das Hauptthema des 11. Charlottenburger Pneumologischen Gesprächs darf sicher so verstanden werden, daß sich dieser Beitrag mit der invasiven Untersuchung des kleinen Kreislaufes bei Lungenkrankheiten beschäftigt. Als Belastungsuntersuchung wird in diesem Zusammenhang die Provokation einer Reaktion des Lungenkreislaufes unter Prüfstandbedingungen, entweder durch physikalische Ergometerarbeit oder durch pharmakologische Intervention zu verstehen sein.

Das Cor pulmonale ist pathologisch anatomisch definiert als Hypertrophie und/oder Dilatation des rechten Ventrikels als Folge von Struktur-, Funktions- oder Zirkulationsstörungen der Lunge. Ursächliche Erkrankungen, die primär das linke Herz betreffen oder Folge von Herzvitien sind, werden dabei ausgeschlossen [1].

Vasokonstriktion, -obliteration, -obstruktion und -reduktion sind vordergründig verantwortliche Mechanismen für einen erhöhten Lungengefäßwiderstand. Die Folge wäre die chronische Druckbelastung des rechten Herzens durch die pulmonale Hypertonie. Eine pulmonale Hypertonie liegt vor, wenn der Druck in der Pulmonalarterie erhöht ist, latent wird die pulmonale Hypertonie genannt, wenn sie nur bei Belastung nachweisbar ist, manifest bei schon in Ruhe erhöhten Druckwerten [2].

Bei den Untersuchungen der pulmonalen Hämodynamik wird nicht, wie physiologisch zu erwarten, die Regelgröße Herz-Zeit-Volumen, sondern der Druckaufwand des rechten Herzens gegen einen pathologisch veränderten Lungengefäßwiderstand in den Mittelpunkt der diagnostischen Bemühungen gestellt. Es gilt, die pulmonale Hypertonie als Brückensymptom zwischen primären Lungenerkrankungen und sekundärer Reaktionsweise des rechten Herzens im Sinne eines objektiven, unbedingten und reproduzierbaren Parameters meßbar zu erfassen.

Aussagefähigkeit

Die Bestimmung des Schweregrades der pulmonalen Hypertonie gelingt zuverlässig nur mit einer Herzkatheter-Untersuchung. Mit dem Mikrokatheter nach Grandjean, besonders aber dem Einschwemmkatheter nach Swan-Ganz mit aufblasbarem Ballon zur Pulmonalkapillar-Druckmessung, steht eine komplikationsarme Methode zur Verfügung, die klinisch breite Anwendung findet. Natürlich erfordert die Beurteilung der pulmonalen Hämodynamik neben der Messung des Pulmonalarteriendruckes, des mittleren Pulmonalkapillardruckes, des Füllungsdruckes auch im rechten Ventrikel die Bestimmung des Herz-Zeit-Volumens mit der Thermodilutionstechnik. Die komplexe Erfassung der Druckflußbeziehungen ermöglicht nicht nur eine Aussage über den Druckaufwand durch das rechte Herz in Relation zu einem belastungsadäquaten Blutfluß in physiologischer oder bereits unphysiologischer Dimension, sondern auch die Anpassungs- und Regulationsmechanismen des kleinen Kreislaufes und deren Kompensationsgrad.

So kann bei Lungenkranken, soweit eine negative Rückwirkung auf den Lungenkreislauf vorliegt, der relative Betrag einer Drucksteigerung zwischen den Verhältnissen und Ruhebedingungen und einem beliebigen Belastungsgrad ermittelt werden, der sich signifikant vom Normalverhalten unterscheidet. Stellt man den Lungenkreislauf durch eine geringfügige körperliche Belastung auf ein neues Regelniveau ein, so wird eine weitere höhere Belastungsstufe die Fähigkeit der Druckkompensation im Verhältnis zum Fördervolumen in charakteristischer Weise erkennen lassen. Der Steigerungsbetrag des Druckes wird

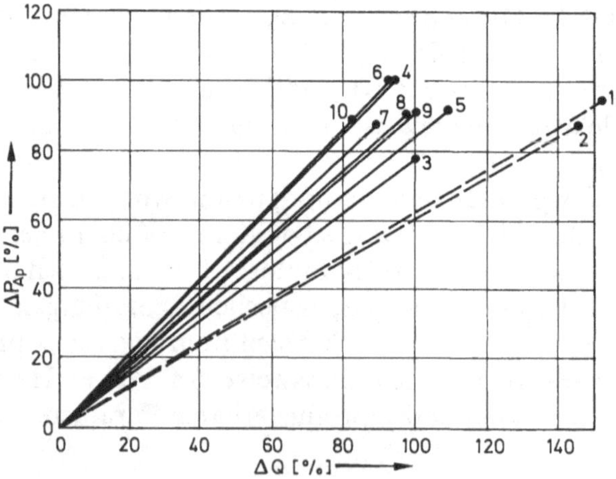

Abb. 1: Einstufige Belastung, 25 Watt, 5 Minuten Dauer (·). Relativänderung von PAP zu Q. Nr. 1 und 2 = Gesunde, Nr. 3 bis 10 COPD-Patienten (Blue-bloater-Typ)

physiologischerweise zwischen zwei Belastungsstufen kleiner. Im Verhältnis zu dem Drucksteigerungsbetrag zwischen Ruhe und einer ersten Belastungsstufe wird ein prozentualer Steigerungsbetrag zwischen zwei ansteigenden Belastungsstufen, die das Verhältnis 1 : 1 übersteigen, die Grenzen der Anpassung und Kompensation markieren (Abb. 1 und 2).
Gewöhnlich wird in der Diagnostik der pulmonalen Hämodynamik jedoch mit absoluten Zahlenwerten des Pulmonalarteriendruckes und des Lungengefäßwiderstandes quantifiziert und eine verbale Skalierung hinzugefügt (Abb. 3).

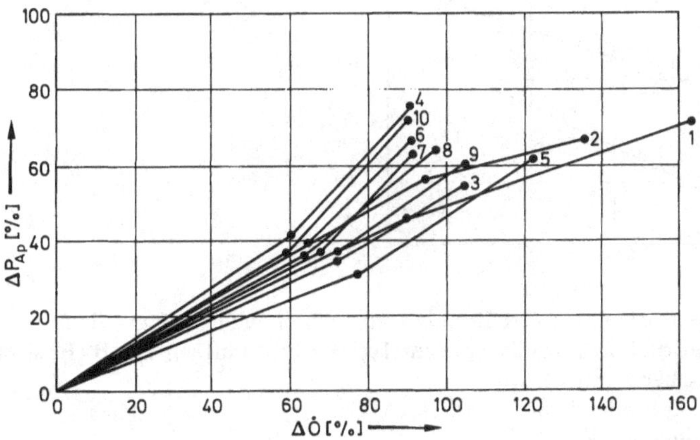

Abb. 2: Zweistufige Belastung 15 und 50 Watt, 5 Minuten Dauer (·). Relativänderungen von PAP zu Q. Nr. 1 und 2 = Gesunde, Nr. 3 bis 10 COPD-Patienten (Blue-bloater-Typ)

Skalierung der präkapillären pulmonalen Hypertonie

Schweregrad	PAP Ruhe [mmHg]	PAP Belastung [mmHg]	PVR [dyn · sec · cm^{-5}]
normal	<20	<30	<160
leicht	20–29	30–39	161–320
mittelschwer	30–39	40–49	321–640
schwer	≥40	≥50	≥641

Addendum:
Rechtsherzinsuffizienz: RAP > 9 mmHg

p. H. '90

Abb. 3: Skalierung und verbale Beurteilung der pulmonalen Hypertonie

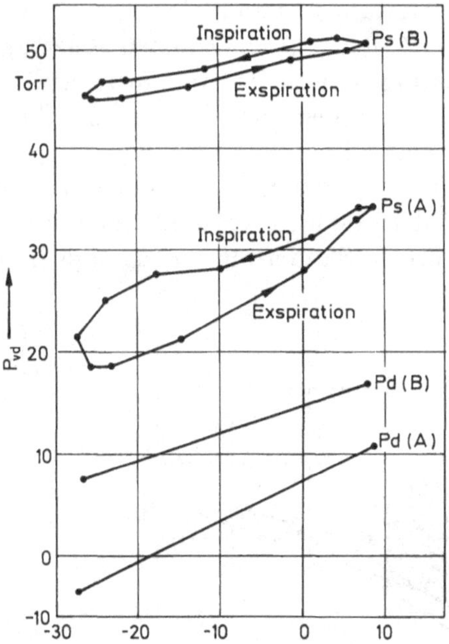

Abb. 4: Schematische Darstellung des Druckes im rechten Ventrikel in Abhängigkeit vom Intrathorakaldruck in Einzelbeispielen. Typ A (Pink puffer), Typ B (Blue bloater).
Ps = systolischer Ventrikeldruck
Pd = enddiastolischer Ventrikeldruck
Poe - Ösophagusdruck

Methodische Modifikationen und zusätzliche apparative Bestückung lassen weitere Parameter des rechten Herzens messend erfassen, so den endiastolischen Füllungsdruck (Vorhofdruck) und die Kontraktilität des rechten Herzens. Vor allem wegen der stark von den Formen des linken Herzens abweichenden Geometrie des rechten Herzens kommt diesen Parametern nicht die Aussagekraft zu wie den Erkrankungen des linken Herzens. Alle Drucke und druckbezogenen Parameter unterliegen darüber hinaus, insbesondere bei Patienten mit chronisch obstruktiven Lungenerkrankungen, wegen der erheblich gestörten Atemmechanik nur schwer kontrollierbaren und kaum korrigierbaren Einflüssen des intrathorakalen Druckverhaltens, das die Werte erheblich verfälschen kann (Abb. 4) [3, 4, 5, 8].

Wann erforderlich?

Unter Berücksichtigung ätiologischer Gesichtspunkte lassen sich vier, nicht immer scharf zu trennende Erscheinungsformen, abgrenzen, die sich auch bezüglich Prognose erheblich unterscheiden können: Das Cor pulmonale bei alveolärer Hypoventilation und arterieller Hypoxie (z. B. chronisch obstruktive Atemwegserkrankungen, Emphysem, Schlafapnoe), das Cor pulmonale parenchymale (z. B. Lungenfibrosen und Lungenresektionsfolgen), das Cor pulmonale vasculare (z. B. primäre pulmonale Hypertonie, Emboliekrankheit) und das Cor pulmonale bei chronischem Höhenaufenthalt. Die Indikation zur Rechtsherzkatheterisierung hat sich in jüngster Zeit relativiert (Abb. 5). Es kann prognostisch und therapeutisch wichtig sein, die Reversibilität der pulmonalen Hypertonie zu prüfen. Dazu wird unter Prüfstandbedingungen die Druckmessung nach Applikation von Sauerstoff oder der Effekt von Vasodilatantien untersucht. Das Ausmaß der pulmonalen Drucksenkung läßt sich jedoch im Akutversuch nicht sicher vorhersagen, sondern ist manchmal erst nach Monaten durch Verlaufsuntersuchungen zu bestimmen [9].

Indikationen für Rechtsherzkatheter

- Nachweis und Quantifizierung einer PH
- Reversibilität oder Fixierung einer PH
- Beurteilung einer Therapieeffizienz
- Beurteilung der Belastbarkeit
- Beurteilung der ventrikulären Funktion
- (Teil einer präoperativen Funktionsprüfung)

p. H. '90

Abb. 5: Indikationen für Rechtsherzkatheter

Selbst in schweren Fällen werden bei Lungenparenchymerkrankungen in der Pulmonalarterie kaum Mitteldrucke über 40 mmHg gemessen. Die zur Überwindung eines solchen Druckes erforderliche mechanische Arbeit kann in der Regel auch ein nicht adaptiv hypertrophierter rechter Ventrikel vollbringen. Erst über diesen empirisch bezeichneten Wert werden Adaptionen erforderlich, die sowohl quantitativ als auch zeitlich begrenzt sein werden, jedoch erstaunliche Ausmaße annehmen können (primäre pulmonale Hypertonie, Emboliekrankheit). Es kommt dann zur akuten Rechtsherzdekompensation [6].

Kritik der hämodynamischen Untersuchungen

Die zur Zeit noch gültige Definition des Cor pulmonale genügt nicht zur Beschreibung einer pulmonalen Herzkrankheit. In jedem Falle einer chronischen Lungenkrankheit, die mit Hypoxie einhergeht und das dürfte die überwiegende Mehrzahl sein, ist der Mechanismus der pulmokardialen Insuffizienz sehr viel komplexer (Abb. 6).
Veränderungen am Myokard und Störungen der myokardialen Funktion bei hypoxämischer Hypoxie sind vielfältig und nicht nur auf den rechten Ventrikel begrenzt (Abb. 7). Auf diesem Hintergrund relativiert sich die Notwendigkeit invasiver Untersuchungen der präkapillären pulmonalen Hämodynamik.

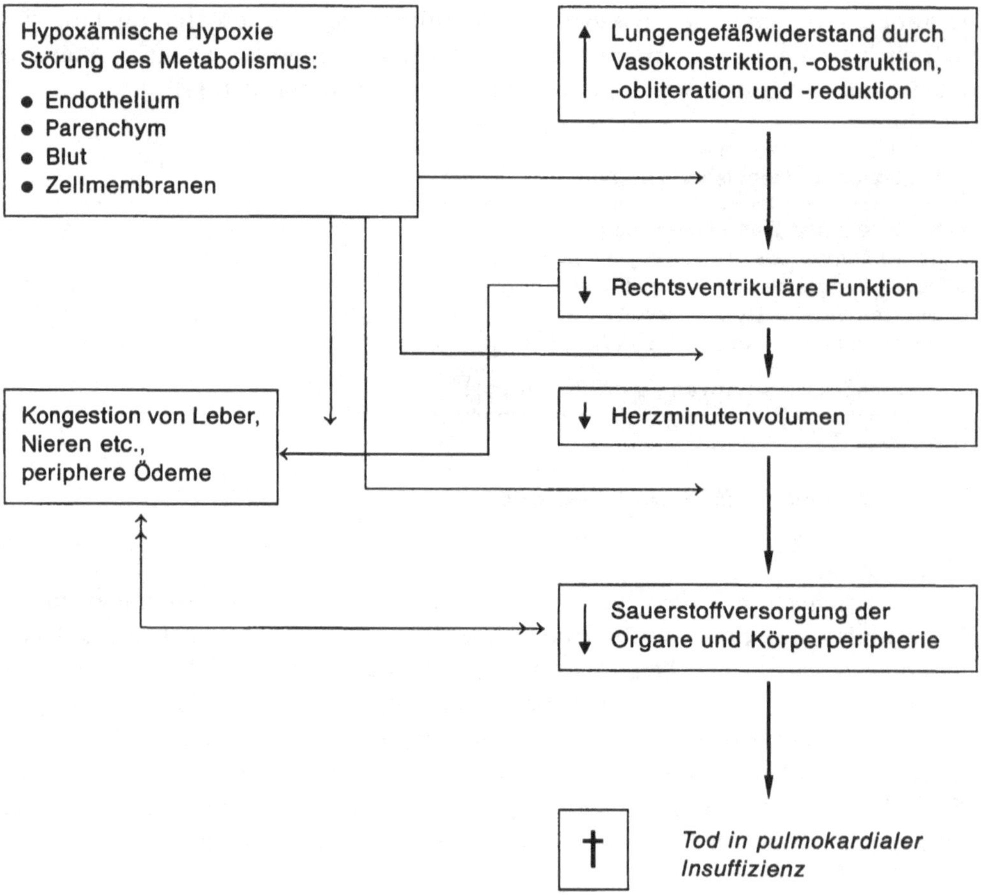

Abb. 6: Schema zum pathogenetischen Komplex der pulmonalen Herzkrankheit

Veränderungen am Myokard und Störungen der myokardialen Funktion bei hypoxämischer Hypoxie

Hypertrophie	Kontraktilität	Elektrische Instabilität
Druckbelastung	Druckentwicklung	Extrasystolie
Tachykardie	mechan. Systole	
Polyglobulie	Schlagvolumen	Kammerflimmern
Hypervolämie	Enddiastol. Druck	
Herzzeitvolumen		
Bronchopulmonale Shunts		
Kombination mit Hochdruckkrankheit oder IHK		

Abb. 7: Veränderungen am Myokard und Störungen der myokardialen Funktion bei hypoxämischer Hypoxie

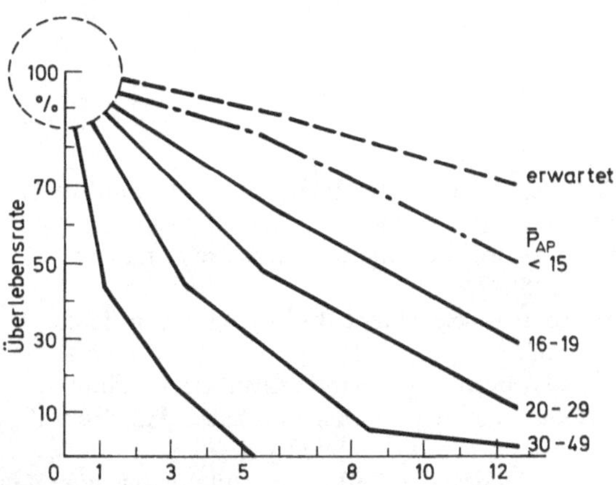

Abb. 8: Prognoseindex „Pulmonalarteriendruck“ nach A. Ourednick und Z. Susa [7]

1. Weil nicht die pulmonale Hypertonie ursächlich, sondern die Hypoxie mit ihren komplexen Auswirkungen der prognosebestimmende Faktor ist (Abb. 8).
   Es gibt keine befriedigende Korrelation zwischen dem Grad der pulmonalen Hypertonie und den verschiedenen spirometrischen und ganzkörperplethysmographischen Parametern, auch die arteriellen Blutgase in Ruhe und unter Belastung zeigen keine befriedigende Sensitivität, die eine zuverlässige Abschätzung des Schweregrades der pulmonalen Hypertonie zuläßt. Das ist in

den meisten Fällen bei sog. leichter bis mittelschwerer pulmonaler Hypertonie unerheblich. Die Therapiebedürftigkeit ist vom Grad der hypoxämischen Hypoxie abzuleiten.

2. Mit der Echokardiographie, insbesondere der Doppler-Echokardiographie, der Radionuklidventrikolographie und Myokard-Szintigraphie stehen nichtinvasive beliebig oft und auch bedside-durchführbare Untersuchungsverfahren zur Verfügung, die bei Störungen der pulmonalen Hämodynamik mit mittelschwerer bis schwerer pulmonaler Hypertonie, mit hinreichender Sensitivität und hoher Spezifität Form und Funktion des rechten Ventrikels beschreiben lassen.
Die hypoxämische Hypoxie bei chronischen Lungenerkrankungen und nicht allein die pulmonale Hypertonie reduzieren Qualität und Quantität des Lebens der Betroffenen, sie führt zur Verschlechterung der systolischen und diastolischen rechtsventrikulären Funktion mit progressiver Reduktion der Sauerstoffversorgung in Relation zu den Erfordernissen der einzelnen Körperorgane. Der Prozeß wird durch Hyperkapnie und Azidose modifiziert – Korrektur einer Aussage von D. A. Morrison [6].

Literatur

[1] American Thoracic Society: Cor pulmonale, A statement of the committee on therapy. Am. Rev. Respir. Dis. *99* (1969) 136–149.
[2] American Thoracic Society: Standards for the diagnosis and care of patients with COPD. Am. Rev. Respir. Dis. *136* (1987) 225–244.
[3] Brinker, J. A. et al.: Leftward septal displacement during right ventricular loading in man. Circulation *61* (1980) 626–633.
[4] Mahler, D. A. et al.: Right ventricular performance and central circulation during upright exercise in patients with chronic obstructive pulmonary disease. Am. Rev. Respir. Dis. *130* (1984) 772–779.
[5] Morrison, D. A., S. Goldman, R. Henry: The effect of pulmonary hypertension on systolic function of the right ventricle. Chest *84* (1983) 240–257.
[6] Morrison, D. A.: Pulmonary hypertension in chronic obstructive pulmonary disease: The right ventricular hypothesis. Chest *92* (1987) 387–389.
[7] Ourednik, A., Z. Susa: Prognostische Hinweise bei chronisch obstruktiver Lungenkrankheit und Cor pulmonale. In: K. P. Schüren, U. Hüttemann, R. Schröder (Hrsg.): Chronisch obstruktive Lungenerkrankungen und Cor pulmonale, S. 175–184. F. K. Schattauer, Stuttgart 1975.
[8] Shephard jr., J. W.: Gas exchange and hemodynamics during sleep. Med. Clinics of North America *69* (1985) 1243–1264.
[9] Staudinger H, V. Sill: Chronisches Cor pulmonale. Dt. Ärzteblatt *87* (1990) 97–102.

Elektromyographie der Atemmuskulatur: Durchführung – Bedeutung

U. Smidt

Ziel unserer diagnostischen Bemühungen ist die Klärung der Ursache von Beschwerden, aber auch die Quantifizierung einer Leistungsminderung. Bei der Dyspnoe ist dies besonders schwierig. Wenn das FEV_1 auf 50% des Sollwertes vermindert und dieser Befund reproduzierbar ist oder wenn die Resistance auf 8 cm H_2O/l/s erhöht ist, zweifeln wir nicht an der Behauptung einer Kurzatmigkeit. Bei geringeren Normabweichungen oder einer nur bei Belastung auftretenden Atemnot wird es schon schwieriger, zumal wenn der arterielle Sauerstoffdruck normal bleibt. Jeder von uns hat schon erlebt, daß ein Patient eine ergometrische Belastung mit sichtbarer und glaubhafter Dyspnoe abbricht, ohne daß unsere üblichen Meßwerte etwas Pathologisches zeigen. Warum diese Dyspnoe? Ich behaupte, wegen einer unverhältnismäßig großen Belastung der Atemmuskulatur. Das Wort „unverhältnismäßig groß" ist mit Bedacht gewählt. Vergrößert ist die Belastung der Atemmuskulatur auch beim Gesunden, wenn er körperliche Arbeit leistet und dazu seine Ventilation steigert. Er kennt aber diese Belastung als angemessen und empfindet deshalb keine „unverhältnismäßig große" Belastung, keine Dyspnoe. Würden wir beim Gesunden eine gleich große Ventilation bei Körperruhe durch CO_2-Rückatmung provozieren, so empfindet er durchaus Dyspnoe, weil die Ventilation seiner köperlichen Aktivität nicht angemessen ist.

Das andere – falsche – Extrem wäre, wenn wir Dyspnoe mit Ermüdung oder gar Erschöpfung gleichsetzen würden. Ermüdet ein Muskel oder ist man erschöpft, so muß man seine Aktivität abbrechen oder zumindest deutlich reduzieren. Nicht so bei der Dyspnoe, wie schon der Begriff „Ruhedyspnoe" zeigt, denn die kann über Stunden, Tage und Wochen anhalten, und man *kann* die Aktivität seiner Atemmuskeln gar nicht vermindern, weil die Ruheventilation lebensnotwendig ist. Allerdings kann die Ruhedyspnoe beim schweren Asthmaanfall ein solches Ausmaß erreichen, daß der Patient an einer Erschöpfung seiner Atemmuskulatur erstickt, wenn wir nicht mittels maschineller Beatmung Entlastung schaffen und Regeneration ermöglichen. Auch beim Herzinfarkt mit Schocksymptomatik kann die Durchblutung, d. h. O_2-Versorgung der Atemmuskulatur so reduziert sein, daß eine Beatmung lebensrettend ist.

Diese Vorüberlegungen mögen das Interesse an der Untersuchung der Atemmuskulatur rechtfertigen. Die Befunde, die ich präsentieren kann, sind leider schon einige Jahre alt. Ich hatte zusammen mit Herrn Siewert weitere Untersuchungen geplant, aber die „Abwicklung" des Forschungsteiles unseres Hauses hat solchen Plänen ein rohes Ende bereitet. Die Konkurrenz könnte sich freuen, aber auf diesem Gebiet gibt es gar keine. Statt mit neuen, zusätzlichen Befunden kann ich Sie nur mit Spekulationen und Gedankenspielen konfrontieren. Die Gruppe um Peter Macklem [3] hatte als erste versucht, eine „Ermüdung" der Atemmuskulatur zu objektivieren. Sie bedienten sich dazu der Beobachtung von Kaiser und Petersen [2], die beschrieben hatten, daß die hohen Frequenzanteile im Elektromyogramm eines quergestreiften Muskels bei immer weiter gesteigerter Belastung schließlich abnehmen, während die niedrigen Frequenzanteile noch an Amplitude zunehmen. Man bezog dies auf die schneller ermüdenden, schnell zuckenden (fast twitch) und die langsamer ermüdenden (slow twitch) Fasern (fibers). Bei Sportlern prüft man auch in Muskelbioptaten, ob der Betreffende mehr schnelle oder langsame Fasern besitzt, um ihm danach zu einer Sprinter- oder Langstreckenläufer-Karriere zu raten.
Wir [1] haben also genau wie Macklem aus dem Frequenzgemisch eines EMG die Bereiche 15 – 40 Hz und 150 – 350 Hz herausgefiltert, gleichgerichtet und dann gedämpft, um dann die Gleichstromamplituden beider Frequenzbereiche auf einem EKG-Schreiber registrieren zu können (Abb. 1). Das ist so einfach und informativ, daß ich bis heute nicht verstehe, warum das nie jemand nachgebaut hat. Zunächst haben wir am Gastrocnemius probiert, weil man von diesem dicken, oberflächennah gelegenen Muskel starke EMG-Signale bekommt. Unterwirft man ihn einer stufenförmig steigenden Belastung (mit oder ohne Pausen), so sieht man, daß die Amplituden beider Frequenzbereiche zunächst ansteigen. Schließlich erreicht man dann eine Belastungsstufe, wo die Amplitude des niedrigen Frequenzbereiches zwar weiter ansteigt, nicht aber die des hohen, die sogar abfallen kann. Behält man die Belastung bei, so beginnt der Proband 1 – 2 min später zu klagen, daß ihm die Arbeit zu schwer werde. Er hält zwar noch einige Minuten durch, aber mit sichtbarer Mühe,

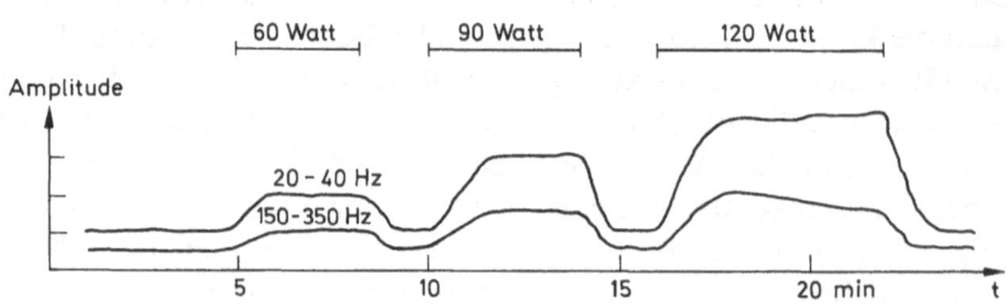

Abb. 1: Amplitudenverlauf der gleichgerichteten nieder- und hochfrequenten EMG-Frequenzanteile des M. gastrocnemius bei stufenweise ansteigender Belastung

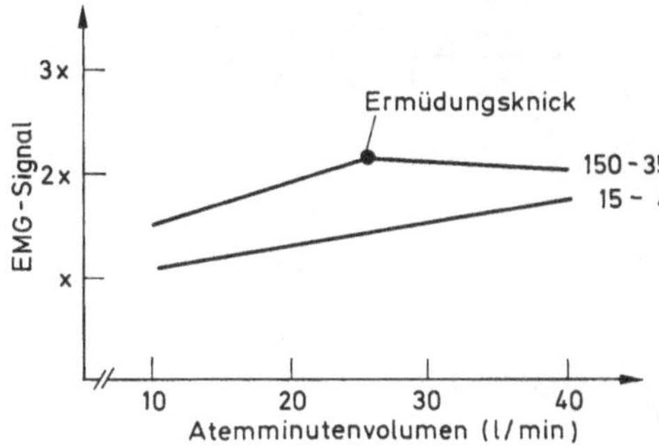

Abb. 2: Schematisierter Verlauf der nieder- und hochfrequenten Frequenzanteile des EMG der Mm. intercostales externi bei kontinuierlich zunehmender Belastung

und bricht dann ab oder reduziert zumindest die Aktivität des Muskels. Offensichtlich war hier die sogenannte Dauerleistungsgrenze überschritten.

An der Atemmuskulatur kann man nun genau dasselbe beobachten. Die steigende Belastung bedeutet dabei eine steigende Atemarbeit, sei es als Stenoseatmung, sei es als CO_2-Rückatmung, sei es als zunehmende Ergometerbelastung (Abb. 2). Technisch ist es hier nur etwas schwieriger, weil die Intercostalmuskeln nicht so eine konzentrierte Muskelmasse sind und EKG-Einflüsse stören können. Am besten hat sich eine bipolare Ableitung um 2. und 3. ICR rechts parasternal bewährt. Schwächer sind die Zwerchfellsignale, die man im 6. und 7. ICR lateral aufzufangen versucht. In jedem Fall ist es die *In*spirationsmuskulatur (Mm. intercostales externi), deren Aktivität man mißt. Für den Gesunden mag dies einleuchten, da die Exspiration ja weitgehend passiv verläuft. Aber auch beim Obstruktiven ist das nicht anders, wenngleich seine Dyspnoe sichtbar vorwiegend exspiratorisch ist. Wir möchten dies mit zwei Argumenten erklären: erstens verdeckt die elektrische Aktivität der oberflächlicher gelegenen Mm. intercostales externi die der interni, so daß wir über letztere gar nichts aussagen können. Zweitens kann ein Obstruktiver seine Inspirationsmuskeln nur so weit trainieren, wie es seine exspiratorische Limitierung erlaubt, so daß sie bei gleicher Ventilationsgröße ermüden (Das muß nicht gleiche Atemarbeit sein, falls die exspiratorische größer als die inspiratorische ist.).

Jedenfalls haben wir beobachtet, daß unsere Patienten immer 1 – 2 min nach Auftreten des „Ermüdungsknickes“ über Dyspnoe klagten. Trägt man bei einer Gruppe von verschiedenen Patienten die Ventilationsgröße an diesem Ermüdungsknick (V_x) gegen ihren Atemgrenzwert (AGW) auf, so ergibt sich eine Beziehung, die fast aus einem Physiologie-Lehrbuch stammen könnte: eine (unabdingbare) Ruheventilation von 5 l/min plus 30% des AGW ergeben die Ventilation an der Ermüdungsgrenze (V_x) (Abb. 3). Dies entspricht recht gut der physiologischen Tatsache, daß die Dauerleistungsfähigkeit eines Muskels

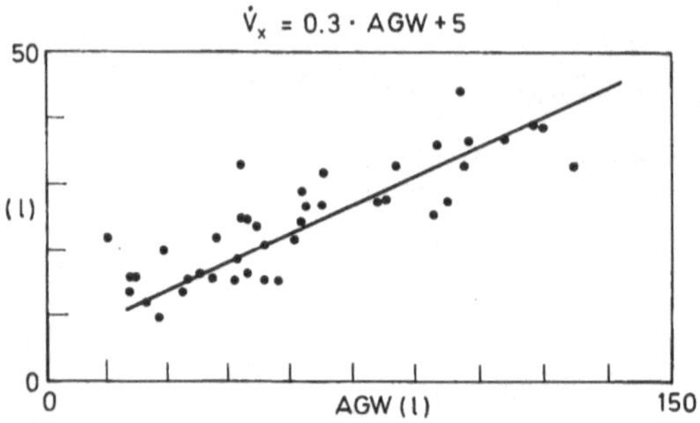

Abb. 3: Beziehung zwischen dem Atemminutenvolumen am „Ermüdungsknick" ($\dot{V}_x$) und dem Atemgrenzwert (AGW) bei 50 Patienten mit verschiedenen Lungenerkrankungen

oder einer Muskelgruppe bei 35–40% seiner maximalen Leistungsfähigkeit liegt (Aus diesem Grund ist es auch sinnvoll, den AGW aus FEV_1 oder einem höchstens 15 sec dauernden Manöver zu berechnen, denn länger läßt sich eine maximale Leistung nicht durchhalten.). Wir sehen uns also in der Lage, mit dieser Methode zu objektivieren, bei welcher Belastungsgröße eine Dyspnoe beginnt. Eine Ruhedyspnoe können wir nicht objektivieren, weil der Versuch unterhalb der Dyspnoeschwelle beginnen muß. Ob eine psychogene Dyspnoe sich so objektivieren läßt, wissen wir auch noch nicht. Daß wir eine kardiale Dyspnoe so objektivieren können, möchte ich vermuten, da sie wahrscheinlich auf einer ungenügenden Durchblutung und dadurch bedingten Ermüdung der Atemmuskulatur beruht. Dies war/ist ein Punkt der geplanten Untersuchungen.
Eine andere Frage ist die Optimierung der EMG-Auswertung. In 10–20% der Fälle ist das frequenzgefilterte EMG-Signal zu schwach, um den Punkt eines Amplitudenabfalls (oder des geringer werdenden Anstiegs) eindeutig zu identifizieren. Wir wollen deshalb auch andere Frequenzbereiche analysieren und außerdem prüfen, ob die Abnahme des gewichteten Frequenz-Mittel- oder -Medianwertes ein empfindlicherer Parameter ist.
Weitere Überlegungen sind auch noch nötig, um die Begriffe Dyspnoe und Ermüdung sauber voneinander abzugrenzen. Wäre Dyspnoe gleich Ermüdung, könnte es keine Ruhedyspnoe geben. Worin liegt der Unterschied? Welche Rolle spielt die Gewöhnung, nicht nur im Sinne des Trainings? Jedenfalls möchte ich Peter Macklem zustimmen, der einmal sagte: „Einen Pneumologen, der sich nicht für die Atemmuskulatur interessiert, sollte man ebensowenig ernstnehmen wie einen Kardiologen, der sich nicht für den Herzmuskel interessiert." Sorgen wir zumindest dafür, daß die Kardiologen uns als Fachvertreter genauso ernstnehmen wie wir sie.

Literatur

[1] Böll, W., U. Smidt, H. J. Schilling: Messung der Zwerchfellaktivität aus dem Brustwand-EMG mittels Bandpaßfilter zur Objektivierung der Dyspnoe durch erhöhte Atemarbeit. Biomed. Techn. (Berlin) *22* (1977) 353–354.

[2] Kaiser, E., I. Petersen: Frequency analysis of muscle action potentials during tetanic contraction. Electromyography *3* (1963) 5–17.

[3] Macklem, P. T.: Respiratory muscle fatigue. 9. Atemphysiol. Arb. Gespräch, Hannover, 21. 1. 1977.

Mukoziliare Clearance

P. Dorow, Th. Weiss

Einleitung

Täglich gelangen pathogene Substanzen in die Atemwege und werden dort abgelagert. Mit der Entwicklung der Zivilisation kam es zu zunehmenden unphysiologischen Belastungen des Bronchialsystems. Das Inhalationsrauchen führt zur stärksten Schadstoffbelastung des Atemwegssystems. Zum Schutze des Organismus ist die Lunge mit verschiedenen unspezifischen Abwehrmechanismen ausgestattet. Inhalierte Partikel werden z. T. aus dem gesamten Tracheobronchialbaum durch mukoziliare Reinigung entfernt. Schlagende Bewegungen der Zilien des Flimmerepithels haben zur Folge, daß eine dünne Schleimschicht in Richtung Kehlkopf befördert wird. Partikel, die sich auf der Schleimschicht befinden, werden adoralwärts befördert. Die Anzahl der Zilien auf der Oberfläche der einzelnen Flimmerzellen wird auf 200 geschätzt. Methochondrien, die unmittelbar unter den Basalkörperchen der Zilien liegen, dürften die Hauptenergielieferanten für die Zilienaktivität sein. Die Zilien sind in ihrer Funktion koordiniert. Es besteht eine wiederkehrende wellenförmige effektive Oberflächenbewegung in proximaler Richtung. Ein schneller Vorwärtsschlag wird von einer langsamen Rückwärtsbewegung abgelöst. Charakteristisch ist das zweiphasige Schlagmuster. Die Clearanceeffektivität der beiden mukoziliaren Komponenten – Mucus und Zilien – ist im hohen Maß von der rheologischen Beschaffenheit des Mucus abhängig.
Die erworbenen Störungen des mukoziliaren Klärsystems überwiegen die angeborenen Ursachen einer eingeschränkten mukoziliaren Clearance bei weitem. Die Aktivität der Zilien wird durch Zigarettenrauch erheblich herabgesetzt. Hyperoxie sowie Austrocknung des Tracheobronchialsystems haben ebenfalls eine Störung der Zilienmotilität zur Folge. Chemische Noxen, wie SO_2 und O^3, dürften ebenfalls zu einer Störung des mukoziliaren Klärmechanismus führen. Infektiöse Noxen oder allergische Erkrankungen, die eine vermehrte Produktion von viskösem Sekret hervorrufen, können ebenfalls zu einer Mukoziliarinsuffizienz führen. Zu den angeborenen Störungen des mukoziliaren Klärsystems sind das Kartagenersyndrom und die Mukoviszidose zu zählen.
Obwohl die Bedeutung der Mukoziliarfunktion seit langer Zeit bekannt ist, existiert bis heute kein allgemein anerkanntes und methodisch restlos befriedigendes Meßverfahren. Die verschiedenen Versuchsanordnungen zur Clearance-

analyse differenzieren methodisch erheblich, so daß die Vergleichbarkeit erzielter Resultate stark eingeschränkt ist. Grundsätzliche verfahrenstechnische Unterschiede ergeben sich bezüglich

– der Invasivität bzw. Nichtinvasivität
– hoher oder geringer bis hin zu nicht vorhandener Strahlenbelastung
– des Meßortes im trachealen, zentralbronchialen oder peripheren Atemwegsabschnitt.

Entsprechend der eingesetzten Methoden wird der Funktionszustand des mukoziliaren Systems durch zwei unterschiedlich dimensionierte Meßgrößen beschrieben:

1. mukoziliare Klärrate (Clearance)
2. mukoziliare Transportrate (Klärgeschwindigkeit)

Die mukoziliare Klärrate bezieht sich auf die zeitbezogene Verschwinderate bronchoskopisch applizierter röntgendichter Stäube bzw. Lösungen oder inhalierter Radioaerosole aus dem Tracheobronchialsystem. Dem gegenüber erfolgt die Bestimmung der mukoziliaren Transportrate in Form einer visuellen Kontrolle von bronchoskopisch auf die tracheale Schleimhaut gebrachter Testplättchen oder eines radioaktiven Partikelbolus.
Die Meßergebnisse bei der Bestimmung der mukoziliaren Klärrate werden als prozentualer Anteil der zu Beginn der Untersuchung registrierten Ausgangsmenge der Testsubstanz (die = 100% gesetzt wird) angegeben. Die mukoziliare Transportrate wird als Wegstrecke pro Zeiteinheit (mm/Min.) angegeben. Die Erfassung der Bewegungsgeschwindigkeit der Teststoffe kann bronchokinematographisch, röntgenologisch sowie mit Hilfe einer Gammakamera erfaßt werden.

1. Mukoziliare Clearancemessung mittels röntgendichter Stäube bzw. Lösungen
   Die Klärratenbestimmung bronchographischer Kontrastmittel stellt den frühesten methodischen Ansatz zur Abschätzung der Mukoziliarfunktion dar [4, 10]. Die relative Unverträglichkeit metallischer Suspensionen bzw. des Tantal-Puders stand einer weiteren Verbreitung des Verfahrens im Wege [4, 9]. Die heute verfügbaren Bronchographika brachten auch keine relevanten Vorteile.
2. Mukoziliare Clearancemessung mittels Radioaerosolen
   Bereits 1948 beobachteten Wilson und La Mer erstmals das pulmonale Verteilungsmuster inhalierter radioaktiv markierter Aerosolpartikel [22]. Die erste systematische Prüfung der mukoziliaren Elimination eines Radio-

aerosols unternahmen Albert und Arnett im Jahre 1955 [1]. Über der Trachealbifurkation wurde mittels eines feststehenden Szintilationsdetektors die adorale Klärrate eines mittels Thorium markierten Aluminiumsilikatstaubes bestimmt.
Die selbe Arbeitsgruppe setzte fakultativ auch ein radioaktives metallisches Staubgemisch ein, dem zumindestens anteilig Eisenoxid-Teilchen angehörten [2, 3]. In der Folgezeit fanden meistens reine Eisenoxid-Aerosole Verwendung. Sie wurden mit ^{51}Cr oder ^{198}Au markiert und mit einem Spinning-Disc-Generator erzeugt. Die externe Bewegungskontrolle der inhalierten Nuklide erfolgte mittels zweier auf den Thorax eingestellter Szintilationsdetektoren [3]. Im Verlauf der weiteren Entwicklung der isotopen Methode fanden verschiedene andere Testaerosole Anwendung:
^{131}I-markierte Kohlepartikel [21], ^{131}I-markierte Human-Serum-Albumin-Aggregate [20], ^{198}Au-Kolloide, ^{131}I-Bengalrosa-Stärkepartikel, ^{51}Ca-Polystyrenpartikel [5, 11], ^{99}Tc-markierte Erythrozyten [12], sowie Serum-Albumin-Aggregate bzw. Schwefelkolloid-Partikel, die mit ^{125}I, ^{131}I oder ^{99m}Tc markiert sind [7, 12, 18].
Meßgeometrische Unterschiede der Detektorenanordnungen, starke Größendifferenzen der inhalierten Testpartikel sowie deren unterschiedliche chemische Beschaffenheit erklären die oft uneinheitlichen Meßresultate der einzelnen Arbeitsgruppen. Die vor Einführung der Gammakamera-Technologie durchgeführten Clearanceuntersuchungen mußten zwangsläufig den Faktor der initialen pulmonalen Aerosoldeposition unterbewerten. Die mehr oder weniger „blind“ über der Lunge positionierten Szintilationsdetektoren lieferten lediglich eine räumlich begrenzte Information der Ortsintensitäten ohne visuelles Äquivalent. Dem gegenüber vermittelt das größere Gesichtsfeld einer Gammakamera einen optischen Eindruck der globalen pulmonalen Aerosolverteilung, wobei sich Güte und Homogenität der Nuklidverteilung abschätzen und besonders interessierende Teilbereiche zur regionalen Clearancemessung heranziehen lassen. Erst mit Hilfe der Gammakamera-Technik ließen sich die in den verschiedenen Lungenteilbereichen differierenden Clearancemuster näher analysieren, zugleich wurde die große Abhängigkeit der Quantifizierung mukoziliarer Klärraten vom Ort der pulmonalen Aerosoldeposition verläßlich beschrieben [11].

3. Mukoziliare Clearancemessung mittels endoskopischer Techniken
Im Jahre 1973 veröffentlichten Sackner et al. ein Verfahren zur mukoziliaren Transportratenbestimmung, bei dem die Wanderungsgeschwindigkeit von auf die tracheale Schleimhaut gebrachten Teflonpartikel gemessen wird [17]. Sowohl das Einbringen der Testplättchen als auch die Kontrolle der trachealen Transportvorgänge erfolgt mit Hilfe eines Bronchofiberskopes. Die adorale Wanderung der 0,68 × 0,127 mm großen Teflonplättchen wird cinematographisch dokumentiert.

Das zunächst an Hunden erprobte Verfahren eignet sich auch zur Clearancemessung am Menschen und diente in der Folgezeit zur Prüfung verschiedener klinischer Fragestellungen [15, 16, 19].
1977 modifizierten Friedmann et al. die bronchofiberskopische Methode dahingehend, daß die Wanderungsgeschwindigkeit der röntgendichten Testplättchen extern mittels einer Bildwandleranlage kontrolliert wird [8]. Über einen Zeitraum von bis zu 45 Minuten werden bis zu 3 Minuten lange Durchleuchtungssequenzen angefertigt und auf Videoband gespeichert. Das Bronchoskop wird nur noch zur Applikation der Teflon-Wismut-Partikel benötigt, wobei es lediglich bis in das Höhenniveau der Stimmbandebene vorgeschoben wird. Die Einbringung der Testplättchen in den subglottischen Bereich erfolgt unter Druckluft durch den Instrumentierkanal des Bronchoskopes. Der Vorteil des modifizierten endoskopischen Verfahrens liegt in seiner geringeren Invasivität, die allerdings durch eine erhebliche Strahlenbelastung der Halsweichteile unter Einschluß der Schilddrüse erkauft wird. Dieser Nachteil wird von Nakhosteen et al. durch eine weitere Modifikation des Friedmannschen Untersuchungsaufbaus abgeschwächt, die anstelle der nahezu kontinuierlichen Durchleuchtung das intermittierende Anfertigen von Tracheazielaufnahmen setzt [14]. Eine Kombination von endoskopischer und nuklearmedizinischer Technik wurde von Chopra et al. 1977 vorgestellt [6]. Über ein flexibles Bronchoskop wird eine Suspension ^{99m}Tc- bzw. ^{113m}In-markierter Albuminmikropartikel in der distalen Trachea deponiert. Die Wanderungsgeschwindigkeit des radioaktiven Bolus wird extern über ein Gammakamera-Prozeßrechnersystem registriert.

Zusammenfassung

Wegen ihrer relativ schlechten Verträglichkeit und der eher geringen Möglichkeit zu exakten Quantifizierung der Meßergebnisse hat die Kärratenbestimmung röntgendichter Medien an Bedeutung verloren. Es dominieren heute Verfahren, die sich der bronchofiberskopischen Technik oder der Radioaerosolmethode bedienen. Beide Methoden stellen Kompromißlösungen dar, denn beide versuchen auf indirektem Wege über die Transportrate bzw. die Klärrate von Testsubstanzen auf den Funktionszustand des Tracheobronchialreinigungssystems zu schließen. Die Vorteile des Radioaerosolverfahrens sind die Nichtinvasivität. Allein das Radioaerosolverfahren ist z. Z. geeignet, globale pulmonale Clearancemessungen durchzuführen und die Mukoziliarfunktion des peripheren Bronchialsystems zu prüfen. Obwohl seit über 50 Jahren versucht wird, die Mukoziliarfunktion zu quantifizieren, existiert bis heute kein allgemein anerkanntes und methodisch restlos befriedigendes Meßverfahren, das eine breite Anwendung in der klinischen Praxis gefunden hätte.

Literatur

[1] Albert, R. E., L. C. Arnett: Clearance of radioactive dust from the human lung. Arch. Industr. Health (Chicago) *12* (1955) 99–104.
[2] Albert, R. E., M. Lippmann, H. T. Peterson et al.: Bronchial deposition and clearance of aerosols. Arch. Intern. Med. *131* (1973) 115–127.
[3] Albert, R. E., M. Lippmann, J. Spiegelman et al.: The deposition and clearance of radioactive particles in the human lung. Arch. Environ Health *14* (1967) 10–15.
[4] Barclay, A. E., K. J. Franklin, R. G. Macbeth: Roentgenographic studies of the excretion of dusts. Am. J. Roentgenol. *39* (1938) 673–677.
[5] Booker, D. V., A. C. Chamberlain, J. Rundo et al.: The elimination of five micron particles from the human lung. Nature *215* (1967) 30–34.
[6] Chopra, S. K., G. V. Taplin, D. H. Simmons et al.: Measurement of mucociliary transport velocity in the intact mucosa. Chest *71* (1977) 155–159.
[7] Felix, R., J. P. Hedde, H. J. Zwicker et al.: Mukoziliäre Klärfunktion unter β-adrenerger Stimulation mit Fenoterol. Prax. Pneumol. *32* (1978) 777–782.
[8] Friedmann, M., F. D. Stott, D. O. Poole et al.: A new roentgenographic method for estimating mucous velocity in airways. Am. Rev. Respir. Dis. *115* (1977) 67–72.
[9] Gamsu, G., R. M. Weintraub, J. A. Nadel: Clearance of tantalum from airways of different caliber in man evaluated by a roentgenographic method. Am. Rev. Respir. Dis. *107* (1973) 214–219.
[10] Jackson, C.: The bronchial tree: Its study by insufflation of opaque substances in the living. Am. J. Roentgenol. *5* (1918) 454–458.
[11] Lourenco, R. V., M. F. Klimek, C. J. Borowski: Deposition and clearance of 2 micron particles in the tracheobronchial tree of normal subjects – smokers and nonsmokers. J. Clin. Investig. *50* (1971) 1411–1420.
[12] Matthys, H., D. Köhler: Funktionsdiagnostik mit radioaktiven Aerosolen und Partikeln. Atemwegs-Lungenkrankh. *6* (1980) 313–319.
[13] Müller, M., N. Konietzko, W. E. Adam et al.: Die mucociliare Clearance der Lunge: untersucht mit radioaktiv markiertem Schwefelkolloid. Klin. Wschr. *53* (1975) 815–822.
[14] Nakhosteen, J. A., Lindemann, J. Vieira: Mukoziliäre Klärfunktion. Dtsch. Med. Wschr. *107* (1982) 1713–1716.
[15] Sackner, M. A.: Effect of respiratory drugs on mucociliary clearance. Chest *73* (1978) 958–966. Suppl.
[16] Sackner, M. A., J. Landa, A. Hirsch: Pulmonary effects of oxygen breathing. A six hour study in normal man. Ann. Intern. Med. *82* (1975) 40–43.
[17] Sackner, M. A., M. J. Rosen, A. Wanner: Estimation of tracheal mucus velocity by bronchofiberscopy. J. Appl. Physiol. *4* (1973) 495–499.
[18] Sanchis, J., M. Dolovich, R. Chalmers et al.: Quantitation of regional aerosol clearance in the normal human lung. J. Appl. Physiol. *33* (1972) 757–762.
[19] Santa Cruz, R., J. Landa, J. Hirsch et al.: Tracheal mucus velocity in normal man and patients with obstructive lung disease; effects of terbutaline. Am. Rev. Respir. Dis. *109* (1974) 458–463.
[20] Taplin, G. V., N. D. Poe, A. Greenberg: Lung scanning following radioaerosol inhalation. J. Nucl. Med. *7* (1966) 77–80.
[21] Toigo, A., J. J. Imarisio, H. Murmall et al.: Clearance of large carbon particles from the human tracheobronchial tree. Am. Rev. Respir. Dis. *87* (1963) 487–491.
[22] Wilson, J. B., V. K. La Mer: The retention of aerosol particles in the human respiratory tract as a function of particle radius. J. Ind. Hyg. Toxicol. *30* (1948) 265–269.

Bronchoskopie flexibel versus rigide: die starre Bronchoskopie

H. Neusetzer

Die Ära der Bronchoskopien begann mit dem Heidelberger Arzt, Gustav Killian, der erstmalig 1896 einen lebenden Menschen mit einem starren Rohr unter den Bedingungen der Lokalanästhesie mit Kokain intubierte. Heute wird die starre Bronchoskopie in der Regel unter den Bedingungen der Vollnarkose und der sogenannten Injektorbeatmung vorgenommen.

Routinemäßig stehen starre Bronchoskope mit einem Innendurchmesser von 6–10 mm zur Verfügung. Durch diese Bronchoskope können verschiedene Instrumentarien z. T. gleichzeitig in das Bronchialsystem eingebracht werden. In Betracht kommen verschiedene starre und flexible Optiken, verschiedene Zangen und Absaugkatheter sowie lange starre Nadeln zur wanddurchstoßenden Punktion von peritracheal bzw. peribronchial gelegenen Lymphknoten bzw. Tumoren.

Zur Durchführung der Narkose werden ausreichende Untersuchungsergebnisse im Bereich des Blutbildes, der Elektrolyte, der Leber- und Nierenwerte, des Gerinnungsstatus sowie im Bereich des Elektrokardiogramms und der Blutgasanalyse verlangt.

Als Prämedikation wird entweder Dicodid 10 mg i. m. oder Dormicum 0,5–1,0 mg i. m. gegeben. Vor Einleitung der Narkose erhält der Patient 2 Hub Sultanol-Dosier-Aerosol und bei anamnestisch bekannter bronchialer Obstruktion wird zusätzlich 80 mg Urbason i. v. gegeben. Zur Minderung der Sekretion und der vagovasalen Reflexe geben wir 0,5 mg Atropin i. v. Die Muskelendplattendepolarisierung zur Vermeidung eines „Muskelkaters" wird mit Norcuran 1,0 mg i. v. durchgeführt. Die Analgesie wird mit Repifen 1,0 mg i. v. erreicht, der Schlafzustand mit Brevimytal 1,5 mg/KG i. v. und die Muskelrelaxierung mit Pantolax 1,0–1,5 mg/KG i. v.

Während der Untersuchung werden das EKG und der Blutdruck kontrolliert sowie eine Pulsoxymetrie durchgeführt.

Vor der Intubation mit dem Bronchoskop wird bei dem Patienten über Maske und Guedel-Tubus durch 10–20malige Beutelbeatmung mit reinem Sauerstoff eine Oxygenierung vorgenommen, so daß es durch diese Vorsichtsmaßnahme während des in Apnoe stattfindenden Intubationsaktes nicht zu einem defizitären Abfall des Sauerstoffpartialdruckes kommen kann. Beim Intubations-

vorgang selbst ist unbedingt darauf zu achten, daß mit der kontralateralen Hand ein sogenannter Zahnschutz ausgeübt wird. Ist das Bronchoskop in der Trachea plaziert, wird die Beatmungsautomatik eingeschaltet. Wir verwenden hierzu das Gerät Riwomat 2025 der Firma Wolf. Das Gerät ist so eingestellt, daß es ca. 30 × pro Minute jeweils 2 Liter reinen Sauerstoff in das offene Bronchoskop injiziert. Die dabei gemessenen endotrachealen Drucke betragen zwischen 10 und 25 cm Wassersäule und sind somit gut tolerabel.
Welche Vorzüge ergeben sich durch dieses Verfahren der Bronchoskopie?

1. Schaffung eines permanenten Zugangs zum Tracheobronchialsystem für verschiedene Instrumentarien.
2. Gute Übersicht und Arbeitsbedingungen durch die weite Lichtung des Instrumentes.
3. Weitestgehende Ruhigstellung des Untersuchungsorgans durch Injektorbeatmung bei relaxierter Muskulatur.
4. Sofortige Möglichkeit der Beatmung bei kardiorespiratorischen Zwischenfällen.
5. Sofortige Möglichkeit der mechanischen Blutstillung.

Für diese Variante der Bronchoskopie ergibt sich allerdings die Notwendigkeit, einen größeren personellen und apparativen Aufwand zu betreiben. Benötigt werden:

1 Anästhesist
1 Anästhesieschwester
1 Instrumentenschwester
1 Springer
1 Narkosegerät und
1 Beatmungsautomatik (Injektomat)

Da wir auch thoraxchirurgisch tätig sind, verfügen wir vor Ort über ein Anästhesieteam, welches in der Durchführung von Bronchoskopienarkosen sehr erfahren ist.
In dem Zeitraum vom 01. 01. 1990 bis zum 31. 12. 1990 haben wir 1480 starre Bronchoskopien in Narkose neben 98 flexiblen Bronchoskopien in Lokalanästhesie durchgeführt. (Von den 98 flexiblen Bronchoskopien in Lokalanästhesie wurden 88 Bronchoskopien im UKRV-W in der Radiologischen Abteilung von Prof. Dr. Felix im Rahmen der Afterloading-Therapie von Bronchialtumoren vorgenommen.)
Die große Anzahl von in Narkose durchgeführten starren Bronchoskopien zeigt, daß diese Bronchoskopievariante durchaus als Routineverfahren eingesetzt werden kann. Komplikationen gab es lediglich in Einzelfällen im Sinne des postbronchoskopischen Laryngospasmus, der jedoch in allen Fällen me-

dikamentös durchbrochen werden konnte. Als narkoseunfähig wurden lediglich zwei Patienten eingestuft, die eine erheblich reduzierte Cholinesterase aufwiesen. 8 Patienten hatten vor der Narkose Angst und haben sich für die Variante der örtlichen Betäubung entschieden.
Wenn ich bisher über die Vorzüge der starren Bronchoskopie in Narkose berichtet habe, möchte ich abschließend die Indikationen in der Bronchologie aufzeigen, die eine Bronchoskopie mit dem starren Bronchoskop als zwingend erscheinen lassen.

1. Bei bestehenden Blutungen
   Hier ist es dringlich geboten, die Blutungsquelle zu lokalisieren, z. B. ob diese in dem Bereich der Trachea, dem li. oder dem re. Bronchialsystem liegt. Zur Gewinnung dieser Übersicht muß das Blut suffizient abgesaugt werden können, am besten durch Verwendung von 2 Saugkathetern.
   Bei Lage der Blutungsquelle in den zentralen Atemwegen bietet es sich an, durch entsprechende Plazierung des starren Bronchoskops mit der Außenwand desselben Druck auf die Blutungsquelle auszuüben. Befindet sich die Blutungsstelle in den tieferen Bereichen des re. oder li. Bronchialsystems, ist durch Intubation der gesunden Seite eine Blockade der blutenden Seite anzustreben. Wegen nicht komopletter Abdichtung des starren Bronchoskops gegenüber den großen Atemwegen ist in dieser Phase überlaufendes Blut weiterhin abzusaugen. Kommt es unter diesen Bedingungen nicht zum Sistieren der Sanguinatio, ist die Tamponierung der blutenden Seite vorzunehmen.
2. Bei zu erwartenden Blutungen
   Bei Entnahme von Gewebeproben aus stark vaskularisierten Tumoren wie Adenomen oder bei mechanischer Abtragung von Tracheal- und Bronchialtumoren muß mit Blutungen gerechnet werden, so daß die Möglichkeit für einen schnellen und wechselnden Einsatz von Laser, Zange, Adrenalintupfer und Absaugkatheter gegeben sein muß.
3. Bei transmuraler Nadelpunktion von zentralen Atemwegen
   Hier muß der Untersucher eine über die Länge des starren Bronchoskops hinausgehende lange starre Nadel benutzen, so daß die unmittelbare Kraftübertragung von der Hand des Untersuchers auf die Nadelspitze möglich ist. Beim Vorschieben der Nadel wird mit einer 20 ml-Spritze das Punktat aspiriert.
4. Bei Entfernung größerer Fremdkörper
   Hier wird das starre Bronchoskop als sicherer mehrfach benutzbarer Zugang verwendet, z. B. bei der Zerkleinerung von Fremdkörpern. Darüber hinaus kann es als Hebel benutzt werden, um Fremdkörper von der Wand abzulösen, bzw. ihnen den Exstirpationsweg durch die Atemwege und den Kehlkopf zu bahnen.

5. Bei Bougierung von Stenosen
   Die Bougierung kann durch das Bronchoskop selbst erfolgen oder durch einzuführende starre Instrumentarien.
6. Bei Einlage von Endoprothesen, sogenannten Stents
   Die aus elastischem Kunststoff bestehenden Stents werden der Länge nach eingefaltet und in diesem Zustand in den Spitzenbereich des starren Bronchoskops eingebracht. Danach wird mit dem Bronchoskop intubiert und die Bronchoskopspitze in den Stenosebereich vorgeschoben. Während das Bronchoskop anschließend zurückgezogen wird, wird die Endoprothese mit einer langen Zange in ihrer Position festgehalten, so daß sie aus der Bronchoskopspitze hervortritt und sich endoluminal entfaltet.
   Beim Einbringen von entfaltbaren Drahtstents ist die Verwendung des starren Bronchoskops hilfreich, aber nicht obligatorisch.

Weitere Indikationen zur starren Bronchoskopie in Narkose ergeben sich bei ausgeprägter Hyperreflexie im Larynxbereich, bei Bronchoskopie von Kindern bis zu 10 Jahren und bei vorhandenem Patientenwunsch.

Weiterführende Literatur

Atay, Z., H.-J. Brandt: Die Bedeutung der Zytodiagnostik der peribronchialen Feinnadelpunktion von mediastinalen oder hilären Tumoren. Dtsch. Med. Wochenschr. *102* (1977) 345.

Beck, A., N. Nanko, J. Schildge et al.: Stentimplantation als Palliativmaßnahme beim inoperablen Bronchialtumor. Erste Erfahrungen über eine endoskopisch implantierte Stentapplikation. Radiologie *29* (1988) 399–405.

Berci, G.: Flexible fiber and rigid (pediatric) instrumentation and documentation. Quo vadis? Chest (Supp.) *73* (1978) 768.

Black, R. E., K. J. Choi, W. C. Syme et al.: Bronchoscopic removal of aspirated foreign bodies in children. Am. J. Surg. *148* (1984) 778–781.

Brandt, H.-J.: Peribronchiale Nadelsaugbiopsie. In: H. Grunze (Hrsg.): Klinische Zytologie der Thoraxkrankheiten, S. 57. Enke, Stuttgart 1955.

Brynitz, S., E. Struve-Christensen: Transcarinal mediastinal needle biopsy as a supplement to bronchoscopic evaluation of neoplastic lung diseases. Endoscopy *17* (1985) 18–20.

Brynitz, S., E. Struve-Christensen, S. Borgeskov et al.: Transcarinal mediastinal needle biopsy compared with mediastinoscopy. J. Thorac. Cardiovasc. Surg. *90* (1985) 21–24.

Casson, A. G., J. R. Guy: Foreign-body aspiration in adults. Can. J. Surg. *30* (1987) 193–194.

Eden, E. Th.: Rigid or flexible bronchoscopy? In: J. A. Nakhosteen, W. Maassen (eds.): Bronchology, 217. Nijhoff, Den Haag 1981.

Frey, D. J. M., E. Gebert, M. Deilmann et al.: Endobronchiale Eingriffe und Bronchoskopie bei Risikopatienten unter verbesserter Beatmungstechnik mit „Injekt-Beatmung“. Prax. Pneumol. *33* (1979) 979.

Hürter, Th., K. Bohndorf, M. Kropff et al.: Bronchiale Endoprothesen (Stents) beim inoperablen Bronchialkarzinom. Pneumologie *45* (1991) 19–22.

Loddenkemper, R., H. Grosser, H. J. Brandt: Thirty year experience with perbronchial fine needle aspiration. In: J. A. Nakhosteen, W. Maassen (eds.): Bronchology, 219. Nijhoff, Den Haag 1981.

Lukomsky, G. I., A. A. Ouchinnikov, A. Bilal: Complications of bronchoscopy: comparison of rigid bronchoscopy under general anesthesia and flexible fiberoptic bronchoscopy under topical anesthesia. Chest *79* (1981) 316.

Maassen, W.: Indikationen, Techniken und Erfordernisse zur Bronchoskopie. In: R. Ferlinz, R. Frey, H. U. Gerbenshagen et al. (Hrsg.): Bronchologische Eingriffe, S. 27. Thieme, Stuttgart 1976.

Nakhosteen, J. A., N. Niederle, D. C. Zavala: Indikationen zur flexiblen oder starren Bronchoskopie. In: Atlas und Lehrbuch der Bronchoskopie (Qualitätssicherung, Diagnostik und Therapie), S. 28–31. Springer, Berlin–Heidelberg–New York 1989.

Pichlmaier, H., R. Erpenbeck, H. Finsterer: Erweiterung der Lungendiagnostik durch transtracheale und transbronchiale Lungenpunktion und gezielte segmentale Absaugung. Thoraxchirurgie *18* (1970) 410.

Schieppati, E.: Mediastinal lymph node puncture through the tracheal carina. Surg. Gynecol. Obstet. *107* (1958) 243.

Schlehe, H., H.-M. Fritsche, S. Daum: A new method for treatment of bronchial and lung bleeding. In: J. A. Nakhosteen, W. Maassen (eds.): Bronchology, p. 111. Nijhoff, Den Haag 1981.

Simonds, A. K., J. D. Irving, S. W. Clarke et al.: Use of expandable metal stents in the treatment of bronchial obstruction. Thorax *44* (1989) 680–681.

Stallinger, H., P. Wurnig: Fremdkörperaspiration im Kindesalter. Atemw. Lungenkr. *11* (1989) 10–14.

Wallace, M. J., C. Charnsangavej, K. Ogawa et al.: Tracheobronchial tree: expandable metallic stents used in experimental and clinical application. Radiology *158* (1986) 309–312.

Westaby, S., J. W. Jackson: A bifurcated silicone rubber stent for relief of tracheobronchial obstruction. J. Thorax. cardiovasc. Surg. *83* (1982) 414–417.

Westaby, S., M. P. Shepherd: Palliation of intrathoracie tracheal compression with a silastic tracheobronchial stent. Thorax *38* (1983) 314–315.

Fiberbronchoskopie – diagnostische Möglichkeiten in der Pneumologie

S. Thalhofer, P. Dorow

Geschichtliche Entwicklung

Bronchoskopien wurden erstmals 1897 von Gustav Killian beschrieben. Ihm war es am 30. März 1897 gelungen, einen aspirierten Fremdkörper (Knochensplitter) aus dem rechten Hauptbronchus eines Bauern zu entfernen [12]. Zur weiteren Fortentwicklung der Bronchoskopie trug entscheidend Jackson bei, der für die Bronchoskopie spezielle Instrumente und Methoden entwarf, unter anderem den Lichtleiter im Bronchoskop.
Einen revolutionären Einschnitt erlebte die Bronchologie erst 1969 durch die Einführung des flexiblen Fiberbronchoskops durch den Japaner Ikeda [9, 10, 11].
Zur Durchführung einer flexiblen Bronchoskopie gibt es mehrere Möglichkeiten der Patientenvorbereitung. Wir bevorzugen eine 15minütige Verneblung eines Lokalanästhetikums sowie eines Beta-2-Adrenergikums mittels Ultraschallvernebler. Anschließend erfolgt eine zusätzliche Lokalanästhesie des Nasen-Rachenraumes. Die Fiberbronchoskopie wird hierdurch von den meisten Patienten – auch ohne starke Sedierung – sehr gut toleriert.

Indikation zur Bronchoskopie

Die flexible Bronchoskopie hat eine zentrale Stellung in der Diagnostik von broncho-pulmonalen Erkrankungen. Die häufigste Indikation zur Durchführung einer Fiberbronchoskopie ist der Verdacht auf das Vorliegen eines Bronchialkarzinoms, Hämoptysen jede Atelektase sowie unklare Infiltrate gehören ebenfalls zu den absoluten Indikationen zur Bronchoskopie. In diese Gruppe gehören zusätzlich Patienten, bei denen ein unklarer, chronischer, therapieresistenter Reizhusten vorliegt. Diffuse interstitielle Lungenerkrankungen, der Verdacht auf Bronchiektasen und die Durchführung einer bronchoalveolären Lavage sowie der Verdacht auf Tuberkulose stellen weitere Indikationen dar. Bei Thoraxtraumata, bei mediastinalen, hilären oder pleuralen Prozessen sowie

selbstverständlich zur Therapiekontrolle, z. B. nach Resektion und Zytostase sind Indikationen zur Bronchoskopie gegeben [16].
Die Nachteile des Fiberbronchoskops liegen einmal in den hohen Kosten, der umständlichen Reinigung sowie Wartung, teuren Reparaturen und der Möglichkeit nur kleine Biopsate zu entnehmen. Der große Vorteil der Fiberbronchoskopie liegt jedoch in der Möglichkeit, schonend für den Patienten bei gleichzeitig geringem Zeitaufwand und ohne Narkose arbeiten zu können. Durch die Einsicht in kleinere Segmente ist die diagnostische Ausbeute höher als beim starren Gerät.
Neben der Inspektion bietet die Durchführung der Bronchofiberskopie vielfältige diagnostische und therapeutische Möglichkeiten [14].

Biopsien: Bei jeglichem Verdacht auf das Vorliegen eines Bronchialkarzinoms aber auch bei bereits radiologisch sichtbaren intrathorakalen Tumoren ist eine Untersuchung der Bronchien angezeigt. Die Fiberbronchoskopie gibt einen optischen Befund und erlaubt zudem die Materialgewinnung. Bei sichtbaren endobronchialen Tumoren können mögliche Biopsate mit der Zange, Bürste, Curette oder mittels Saugkatheter entnommen werden. Bei peripheren, dem endoskopisch sichtbaren Bereich entlegenen Rundherden wird die Biopsie üblicherweise unter zweidimensionaler Durchleuchtung durchgeführt. Auch durch das starre Bronchoskop gab es die Möglichkeit mit flexiblen Zangen peribronchiale Lungenbiopsien zu entnehmen. Da jedoch eine Lenkbarkeit der Zange fehlte, konnte nicht in jedem gewünschten Segment biopsiert werden. Insbesondere die Sondierung der Oberlappenbronchien bereitete große Schwierigkeiten. Durch die gute Steuerbarkeit des Fiberbronchoskops lassen sich diese Probleme beheben. Erkrankungen des Lungenparenchyms können auch bei peripheren Prozessen durch die transbronchiale Biopsie erreicht und damit geklärt werden. Die transbronchiale Lungenbiopsie, z. B. mit der Zange, sollte ebenso wie die transbronchiale oder transtracheale Nadelbiopsie zu den Standardverfahren gehören. Bei der transbronchialen Lungenbiopsie erzielt man optimale Ergebnisse beim Vorliegen von relativ gleichmäßigen Veränderungen der Lungenstruktur sowie beim Vorliegen von diffusen bilateralen Lungenverschattungen [7, 13].

Einsatz in der Intensivmedizin: Ein weiterer wichtiger Vorteil der Fiberbronchoskopie gegenüber dem rigiden Instrument ist die Einsatzmöglichkeit in der internistischen und chirurgischen Intensivmedizin. Die Verlegung der Atemwege bedeutet beim respiratorischen, insuffizienten oder beatmeten Patienten eine dramatische akute Notfallsituation, die eine sofortige diagnostische Abklärung nach sich ziehen muß. In der Intensivmedizin sind vor allem diejenigen Fiberbronchoskope geeignet, die neben einem möglichst gering dimensionierten Außendurchmesser einen Instrumentierkanal von 2,5 mm Durchmesser aufweisen, da hiermit ein rasches und kontinuierliches Absaugen möglich ist. Mit Hilfe der Fiberbronchoskopie läßt sich innerhalb kürzester Zeit ohne besondere Aufwendungen am Bett des Patienten eine Inspektion der Luftwege bis zu den Bronchien der 6. Generation durchführen. Dünne Fiberbronchoskope können auch unter Verwendung eines entsprechenden T-Stückes unter gleichzeitiger Fortführung der Respiratortherapie eingeführt werden. Mit diesen geeigneten Verbindungsstücken läßt sich eine Bronchoskopie selbst bei Patienten mit hohen notwendigen FIO2 oder hohem positiv endexspiratorischen Druck (PEEP) problemlos durchführen. Den während einer Respiratortherapie auftretenden Bronchopneumonien liegen häufig regionale Minderbelüftung oder Atelektasen zu Grunde. Die endoskopische Sekretabsaugung sowie gezielte lokale Füllungs- und Absaugmaßnahmen führen meist bereits nach 10–15 Minuten zu einer deutlichen Verbesserung der Ventilation.

Mikrobiologische Diagnostik: Die mikrobiologische Diagnostik durch die Fiberbronchoskopie unterliegt denselben kritischen Anmerkungen wie in der normalen Diagnostik. Auch bei diesen Patienten lassen sich spezielle Maßnahmen wie bronchoalveoläre Lavage oder Katheter- oder Bürstenbiopsien durchführen. Im Rahmen des Status asthmaticus kann in vereinzelten Fällen, insbesondere bei gleichzeitiger schwerer Dyskrinie, eine ausgiebige Lavage mittels Fiberbronchoskop zu einer deutlichen Verbesserung der respiratorischen Funktion und zum Absenken der notwendigen Beatmungsdrücke führen. Gegebenenfalls kann die lokale Gabe von Beta-2-Mimetika diagnostische Aussagefähigkeit und erlaubt zugleich die Entscheidung erwogen werden.
Die Fiberbronchoskopie stellt auch unter Notfallbedingungen sowohl am spontan atmenden als auch am intubierten und beatmeten Patienten eine rasch durchführbare Methode dar. Die Bronchofiberskopie besitzt eine hohe über sofort weiterführende therapeutische Maßnahmen. Fiberendoskopische Untersuchungen unter Notfallbedingungen sollten jedoch wegen der Gefahr einer Hypoxiebelastung des Patienten nur von Geübten durchgeführt werden.

Bronchoalveoläre Lavage

Die bronchoalveoläre Lavage wurde erst ab Mitte der 70er Jahre in die klinische Diagnostik eingeführt. Die Methode beruht auf der Gewinnung von Proben aus den distalen bronchoalveolären Strukturen mittels Spülung über ein Bronchoskop. Mittels geeigneter Spültechnik gelingt es bis in die Lungenperipherie vorzudringen. Die bronchoalveoläre Lavage eignet sich daher zur Untersuchung peripherer bronchoalveolärer Bezirke, in denen sich eine Vielzahl von Erkrankungen manifestiert. Die Hauptindikation für die bronchoalveoläre

Lavage stellt die Diagnostik von bisher unklaren interstitiellen Lungenerkrankungen dar. Bei ätiologisch bereits geklärter interstitieller Lungenerkrankung ist die bonchoalveoläre Lavage (BAL) unter Umständen eine Hilfe zur Aktivitätsbeurteilung und trägt damit entscheidend zur Therapieplanung und Therapieoptimierung bei. Bronchoalveoläre Lavage und transbronchiale Lungenbiopsien ergänzen sich in ihrem diagnostischen Spektrum.
Die technische Ausführung der BAL erfolgt mit Hilfe des Fiberbronchoskops, welches in einem Segmentbronchus in wedge-Position vorgeschoben wird. Durch den Instrumentierkanal des Bronchoskops werden anschließend 100–300 ml physiologische Kochsalzlösung in fraktionierten Portionen instilliert und möglichst vollständig wieder abgesaugt. Nach Zentrifugation werden Ausstrich- oder Zytozentrifugenpräparate angefertigt, auf denen nach entsprechender Färbung die Zelldifferenzierung von mindestens 600 Zellen pro Präparat erfolgt. Spezialfärbungen wie PAS- oder Giemsa-Krokott zum Nachweis von Pneumocystis carinii können erfolgen. Fluoreszensmikroskopisch oder mit Hilfe eines Durchflußzytometers kann die Analyse von Zellpopulationen mittels monoklonaler Antikörper erfolgen. Insbesondere der Bestimmung von CD4- und CD8-positiven Lymphozyten kommt eine besondere Bedeutung zu. Es können jedoch auch Lipide sowie Mediatoren qualitativ und quantitativ analysiert werden.
Insbesondere parasitologische Erkrankungen wie Pneumocystis carinii lassen sich durch die BAL mit sehr großer Sicherheit erkennen. Allein auf Grund des vorherrschenden Zelltyps lassen sich zwei große Gruppen pulmonaler Immunopathien unterscheiden. Eine Vermehrung von Granulozyten in der Lavage ist bei Ausschluß einer floriden Bronchitis häufig mit einer sogenannten idiopatischen Lungenfibrose oder fibrosierenden Alveolitis, einer Asbestose oder einer Silikose assoziiert. Eine Lymphozytose in der BAL ist ein charakteristischer Befund für die exogen allergische Alveolitis oder die Sarkoidose [14].

Bronchographie mittels Bronchofiberskop

Die Indikationsstellung zur Bronchographie hat innerhalb der letzten 20 Jahre im Zuge der Entwicklung der bildgebenden Verfahren, speziell der Computertomographie und der Kernspintomographie deutlich abgenommen. Die Indikationsstellung für die Bronchographie mittels Bronchoskopie liegt insbesondere in der Erfassung dynamischer Vorgänge, wie sie bei Ventilstenosen oder abnormen Kommunikationen vorkommt. Die Füllung des Bronchialsystems direkt über den Arbeitskanal des Instruments gewährleistet optimale Dirigierbarkeit und ist gerätetechnisch unbedenklich. Voraussetzung ist jedoch, daß ein Arbeitskanal von deutlich mehr als 2 mm zur Verfügung steht. Als Kontrastmittel finden ausschließlich wäßrige jodhaltige Suspensionen Verwendung. Wichtig für die Kontrastmitteldeposition zentral oder im peripheren Bronchialverzweigsystem ist der aktive inhalatorische Beitrag des Patienten. Sofern eine Compliance nicht gewährleistet ist, sollte die Bronchographie in Allgemeinanästhesie durchgeführt werden.

Afterloading-Therapie

Die Palette unterschiedlichster kurativer und palliativer, teils einander ergänzender Verfahren zur Therapie des Bronchialkarzinoms erfuhr in den letzten Jahren eine maßgebliche Erweiterung durch zunehmende Anwendung der inneren Strahlenbehandlung. Während die perkutane Bestrahlung des Bronchialneoplasmas und seiner Metastasen seit Jahrzehnten einen Grundpfeiler der Behandlung bildet, standen der breiten Anwendung der inneren Strahlentherapie in der Pneumologie technische Hindernisse im Weg, die durch Verbreitung der Bronchofiberskopie, Einführung der Lasertechnik und nicht zuletzt durch die Verwendung hochaktiver Strahlenquellen weitgehend beseitigt werden konnten.
Das Prinzip der endobronchialen Kleinraumbestrahlung nach der Afterloading-Technik besteht darin, den Strahler in den Tumor, bzw. in dessen größtmögliche Nähe zu bringen. Nach inhalativer Lokalanästhesie wird der Patient über das Bronchofiberskop oral intubiert. Der Applikator, eine semiflexible Kunststoffröhre von 4 mm Durchmesser wird durch den Tubus in das Bronchialsystem eingeführt. Durch Manipulation mit der Fiberoptik wird der Applikator in die richtige Position gebracht, fixiert und an den Safe angeschlossen. Wir verwenden als Strahlenquelle Iridium 192 High dose mit einer Anfangsaktivität von 20 Ci. Die hohe spezifische Aktivität ermöglicht es, mit dem erforderlichen geringen Quellendurchmesser von 1 mm arbeiten zu können. Ein weiterer Vorteil liegt in der extrem kurzen Expositionszeit von etwa 2 Minuten, durch die die psychische und physische Belastung des Patienten minimiert werden kann. Die endobronchiale Kleinraumbestrahlung nach dem Afterloading-Verfahren stellt eine wirksame palliative Maßnahme dar, die nach Ausschöpfen bzw. Fehlen kurativer Therapiemöglichkeiten bei stenosierenden Tumoren angewendet werden soll. Insbesondere in der Kombination mit einer vorangegangenen Bronchoskopie kann die endobronchiale Kleinraumbestrahlung helfen, Tumorstenosen und ihre Folgen zu eliminieren [15, 16].

Endobronchiale Lasertherapie

Lasertherapie wird in der Pneumonologie mit einem Koagulationslaser, dem Neodym-Yttrium-Aluminium-Granat- (Neodym-YAG-) Laser durchgeführt. Die Wellenlänge beträgt 1062 nm. Das Leistungsspektrum wird bis ca. 60 Watt in Anspruch genommen. Die Rekanalisation erfolgt prinzipiell in zwei Schritten, der Koagulation bis 30 Watt und der Karbonisation oder Vaporisation bis 60 Watt.

Ein neues Verfahren stellt die photodynamische Lasertherapie dar. Indikationen zur endobronchialen Lasertherapie ergeben sich bei benignen Tumoren mit relevanter Stenosierung oder Verschluß zentraler Bronchialwege durch endobronchiales Wachstum. Narbige Stenosen zentraler Bronchialwege können ebenfalls mittels endobronchialer Lasertherapie entfernt werden. Inoperable maligne Tumoren mit relevanter Stenosierung zentraler Bronchialwege durch endobronchiales Tumorwachstum sowie inoperable maligne Tumoren mit Verschluß von Haupt- oder Lappenbronchien und Atelektasenfolge stellen ebenfalls eine Indikation zur endobronchialen Lasertherapie dar.

Die endobronchiale Laserbehandlung ist mit einer hohen potentiellen Komplikationsrate belastet, da die Therapie einerseits an überwiegend respiratorisch insuffizienten Patienten durchgeführt wird und andererseits der Eingriff selbst eine invasive Therapiemaßnahme darstellt. Die Hauptgefahr der Behandlung liegt im Einbruch in ein größeres Gefäß. Eine erhebliche Gefährdung der Patienten besteht außerdem in der ausgeprägten Rauchgasentwicklung bei der Gewebeverdampfung. Diese führt besonders bei Patienten mit irritablem Bronchialsystem während der Behandlung zu ausgeprägtem Hustenreiz, der bei Eingriffen in Lokalanästhesie mit dem Bronchofiberskop gelegentlich zum Abbruch der Behandlung zwingt. Nach dem Eingriff entwickeln sich bei diesen Patienten häufig protrahierte Bronchospasmen, die den Einsatz von Steroiden erforderlich machen. Die endobronchiale Lasertherapie erfolgt prinzipiell in zwei Schritten, der Koagulation bis 30 Watt und der Karbonisation oder Vaporisation bis 60 Watt. Die Koagulation kann alleine durch das Fiberbronchoskop durchgeführt werden, während nach unserer Ansicht die Karbonisation und Vaporisation in Kombination mit dem rigiden Bronchoskop durchgeführt werden sollten [1, 3, 4, 5].

Endobronchiale Stents

Endobronchiale und bronchiale Stents führen zu einer sofortigen Eröffnung zentraler Tumorstenosen oder Bronchusstrikturen einer Bronchialanastomose. Die heute am häufigsten verwendeten Stents bestehen aus Silikonkautschuk

oder aus einem Metallgeflecht. Diese sogenannten Strecker-Stents bestehen aus einem feinmaschigen Tantalgeflecht. Der grundsätzliche Unterschied zu den Silikonmodellen liegt darin, daß sie auf einen Ballonkatheter aufgezogen sind. Der kleine Querschnitt erlaubt es, diese Stents durch den Arbeitskanal des Bronchoskops unentfaltet in die Stenose einzuführen. Durch Aufdehnen des Ballons mit Kochsalzlösung unter hohem Druck wird die Engstelle erweitert und das Tantalgeflecht in seine endgültige und stabile Form gebracht. Die Silikonkautschuk-Stents können nur mit dem rigiden Gerät implantiert werden. Das Implantieren großlumiger Silikonstents, die außen auf den Schaft eines starren Bronchoskops aufgezogen werden müssen, ist technisch schwierig und birgt die Gefahr der Stimmbandverletzungen in sich.
Die Indikation zur Implantation eines endobronchialen Platzhalters sehen wir nicht nur bei zentral malignen Tumorstenosen, sondern auch gutartig bedingte postentzündliche oder postoperative Stenosen können durch die Schienung akut und langfristig beseitigt werden.

Komplikationen und Kontraindikationen

Die Kontraindikationen für die Fiberbronchoskopie müssen immer in Relation zum erwarteten Befund und der sich daraus ergebenden Konsequenz gesehen werden. Entscheidend neben der Grundkrankheit und der zu erwartenden Prognose des Patienten sind in diesem Zusammenhang immer die gegebenen technischen Voraussetzungen sowie die Fähigkeiten und Erfahrungen des Untersuchers. Die einzige absolute Kontraindikation gegen eine Bronchoskopie besteht dann, wenn der Patient durch die Bronchoskopie nur gefährdet wird, ihm daraus jedoch kein Nutzen entsteht. Andererseits kann ein sehr schlechter Allgemeinzustand z. B. bei Vorliegen einer poststenotischen abszedierenden Pneumonie gerade durch die Fiberbronchoskopie geklärt und gegebenenfalls durch die genannten therapeutischen Maßnahmen angegangen und gebessert werden.
Zur Vermeidung einer Gefährdung des Patienten sollte vor der Bronchoskopie die Blutgasanalyse sowie eine Lungenfunktion bekannt sein. Hauptkomplikationen der Fiberbronchoskopie sind die Entnahme von transbronchialen Biopsien. Hierbei kann es einerseits zum Auftreten von Blutungen, insbesondere beim Vorliegen eines pulmonal-arteriellen Hypertonus, oder zu Gerinnungsstörungen kommen. Diese lassen sich in der Regel durch Blockade des Segmentbronchus mit dem Fiberskop zur Tamponade durch Entwicklung eines endobronchialen Koagels beherrschen. Bei besonders starken Blutungen sollte der Patient mit dem rigiden Bronchoskop intubiert werden. Dieses bietet dann den Vorteil der Möglichkeit der Tamponade [2, 6, 8].

Eine weitere Komplikation ist das Auftreten eines Pneumothorax nach der Durchführung einer transbronchialen Biopsie.
Insbesondere nach der Durchführung einer bronchoalveolären Lavage kann es zum Auftreten von Fieberanstieg aber auch zum Auftreten einer erniedrigten Sauerstoffsättigung im arteriellen Blut kommen. Die Folge hierfür sind in erster Linie die Hypoxämie mit konsekutiven Herzrhythmusstörungen ventrikulärer und supraventrikulärer Genese. Patienten, deren Lungenfunktion normalerweise nicht beeinträchtigt ist, werden durch die Fiberbronchoskopie kaum gefährdet. Gehäuft beobachtet man diese Komplikationen bei Patienten, deren arterieller Sauerstoffpartialdruck von Hause aus niedrig ist.

Schlußfolgerung: Die pneumologische Diagnostik wird durch die Möglichkeiten der Fiberbronchoskopie in diagnostischer wie auch in therapeutischer Hinsicht deutlich bereichert. Bei Risikopatienten, bei Manipulationen mit der Möglichkeit größerer Blutungen aber auch bei speziellen diagnostischen und therapeutischen Verfahren stellt jedoch die rigide Bronchoskopie in Kombination mit dem flexiblen Gerät die optimale Bronchoskopie dar. Aus unserer Sicht sollten beide Verfahren zur Erzielung optimaler Ergebnisse sowie zur Verhinderung einer Gefährdung der Patienten vom Untersucher beherrscht werden.

Literatur

[1] Arabian, A., S. V. Spagnolo: Chest *86* (1984) 519–523.
[2] Credle, W. F., J. F. Smiddy, R. C. Elliot: Am. Rev. Respir. Dis. *109* (1974) 67.
[3] Dierkesmann, R., A. Huzly: Endoscopy *17* (1985) 49–53.
[4] Dierkesmann, R.: Tumor Diagnostik und Therapie 7 (1986) 10–12 (Suppl. 1).
[5] Dierkesmann, R.: Internist *23* (1982) 283–286.
[6] Greschucha, D.: Pneumologie *43* (1989) 119–121.
[7] Greschucha, D.: Therapiewoche *33* (1983) 3973.
[8] Herf, S. M., P. M. Suratt, N. S. Arosa: Am. Rev. Respir. Dis. *115* (1977) 708.
[9] Ikeda, S., N. Yanai, S. Ishikawa: Keio J. Med. *17* (1968) 1.
[10] Ikeda, S.: Ann. Otol. (1979) 916.
[11] Ikeda, S., E. Tsuboi, R. Ono, S. Ishikawa: Jap. J. Clin. Oncol. *1* (1971) 55.
[12] Killian, G.: Münch. Med. Wschr. (1898). In: F. Zöller: Arch. Otolaryng. *82* (1986) 656.
[13] Maaßen, W.: Endoscopy *4* (1972) 95.
[14] Nakhosteen, J. A., D. C. Zavala: Atlas u. Lehrbuch der flexiblen Bronchoskopie. Springer Verlag, Berlin–Heidelberg–New York 1983.
[15] Schürmann, R., S. Thalhofer, P. Dorow: After-loading-Therapie. In: Bronchial-Karzinom, Hrsg.: P. Dorow, K.-H. Rühle, S. Thalhofer, W. de Gryter Verlag Berlin–New York (1991), 175–180.
[16] Thalhofer, S., P. Dorow: Bronchialkarzinom – endoskopische Verfahren. In: Bronchial-Karzinom, Hrsg.: P. Dorow, K.-H. Rühle, S. Thalhofer, W. de Gruyter Verlag Berlin–New York (1991), 5–11.

Pleuradiagnostik: Methoden, Aussagewert

M. Wiebel, V. Schulz

In einer großen Sammelstatistik, die Hausheer und Yarbro vorstellten, waren 45% der Ergüsse durch eine maligne Erkrankung bedingt. Entzündliche Erkrankungen machten 22% aus, kardiale Ergüsse 12%. 10% der Pleuraergüsse blieben ungeklärt (Tab. 1) [7]. Je nach Tätigkeitsschwerpunkt des Untersuchers dürfte die Verteilung der ätiologischen Faktoren erheblich schwanken. Auch die Zahl der primär ungeklärten Ergüsse dürfte eher höher liegen. Invasive

Tab. 1: Häufigkeit von Pleuraergüssen verschiedener Ätiologie [7]

Erkrankungen	Häufigkeit in %
maligne Erkrankung	45
kardiale Genese	12
entzündliche Erkrankung,	22
davon Tuberkulose	10
unbestimmt	10
Zirrhose	2
Kollagenosen	1
andere Gründe (u. a. traumatisch, Pankreatitis, asbestbedingt)	5

Tab. 2: Nützliche Laboruntersuchungen bei Pleuraerguß

- Gesamteiweiß
- Lactatdehydrogenase (LDH)
- Cytologie/Histologie

- Leukozytenzahl/Differenzierung
- Erythrozytenzahl, Hämatokrit
- pH, Glukose
- Marker (CEA, HA, RF, ANA)
- Mikrobiologie (Färbungen: Gram, PAS, Ziel-Neelsen; Kulturen aerob, anaerob, Tbc, Pilze)
- Triglyceride
- Amylase

Tab. 3: Typische Laborbefunde bei Pleuraergüssen (nach Sahn) [13]

Ätiologie	Protein (g/dl)	LDH (U/dl)	Farbe	Zytologie	Histologie	Leukozytenzahl (μ/ml)
Transsudat	<3,0	<200 E/S <0,6	klar, hell	–	–	<1000
Maligne	>3,0	>200	hämorrhagisch oder bernsteinfarben	++(40–87%)	++(57%)	<10 000
Parapneumonisch unkompliziert	1,4–6,1	<700	trübe	–	–	>10 000
Parapneumonisch kompliziert	>4,5	>1000	trübe bis eitrig	–	–	>20 000
Tuberkulose	>4,0	<700	klar	–	++(75%)	<5000
Mesotheliom	>3,5	>200	serös/ hömorrh. evtl. zäh	(+)	+/++	<5000
Benigner Asbest E.	>4,7	>200	serös	–	–	<6000
Lungenembolie	>3,0 (80%)	>200 (80%)	hämorrhagisch	–	–	<50 000
Pankreatitis	>3,0	>200	trübe	–	–	<50 000
Chylothorax	>3,0	>200	milchig (50%)	–	–	<20 000
Rheumatoide Arthritis	>3,0	>1000	klar/trübe	–	–	<15 000
Ösophagusruptur	>3,0	>200	trübe	–	–	<50 000

Abkürzungen: E = Erguß, S = Serum, (+) = unsicher, + = wahrscheinlich, ++ = sicher; die Prozentangaben in Klammern entsprechen der Häufigkeit der Beobachtung; K = Kultur, PE = Biopsie, Ly = Lymphozyten, PMN = Neutrophile Granulozyten, Mo = Monozyten, Eos = Eosinophile Granulozyten

Verfahren zur bioptischen Klärung sind in der Lage, maligne Erkrankungen nahezu sicher zu klären. Laborchemische und bakteriologische Verfahren treten aber in den Vordergrund bei der Einordnung entzündlicher Ergüsse (Tab. 2, 3).

Leukozyten-differenzierung (rel.-%)	PH	Glukose (mg/dl)	Marker	Triglyce-ride (mg/dl)	Mikro-biologie	Besonderes
–	>7,40	=S	–	↓	–	–
Ly >50% (66%)	<7,3 (30%)	<60 (30%)	(↑ CEA)	↓	–	evtl. Tumor in Vorgeschichte o. Rö.-Thorax
PMN	≥7,30	=S	–	↓		Pneumonie in Vorgeschichte
PMN	<7,30 (100%)	<40 (100%)	–	↓	Anaerobier (stinkt) Staphylo-kokken Streptokokken Gramnegative	Pneumonie in Vorgeschichte
Ly >90%	<7,40 (100%)	<60 (20%)	–	↓	mikros. <10% K 25–75% PE 55–80%	Infiltrate in 30%
Mo	<7,30 (70%)	<60 (70%)	HA ↑ CEA ↓	↓	–	Asbestexposition
Mo, PMN, Eos	≥7,30	=S	HA ↓ CEA ↓	↓	–	Asbestexposition Pleuroplaques
PMN, Ly	≥7,30	=S	–	↓	(–)	typische Klinik
PMN	≤7,30	=S	Amylase (E/S >1)	↓	–	chronische oder akute Pankreatitis
Ly	>7,40	=S	–	++>110 +>50	– –	Trauma Tumor Lymphom
Ly, PMN	<7,0 (80%)	<50 (80%)	RF ↑ (E/S >1)	↓	↓	Arthritis
PMN	<7,30 (bis 6,0)	=S	Amylase ↑	↓	(–)	evtl. Mediastinal-emphysem

Physiologie und Pathophysiologie

Der Pleuraraum wird als virtueller Raum dargestellt. Tatsächlich findet sich in dem 5–10 μm breiten Spalt ein Flüssigkeitssaum, der in geringer Konzentration Proteine und Elektrolyte sowie Zellen enthält. Die Oberfläche der Pleurablätter wird von Mesothelzellen bedeckt, die zum Pleuraraum hin mit Mikrovilli besetzt werden, zwischen denen Hyaluronsäure angereichert ist. Flüssigkeitsfilm, Mikrovilli und Hyaluronsäure bedingen eine hohe Gleitfähigkeit der Pleurablätter zueinander.

Im Pleuraspalt besteht ein Unterdruck durch die auseinanderweichenden Kräfte der nach außen sich dehnenden Brustwand und der nach innen ziehenden Lunge. Dieser Unterdruck wird durch die Gasdruckdifferenz zwischen Lungengewebe und Thoraxwand aufgebaut.

Der Flüssigkeitsaustausch geschieht aufgrund der Differenzen von kolloidosmotischen und hydrostatischem Druck in den Bereichen der Pleura parietalis (systemarterieller Druck) und der Pleura visceralis (pulmonalarterieller Druck). Es resultiert ein Nettosog nach visceral, demzufolge die physiologische Pleuraflüssigkeit überwiegend aus dem systemarteriellen Kreislauf stammt. Die Rückresorption der Pleuraflüssigkeit erfolgt über beide Pleurablätter. Die Pleura visceralis hat zwar eine sehr viel größere Fläche, da sie jedoch dicker ist als die Pleura parietalis, erfolgt der wesentliche Anteil des Flüssigkeitsrückstroms über das äußere Pleurablatt. Aufgrund der Größe werden Proteine und Zellen überwiegend über Poren in der lamina cribrosa der Pleura parietalis in

Tab. 4: Ätiologie des Pleuraergusses

Transsudate:	– erhöhter hydrostatischer Druck (Herzinsuffizienz) – verminderter onkotischer Druck: (Leberzirrhose, nephrotisches Syndrom, Hypalbuminämie) – verminderter Pleuradruck: (Atelektase, gefesselte Lunge)
Exsudate:	
Infektionen:	Bakteriell: aerob, anaerob, Tbc, Mykoplasmen, Rickettsien, Viren, Pilze, Parasiten)
Neoplasmen:	Bronchialcarcinom metastasierendes Malignom Mesotheliom Lymphom, Leukämie
Autoimmunleiden, Vaskulitiden:	rheumatoide Arthritis, Lupus erythematodes, Wegenersche Granulomatose
Intraabdominelle Erkrankung:	subphrenischer Abszeß, Pankreatitis, Karzinom, Meigssyndrom
Lungenembolie Ösophagusruptur, medikamenteninduziert gefesselte Lunge Lymphödem (Yellow-nail-Syndrome) benigne Asbestpleuritis	

der unteren Thoraxhälfte drainiert. Dort gelangen sie in Lakunen mit Klappen und werden über die thorakalen Lymphbahnen abtransportiert. Die zyklischen Bewegungen des Thorax wirken als Pumpmechanismus zum Abtransport der Flüssigkeit. Gerade dieses System ist erheblich steigerungsfähig und kann große Mengen an Flüssigkeit entfernen [12, 18].
Unter pathologischen Umständen kommt es zur Ausbildung eines Transsudates oder Exsudates (Tab. 4).

Zu einem *Transsudat* kommt es:
- bei erhöhtem hydrostatischem Druck (Links-Rechtsherzinsuffizienz)
- bei vermindertem onkotischen Druck (nephrotisches Syndrom, dekompensierte Leberzirrhose)
- bei vermindertem Pleuradruck (Atelektase)

Zur *Exsudation* führen:
- eine erhöhte Permeabilität durch Freisetzung von Entzündungsmediatoren (Tumor, bakterieller Infekt, Kollagenose)
- durch verminderte Lymphdrainage (Tumorobstruktion der Lymphknotenstationen, Verlegung der Lakunen in der lamina cribrosa durch Fibrin)

Klinik

Mit zunehmender Ergußansammlung weichen die Pleurablätter auseinander, dabei rückt die Brustwand stärker in Inspirationsstellung, während die Lunge zunehmend komprimiert wird und ggf. das Mediastinum nach der Gegenseite verlagert wird. Dabei verkürzt sich die Inspirationsmuskulatur, ihr Wirkungsgrad wird geringer. In der komprimierten Lunge werden Dehnungsrezeptoren aktiviert.
Häufigstes Symptom des Pleuraergusses ist die *Dyspnoe*, die bei malignen Erkrankungen in bis zu 90% der Fälle als Erstsymptom angegeben wird. Es handelt sich aber keinesfalls um ein Frühsymptom, denn meist sind einige Liter Ergußflüssigkeit akkumuliert, bevor eine Einschränkung der Atmung wahrgenommen wird [1, 2].
Der pleurale *Schmerz* geht auf die Reizung der sensiblen Nerven der Pleura parietalis zurück. Bei akut entzündlicher Aufrauung (Pleuritis sicca) entwickelt sich ein akuter Schmerz, der solange persistiert, bis die nachfolgende Exsudation für eine ausreichende Trennung der aufeinander reibenden Pleurablätter sorgt. Wird Pleurareiben auskultiert, besteht der Primärverdacht einer infektiösen Pleuritis oder einer Lungenembolie. Der dumpfe Dauerschmerz durch Tumorinvasion der Brustwand ist hiervon deutlich zu trennen. Ausbrecher-

tumoren führen zu Spreizung und Zerstörung der Rippen und benachbarter Nervenbahnen. Das Mesotheliom übt typischerweise einen erheblichen schrumpfenden Zug auf der Brustwand aus, so daß eine Schmerzlokalisation meist nicht mehr möglich ist.
Hervorzuheben ist, daß gerade akute Schmerzen zu einer abgeflachten Schonatmung führen, so daß eine respiratorische Insuffizienz manifest werden kann.
Husten ist ein häufig angegebenes Symptom. Er ist meist unproduktiv. Die bronchiale Reizung ist Folge von Zug und Druck auf das sensibel innervierte Bronchialsystem, die um so mehr zum Tragen kommen, je rascher und je umfangreicher sich ein Erguß entwickelt [1].
Bei der Inspektion fällt das Nachhinken der betroffenen Seite auf. Palpatorisch können der aufgehobene Stimmfremitus oder auch das Pleurareiben wahrgenommen werden. Perkutorisch läßt sich ein größerer Erguß vermuten. Die Auskultation ergibt ein abgeschwächtes Atemgeräusch und evtl. Bronchialatmen. Pleurareiben wird wegen der Schonatmung oftmals erst bei vertiefter Atmung über die Schmerzgrenze oder bei Lageänderung wahrgenommen.

Bildgebende Verfahren

Während die klinischen Zeichen unspezifisch und unsicher sind, kann durch bildgebende Verfahren (Röntgen-Thorax, Durchleuchtung, Sonographie, Computertomographie) ein Erguß dargestellt und grob quantifiziert werden.
Auch Ergußmengen von weniger als 100 ml sind darstellbar. Zusätzliche Informationen wie frei auslaufender Erguß (seitlich liegend Aufnahme, Durchleuchtung), Septierung, Pleuraverdickung oder pleurale Auflagerungen werden dargestellt (Sonographie, Computertomographie).
Die Sonographie liefert weitere Information aufgrund der Echogenität des Ergusses, der als echoarm bis echofrei (Transsudat, Exsudat), als inhomogen mit Binnenechos (Exsudat mit Fibrin, Tumor, Infektion), als septiert (fibrinreich, Infektion) oder als diffus echoreich (Empyem, Hämatothorax) dargestellt wird.
Beidseitige Ergußbildung läßt zunächst eine kardiale oder anders verursachte Transsudation vermuten. Bei Nachweis eines Exsudates sollte eine Polyserositis bedacht werden.
Während die Verlagerung des Mediastinums nach der kontralateralen Seite Ausdruck eines sehr großen Ergusses ist, weist die Verlagerung des Mittelfeldes zur ipsilateralen Seite auf eine Volumenverminderung der betroffenen Lunge hin (Bronchialkarzinom, Mesotheliom). Eine infiltrative Veränderung oder ein raumfordernder Prozeß im Bereich der Thoraxorgane stehen meist in Zusammenhang mit der pleuralen Ergußbildung.

Im Rahmen der diagnostischen Punktion hat die Sonographie große Bedeutung erlangt, da gezielt Erguß gewonnen und evtl. auch umschriebene solide Veränderungen biopsiert werden können.
In der Computertomographie ist die gesamte Pleura darstellbar. Mikroverkalkungen in Pleuraplaques sind typisch für die benigne Asbestose. Ob die vorgegebenen anatomischen Grenzen durch ein malignes oder entzündliches Leiden respektiert sind, läßt sich zuverlässig darstellen.

Invasive Diagnostische Verfahren

Punktion: Ist ein hydropisches Grundleiden als Ursache der Ergußbildung unwahrscheinlich, so ist eine diagnostische Punktion indiziert. Bereits der äußere Aspekt des gewonnenen Materials hat diagnostische Bedeutung: rahmig-gelblich-bräunliches Sekret ist typisch für Eiter eines Empyems. Ein fötider Geruch ist Ausdruck eines Anaerobier-Infektes. Ein blutiger Erguß wird insbesondere bei malignen Erkrankungen und nach Thoraxtrauma gefunden. Dabei läßt sich die Hämoglobinkonzentration makroskopisch nicht abschätzen. Milchig-trübes Sekret ist typisch für den Chylothorax, eine klare bis leicht fahle Flüssigkeit für ein Transsudat. Exsudate sind gelblich bis bernsteinfarben und klar bis trübe, abhängig von ihrem Eiweiß- und Zellgehalt.
Bereits eine geringe Blutbeimengung bei der Punktion läßt die Ergußflüssigkeit ausgesprochen hämorrhagisch erscheinen. Wenn der Untersucher eine Blutbeimengung nur in der ersten Punktatportion beobachtet, sollte er vermerken, daß der Erguß artifiziell hämorrhagisch tingiert wurde. Für Folgepunktionen ist die iatrogene Blutung als Ursache der hämorrhagischen Verfärbung von Bedeutung.
Für die Primärdiagnostik genügen 20–30 ml Flüssigkeit. Dabei sollte die Entnahmespritze 1–2 Tropfen Heparin enthalten, um eine optimale Verarbeitung, insbesondere der Zytologie, zu ermöglichen.

Zytologie: Da bei Exsudaten immer eine maligne Grunderkrankung vermutet werden muß, steht die zytologische Untersuchung an erster Stelle der weiteren Abklärung. Das Punktat muß frisch verarbeitet oder aber für den Versand fixiert werden, um die Degeneration der Zellen in dem nährstoffarmen Milieu zu vermeiden.
Die zytologische Diagnose eines malignen pleuralen Prozesses gelingt in 40 bis 87% der Fälle [3]. Bei einer Erstpunktion kann in etwa der Hälfte der Fälle die Malignität gesichert werden. Wiederholungspunktionen führen zu verstärkter Abschilferung von Zellen, so daß die Ausbeute verbessert werden kann (80 bis 90%) [1, 3]. Eine Zuordnung zu einem bestimmten Tumortyp ist nur mit

Einschränkung möglich. Die erheblichen Unterschiede in der diagnostischen Treffsicherheit sind auf eine Reihe von Faktoren zurückzuführen [1, 2]:

a) paramaligne Effekte (Lymphbahnenblockade, poststenotische Pneumonie, Lungenembolie).
b) Kombination mit einem Transsudat (Herzinsuffizienz, Atelektasebildung)
c) Tumortyp (Adenocarcinom häufiger positiv, da eher peripher liegend).

Ein Problem stellen die falsch positiven und fraglich malignen Diagnosen dar. Die Mesothelzellen zeigen durch Degeneration oder Aktivierung eine erhebliche Polymorphie, die dem Zytologen die Beurteilung der Dignität erschwert. Es ist daher von Vorteil mit einem erfahrenen Zytologen zusammenzuarbeiten. Diese Forderung hat in den Vereinigten Staaten zu dem eigenständigen Berufsbild des Zytopathologen geführt.

Das nativ ausgestrichene oder in der Zytozentrifuge angereicherte Material wird mit Standardfärbung (May-Grünwald, Papanicolaou) verarbeitet. Zusätzliche histochemische Verfahren wie die Alcion-Blau-Färbung oder PAS-D-Färbung (PAS nach Diastaseandauung) dienen der Unterscheidung zwischen Adenocarcinom und Mesotheliom. Diese Methoden sind aber weitgehend zugunsten immunhistochemischer Verfahren verlassen worden (CEA, HEA125, Leu M1), die für die Einordnung richtungsweisend sind, ohne jedoch eine hochspezifische Unterscheidung der Tumortypen zu erlauben [1].

In der Durchflußzytometrie erkennt man die Zahl der aneuploiden Zellen im Verhältnis zu den euploiden Zellen. Bei zusätzlicher Markierung mit Keratin können störende Lymphozyten ausgeschlossen werden und die richtig positive Erkennung von Adenocarcinomzellen wird wesentlich verbessert. Dieses neue Verfahren muß allerdings noch validiert werden [1, 5].

Bei Mammakarzinomen können die Oberflächenrezeptoren für Gestagene und Östrogene mittlerweile am zytomorphologischen Material zuverlässig bestimmt werden.

Bei lymphatischen und hämatologischen Systemerkrankungen treten Ergüsse meist sekundär (Chylothorax), gelegentlich aber auch als Primärmanifestation oder im Rahmen der Tumorpropagation auf. Mit der Verwendung der heute üblichen Oberflächenmarker ist eine genaue Klassifikation möglich.

Pleurastanze: Mit der Pleurabiopsie durch Stanznadeln wird Gewebe für die histomorphologische Untersuchung (gelegentlich auch für die bakteriologische Untersuchung) gewonnen. Die diagnostische Ausbeute ist bei einem malignen Erguß gegenüber der Ergußzytologie nicht höher. Bei typischen epitheloidzelligen Granulomen wird eine Pleuritis tuberculosa hochwahrscheinlich. Bioptisches Material sollte kulturell untersucht werden. Die diagnostische Ausbeute wird durch Mehrfachstanzen wesentlich verbessert (von ca. 50 auf 80%) [1, 13, 16].

Die Pleurastanzen haben ihren Sinn in der Ergänzung der Ergußzytologie, da hierdurch der positive Malignitätsnachweis auf bis zu 90% angehoben werden kann [1, 3, 13].
Gegenüber der einfachen Pleurapunktion muß vermehrt mit Komplikationen in Form von Blutung und Pneumothorax gerechnet werden.

Thorakoskopie: Im Rahmen der Thorakoskopie kann die Pleuraoberfläche makroskopisch beurteilt werden, es können Biopsien direkt entnommen werden. Die Sichtverhältnisse sind allerdings nicht immer optimal, bedingt durch Fibrinexsudation und Verwachsungen. Vielfach kann bereits makroskopisch die Malignitätsdiagnose gestellt werden, die gezielte Biopsieentnahme erlaubt dann eine rasche und sichere histologische Klassifizierung. Wie schon bei der Pleurastanze sollte ggf. Material für die bakterielle Verarbeitung bioptisch gewonnen werden [8, 17].
In den USA wird die Thorakoskopie kritisch gesehen. Statistisch sei der diagnostische Gewinn nur gering, für die therapeutischen Konsequenzen und Prognose ergäbe sich kein Vorteil, stellt Light [1] fest. Hierzu ist aber anzumerken, daß die Thorakoskopie in den Vereinigten Staaten kaum geübt wird. Invasivität und Kosten werden zu einseitig hervorgehoben [1, 13].
Wir sehen in der Thorakoskopie eine Methode, die uns in kürzester Zeit eine maximale diagnostische Aussage erlaubt und zusätzlich über die Drainage des Ergusses die Ausdehnung der Lunge ermöglicht. Eine therapeutische Maßnahme wie die Pleurodese kann alsbald eingesetzt werden.

Biochemische und differentialzytologische Verfahren

Transsudat-Exsudat: Erster Untersuchungsschritt ist die Unterscheidung zwischen Transsudat und Exsudat. Bei der Eiweißkonzentration von mehr als 3 g/dl wird ein Exsudat angenommen (Tab. 5). Die Trennschärfe dieses einzelnen Untersuchungsschrittes ist jedoch so unscharf, daß ca. 10% der Exsudate und 10% der Transsudate jeweils falsch klassifiziert werden.
Bei Hinzuziehen der LDH-Konzentration und des Verhältnisses LDH im Erguß zu LDH im Serum ($> 0,6$ bei Exsudat) kann die Trennschärfe auf 99% angehoben werden. Relativ hohe Eiweißkonzentrationen in Transsudaten finden sich nach diuretischer Therapie, erst die LDH-Bestimmung ergibt Aufschluß über die Zuordnung. Umgekehrt können relativ niedrige Eiweißkonzentrationen bei Kombination eines hydropischen und eines exsudativen Grundleidens gefunden werden. Die elektrophoretische Aufschlüsselung der Proteine ist ohne Nutzen [1, 2, 10, 13, 19].

Tab. 5: Kriterien zur Differenzierung eines Pleuraergusses in ein Transsudat oder Exsudat

	Pleuraerguß	
	Transsudat	Exsudat
Gesamteiweiß g/dl	< 3,0	> 3,0
$\frac{\text{Pleuraerguß – Gesamteiweiß}}{\text{Serum – Gesamteiweiß}}$	< 0,5	> 0,5
Lactatdehydrogenase (LDH) U/l	<200	>200
$\frac{\text{Pleuraerguß – LDH}}{\text{Serum – LDH}}$	< 0,6	> 0,6
spez. Gewicht g/ml	< 1.016	> 1.016

Hohe LDH-Konzentrationen finden sich insbesondere bei malignen Leiden. Die Bestimmung der Isoenzyme der LDH hat sich als nicht hilfreich erwiesen [1, 13].

Vielfach wird noch das spezifische Gewicht zur Trennung der Transsudate von Exsudaten angegeben. Es sollte bedacht werden, daß die derzeit vorhandenen Urometer nicht korrekt für Pleuraflüssigkeit geeicht sind [1].

Zelldifferenzierung

Erythrozyten führen bereits in geringer Zahl zu Rotverfärbung des Punktats. Der deutlich hämorrhagische Erguß weist auf ein Malignom oder einen Lungeninfarkt hin, wobei hier Erythrozytenzahlen von mehr als 10000/µl gefunden werden. Der Hämatothorax wird definiert als ein Erguß mit einem sehr hohen Blutanteil, dabei sind die Definitionen unterschiedlich, der Hämatokritanteil im Verhältnis zum peripheren Blut wird zwischen 25% und 50% angegeben [13].

Für die Bewertung der Leukozyten ist deren Konzentration von Bedeutung. Über 10000 Leukozyten/µl weisen auf eine ausgeprägte pleurale Entzündung hin, mehr als 50000 Leukozyten/µl (mit Überwiegen der neutrophilen Granulozyten) findet man fast nur bei parapneumonischen, komplizierten Ergüssen. Maligne oder spezifische Ergüsse enthalten meist weniger als 5000 Leukozyten/µe [13].

In dem spezifischen Pleuraerguß findet sich regelmäßig ein hoher Anteil reifer kleiner Lymphozyten (85–90%). Maligne Ergüsse enthalten relativ häufig

Tab. 6: Zellzahl und Zelldifferenzierung im Pleuraerguß

Erythrozyten:	> 5.000/µl:	hämorrhagische Verfärbung
	>100.000/µl:	blutiger Erguß
	> 25% :	Hämatokrit des peripheren Blutes: Hämatothorax
Leukozyten:	< 1.000/µl:	meist Transsudat
	> 1.000/µl:	meist Exsudat
	>10.000/µl:	hohe Zellzahl
	>50.000/µl:	Verdacht parapneumonischer Erguß
Leukozytendifferenzierung:		
– neutrophile Granulozyten:	über 50%:	akute Entzündung der Pleuraoberfläche
– Lymphozyten:	>50%:	Tuberkulose, Carcinom, Lymphom, chronischer rheumatischer Erguß
– Eosinophilie:	>10%:	unspezifisch (bei Lufteinschluß, Hämatothorax), Parasitose, benigne Asbestpleuritis

Lymphozytenanteile von über 50%. Hohe Lymphozytenanteile im Erguß müssen auch an seltenere Ursachen wie maligne Lymphome, rheumatoide Arthritis oder die Sarkoidose denken lassen [2, 13].
Eine Eosinophilie von mehr als 10% hat keine Aussagekraft, da sie häufig bei Blutungen oder nach Kontakt der Pleuraoberflächen mit Luft (Pneumothorax, Zustand nach Thorakotomie) zu finden sind. Dennoch muß erwähnt sein, daß Parasitosen, medikamentös bedingte Ergüsse, Pilzinfektionen oder asbestbedingte benigne Ergüsse erhöhte Eosinophilienzahlen aufweisen [13].

Ph-Wert, Glukose

Hohe Zellzahlen mit erhöhtem Stoffwechsel verursachen einen Abfall des Glukosespiegels im Erguß und unter den anaeroben Bedingungen ein Absinken des Ph-Wertes. Diese Situation findet sich vor allem bei dem malignen Erguß mit hoher Tumorzellzahl, bei parapneumonischem, komplizierten Erguß oder insbesondere bei Empyem sowie bei rheumatoider Arthritis und Lupus erythematodes. Im Rahmen eines malignen Ergusses wird dem Ph-Abfall unter 7,20 eine prognostisch ungünstige Bedeutung zugeschrieben, da von einer hohen Tumorzellzahl ausgegangen werden muß. Im Falle eines parapneumonischen Ergusses ist das Absinken des Glukosespiegels unter 30 mg% und des Ph-Wertes unter 7,20 Hinweis einer Komplikation mit der Notwendigkeit der Drainagetherapie. Ein Empyem hat meist einen Ph-Wert weit unter 7,0. Die Bestimmung des Ph-Wertes bietet einen entscheidenden Vorteil bei septierten

Ergüssen, da über diese Schranken hinweg ein Ph-Wert-Ausgleich erfolgt, während die Glukosekonzentration in den einzelnen Kompartimenten unterschiedlich bleibt. So wird ein in Teilbereichen bereits komplizierter parapneumonischer Erguß auch indirekt erkennbar. Bei der Ösophagusruptur findet sich regelmäßig ein Ph-Wert um 6,5, der zusammen mit der Bestimmung der Amylase eine rasche Diagnosestellung erlaubt [1, 2, 10, 13].
Ein hoher Ph-Wert schließt einen komplizierten parapneumonischen Erguß weitgehend aus.
Wir sehen in der Bestimmung des Ph-Wertes, die ohne großen Aufwand erfolgen kann, einen wichtigen Mosaikstein in der Abklärung des unklaren Pleuraergusses.

Tumormarker

Eine Reihe von Tumormarkern haben Bedeutung in der Verlaufsbeobachtung der Erkrankung erlangt. Die Sensitivität des CEA im peripheren Blut ist bei Bronchialkarzinomen niedrig (32% – 55%), dagegen werden erhöhte Werte (über 5 ng/dl) im malignen Erguß häufiger gefunden (71,9%), und der positive Vorhersagewert für das Vorliegen eines Karzinoms ist mit 94 – 96% hoch (Abb. 1). In der Untergruppe der Adenokarzinome ist das CEA sehr oft (90,9%) erhöht [10, 11]. Andererseits wird die Aussagekraft in Zweifel gezogen, da einige Untersucher über falsch positiv erhöhte Werte in relativ hoher Zahl berichten und die definitive Diagnose der Malignität letztlich nur über Zytologie und Histologie gestellt werden kann [1, 13]. Lights Formel lautet daher, daß ein CEA-Spiegel über 10 ng/ml im Erguß „highly suggestive, but not diagnostic" für die Pleuritis carcinomatosa sei [1].
Hohe CEA-Spiegel (über 30 ng/ml) im nicht sicher klassifizierbaren Erguß veranlassen uns zu einer sehr aktiven Diagnostik bis hin zur operativen Pleurektomie.
Im Rahmen eines neuroendokrinen Tumors können hohe NSE-Spiegel im Erguß gemessen werden, die allerdings nur geringe diagnostische Bedeutung haben.
Die Bestimmung des SCC ist ohne Vorteil, da der Spiegel auch erhöht gemessen wird, wenn im Pleuraraum ein Tumorbefall nicht nachweisbar ist [20]. Gleiches gilt für andere Tumormarker wie CA 19,9 und CA 12-5.
Die Hyaluronsäure findet sich bei Mesotheliomen, insbesondere vom epithelialen Typ, mit erhöhten Spiegeln in 66,7% bei durchweg niedrigen CEA-Spiegeln (Abb. 2). Da aber auch über erhöhte Hyaluronsäure-Spiegel im Rahmen benigner Ergüsse berichtet wurde, sind Zweifel an der Wertigkeit dieses Parameters gegeben [1, 11].

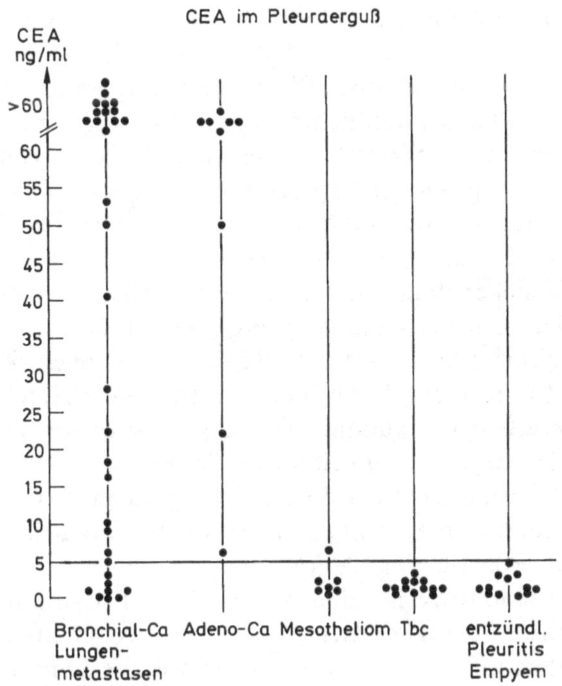

Abb. 1: CEA-Konzentrationen in Pleuraergüssen verschiedener Ätiologie [10]

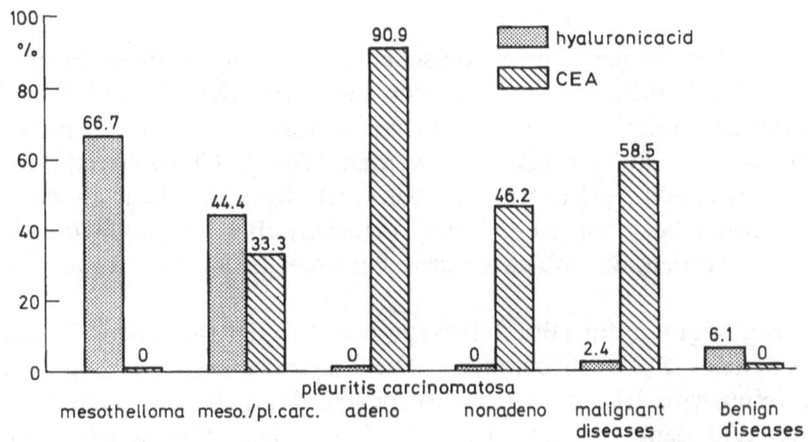

Abb. 2: Prozentualer Anteil erhöhter HA-(> 57,1 mg/l) und CEA-(> 9,8 µg/l)-Konzentrationen im Pleuraerguß von Patienten mit malignem Mesotheliom oder Pleuritis carcinomatosa, ohne gesicherte Diagnose (Mesotheliom, Pleuritis carcinomatosa), malignen Tumoren ohne Pleurabeteiligung sowie benignen Erkrankungen [11]

Triglyceride, Cholesterin: Eine milchig trübe Verfärbung der Ergußflüssigkeit führt zum Verdacht auf das Vorliegen eines Chylothorax. Häufig muß mit zusätzlichen Verfärbungen durch Eiweiß- oder Blutbeimengung gerechnet werden. Der makroskopische Aspekt eines weißlichtrüben, dickflüssigen Punktates kann auch Folge eines Empyems (Eiter) oder eines sog. Pseudochylothorax sein. Häufig aber kann makroskopisch ein Chylothorax nicht erkannt werden. Die Diagnose muß daher durch die Messung der Triglyceride in der Ergußflüssigkeit gesichert werden. In einer Serie der Mayo-Klinik [22] war eine Konzentration > 110 mg/dl sicher diagnostisch für das Vorliegen eines Chylothorax. In der Regel finden sich bei Exsudationen entzündlicher oder neoplastischer Genese ein Triglyceridspiegel unter 50 dg/dl. Der Bereich 50–110 mg/dl ist ein Graubereich. Zur Klärung kann hier eine enterale Fettbelastung z. B. mit Sahne erfolgen. Gerade bei unklarem Pleuraerguß ist es sinnvoll, den Spiegel der Triglyceride in der Ergußflüssigkeit zu bestimmen.

Ein sogenannter Pseudochylothorax entsteht durch Untergang großer Zellzahlen mit Ausbildung von Cholesterin-Kristallen. Eine solche Situation ist im allgemeinen Folge eines Tumorbefalls der Pleurahöhle.

Häufigste Ursache eines Chylothorax ist eine Verlegung der Lymphbahnen durch ein Malignom (Karzinom, malignes Lymphom). An zweiter Stelle steht das Trauma (Unfall, Operation). Seltene Erkrankungen wie die Lymphangioleiomyomatose oder Fehlbildungen der Lymphbahnen müssen bedacht werden.

Amylase

Im Verlauf einer akuten oder chronischen Pankreatitis werden Pleuraergüsse beobachtet. Die Häufigkeitsangaben schwanken zwischen 3 und 17% [13]. Wie bei anderen subphrenischen entzündlichen Prozessen kann ein sympathischer Erguß ipsilateral häufiger erwartet werden (70%). Charakteristisch ist ein erhöhter Amylase-Spiegel (Pankreasisoenzym), der höher liegt als der Serum-Spiegel. Gerade bei dem ungeklärten Pleuraerguß sollte auch die Amylase mitbestimmt werden, da eine chronische Pankreatitis klinisch stumm verlaufen kann.

Bei der Ösophagusruptur (Boerhave-Syndrom) findet sich ebenfalls ein hoher Amylase-Spiegel (Speichelisoemzym). Die Diagnose ergibt sich aus dem Zusammentreffen von erhöhtem Amylasespiegel, deutlich erniedrigtem pH-Wert im Erguß, und dem Vorliegen eines Mediastinalemphysems oder Seropneumothorax [1, 13].

Immunologische Parameter

Im Rahmen eines Autoimmunleidens entwickelt sich häufig ein Serositis, auch im Bereich der Pleura, hervorgerufen durch Immunkomplexdeposition und Komplementaktivierung. Am ausgeprägtesten ist diese Situation bei der rheumatoiden Arthritis. Dementsprechend kann eine Erniedrigung des Ph-Wertes und des Glukose-Spiegels vorhanden sein. 85% der Fälle weisen einen Ph-Wert unter 7,30 und einen Glukose-Spiegel unter 60 mg/dl auf. Es finden sich überwiegend Lymphozyten. Der Rheumafaktor ist aussagefähig, wenn er deutlich höher als im peripheren Blut gemessen wird. Die Bestimmung des Rheumafaktors (RF) ist hilfreich, gerade wenn klinische Anzeichen einer rheumatoiden Arthritis fehlen [1, 4, 13].

Als Erstmanifestation oder im Verlauf des Lupus erythematodes finden sich Pleuraergüsse relativ häufig (ca. 20%). Der Ph-Wert und der Glukose-Spiegel sind nur in etwa 20% deutlich vermindert. Somit ist ihre Bestimmung hier nicht nutzbringend. Die Bestimmung der antinukleären Antikörper (ANA) im Erguß kann bei deutlicher Differenz zum peripheren Blut aussagefähig sein. Es gehört zu unserem Untersuchungsstandard, bei unklarem Pleuraerguß ANA und RF zumindest im Serum zu bestimmen.

Mikrobiologische Verfahren

Der Nachweis und die Identifizierung eines Erregers in der Ergußflüssigkeit gelingt primär in weniger als der Hälfte der Fälle (31,4%) [9]. Bei Verdacht auf einen infizierten Erguß sollte daher eine größere Menge Flüssigkeit gewonnen und aufkonzentriert werden. Zusätzlich ist es hilfreich, Fibrin und bioptisches Material mikroskopisch und kulturell zu untersuchen. Durch Untersuchung von Fibrinflocken und Drainageabstrichen bei Empyemen, kann die Ausbeute deutlich gesteigert werden (86,3% [9]). Eine Anaerobierinfektion wird durch den foetiden Geruch sofort erkennbar. Unter den Erregern sind derzeit führend die Staphylokokken (Staph. aureus und epidermidis) sowie die Anaerobier, gefolgt von den Streptokokken. Deutlich seltener sind gramnegative anerobe Erreger (Abb. 3) [1, 9, 13].

Bei paucibacillären Infektionen, wie der Tuberkulose, gelingt der Direktnachweis im Erguß in weniger als 10% der Fälle. Meist wird erst durch Kultur von Gewebe ein positiver Befund erhoben. Die Flüssigkeitskultur ist zwischen 25 und 75% der Erkrankungen positiv [1, 13]. Die DNA-Amplifikation und Polymerase-Chain-Reaction (PCR) ist möglicherweise hilfreich für eine schnellere Diagnose, doch muß die Wertigkeit dieser neuen Methode noch überprüft werden [1].

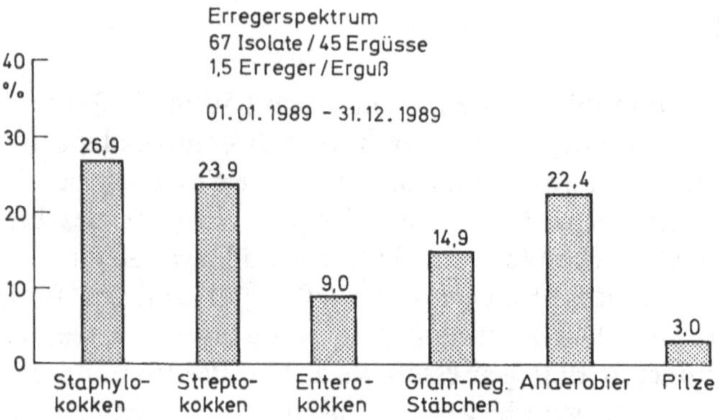

Abb. 3: Erregerspektrum in 45 mikrobiologisch positiven Pleuraergüssen [9]

Bei klinischem oder laborchemischem Verdacht auf eine Infektion sollten wiederholte Punktionen nicht gescheut werden, da hierdurch die Ergebnisse erheblich verbessert werden können. Wichtig ist, daß eine rasche und geplante Verarbeitung des gewonnenen Materials erfolgt. Anaerobierkulturen sollten immer veranlaßt werden.

Bei den Erregern atypischen Pneumonien (Mykoplasmen, Legionellen, Chlamydien, Rickettsien) werden die Erreger allenfalls mit speziellen Methoden nachgewiesen. Inwieweit ein immunologischer Antigen-Nachweis in der Ergußflüssigkeit Bedeutung hat, muß noch überprüft werden. Die laborchemischen Parameter im Erguß sprechen in der Regel für ein nicht kompliziertes Exsudat (Ph = Serum, Glukose nicht erniedrigt, Leukozytenzahl $< 10000/\mu l$).

Schlußbemerkung

Die Mehrzahl der Exsudate ist bereits zytologisch bzw. histologisch klassifizierbar. Der nicht unbedeutende kleinere Anteil der Ergüsse, die hierdurch nicht geklärt werden können, erfordert zusätzliche Untersuchungen, wobei die

Tab. 7: Pleuraerguß: definitive Diagnose

Pus	⟶	Empyem
Tumorzellen	⟶	Pl. carcinomatosa
Säurefeste Stäbchen	⟶	Pl. tuberculosa
Pilze (KOH)	⟶	Pilzinfektion
LE-Zellen	⟶	Lupus-Pleuritis
Triglyceride >110 mg %	⟶	Chylothorax
Amylase ↑, pH ~6,0	⟶	Ösophagusruptur
Amylase ↑, pH >7,3	⟶	Pankreatitis

dargestellten Parameter für die ätiologische Eingrenzung hilfreich sein können (Tab. 7). Dabei ist durchaus wertvoll, daß auch Ausschlußdiagnosen möglich sind. Es sollte nicht vergessen werden, daß der engmaschig kontrollierte klinische Verlauf mit wiederholten Untersuchungen Hinweise auf das zugrunde liegende Krankheitsbild gibt.

Literatur

[1] Light, R. W.: Pleural diseases. 2nd. ed. Lea Febiger, Malvern 1990.
[2] Jay, S. J.: Diagnostic Procedures for Pleural disease. Clin. Chest. Med. *3* (1985) 33–48.
[3] Sahn, S. A.: Malignant Pleural Effusions. Clin. Chest Med. *3* (1985) 113–125.
[4] Bech, J. M.: Immunologically Mediated Pleural Effusions. Sem. Resp. Med. *12* (1991) 238–245.
[5] Hiddemann, B., D. B. von Bassewitz: Stellenwert der Durchflußzytophotometrie in der Diagnostik maligner Zellen in Pleuraergüssen. In: S. Eckhardt, R. Gross (Hrsg.): Beiträge zur Onkologie, S. 20–25. Karger, Basel 1988.
[6] Gatzemeier, U., H. Magnussen: Diagnostik und Differentialdiagnostik von Pleuraergüssen. In: S. Eckhardt, R. Gross (Hrsg.): Beiträge zur Onkologie, S. 31–42. Karger, Basel 1988.
[7] Hausheer, F. H., J. W. Yarbro: Diagnosis and Treatment of Malignant Pleural Effusion. Semin. Onkol. *12* (1985) 54–75.
[8] Brandt, H.-J., R. Loddenkemper, I. May: Atlas der diagnostischen Thorakoskopie. Indikationen – Technik, Thieme, Stuttgart 1983.
[9] Ebert, W., H. G. Bauer, E. Bauer et al.: Significance of Microbiological and Biochemical Analyses in Empyema Thoracis. Thorac. Cardiovasc. Surgeon *38* (1990) 348–351.
[10] Ebert, W., M. Kleckow, H. D. Becker: Die Labordiagnostik des Pleuraergusses. Krankenhaus Arzt *58* (1985) 768–775.
[11] Ebert, W., A. Stabrey, M. Sibinger et al.: Value of Pleural Fluid Hyaluronic Acid and Carcinoembrionic Antigen Determinations in the Differential Diagnosis between Malignant Mesotheliomas and Pleuritis Carcinomatosa. Tumordiagn. u. Ther. *12* (1991) 1–6.
[12] Krauser, E. D.: Maligne Pleuraergüsse – Pathophysiologie, Diagnostik, Therapie. Dtsch. Med. Wschr. *110* (1985) 1381–1386.
[13] Sahn, S. A.: The Pleura – State of the Art. Am. Rev. Respir. Dis. *138* (1988) 184–234.
[14] Hamar, S. P., J. W. Bolen: Pleural Neoplasm. In: O. H. Dail, S. P. Hamar (eds.): Pulmonary Pathology, 973–1028. Springer, New York 1988.
[15] Johnston, W. W.: Cytologic Correlations in Pulmonary Pathology. Springer New York 1988.
[16] Chrétien, C. Danel: Needle Pleural Biopsy. In: The Pleura in Health and Disease, 631–642. Dekker, New York 1985.
[17] Boutin, Ch. et al.: Thorakoscopy. In: The Pleura in Health and Disease, 587–622. Dekker, New York 1986.
[18] Agostoni, E.: Mechanics of the Pleural Space. In: Hand book of Physiology, The Respiratory System, Vol III, Part 2, 531–559, 1986.

[19] Loddenkemper, R., J. Engel, H. Fotel et al.: Diagnostisches Vorgehen beim Pleuraerguß. Prax. Klin. Pneumol. *36* (1982) 447–449.
[20] Ebert, W., Ch. Welper-Rigling, B. Leichtweis et al.: Elevated Pleural Effusion SCC-Antigen Concentrations do not Prove Definitely Malignancy Secondary to Metastatic Squamous Cell Carcinoma of the Lung. Tumordiagn. u. Ther. *12* (1990) 123–127.
[21] Winterbauer, R. H.: Nonneoplastic Pleural Effusions. In: A. Fischman: Pulmonary Diseases and Disorders, 2139–2157. 2nd ed. Mc Graw-Hill, New York 1988.
[22] Staats, B. A., R. D. Ellefson, L. L. Badahn et al.: The Lipoproteinprofile of Chylous and Nonchylous Effusions. Mayo Clin. Proc. *55* (1980) 700–704.

Histologische Tumordifferenzierung

H. J. Scholman, H. Lobeck, S. Blümcke

Materialgewinnung

Die Mehrzahl der pathologischen Veränderungen des respiratorischen Systems läßt sich mit nicht-invasiven klinischen Methoden abklären. Wenn jedoch diagnostische Zweifel zurückbleiben und insbesondere wenn ein Tumorverdacht besteht, ist eine gewebliche Abklärung unumgänglich. Dem Kliniker bzw. Chirurgen stehen mehrere invasive Entnahmearten zur Verfügung. Bei pleuralen oder peripher-pulmonal gelegenen Prozessen leistet die perkutane Nadelbiopsie oder die Thorakotomia minor mit Keilexzision gute Dienste. Bronchiale oder zentral-pulmonale Veränderungen sind einer transbronchialen Zangenbiopsie gut zugänglich. Die diagnostische Wertigkeit einer jeden Methode hängt von deren Zuverlässigkeit bei der repräsentativen Gewebsgewinnung ab. Die stärker invasiven Verfahren (z. B. die Thorakotomie) sind zwar technisch aufwendiger und mit einer größeren Komplikationsgefahr behaftet, erreichen aber eine relativ hohe diagnostische Sensitivität, da mit ihnen der pathologische Prozeß gezielter erfaßt und umfangreicher entnommen werden kann; dadurch ist eine exaktere morphologische Beurteilung möglich. Weniger invasive Methoden (z. B. die perkutane Nadelbiopsie, transbronchiale Zangenbiopsie) sind dagegen meist weniger aufwendig und komplikationsärmer, dafür aber insgesamt weniger zuverlässig, da ihre genaue Plazierung nicht immer gelingt und häufiger technisch bedingt Artefakte die Beurteilbarkeit einschränken.

Repräsentanz der Gewebeproben

Nach wie vor gilt: Eine verläßliche Diagnose setzt eine repräsentative Gewebeprobe voraus! Starke Quetschartefakte können eine Beurteilung der Gewebsstruktur unmöglich machen. Exzisate aus dem Randbereich einer pathologischen Veränderung zeigen in der Regel nur uncharakteristische Begleitveränderungen wie Entzündungen, Fibrosen oder gelegentlich auch Epitheldysplasien; der diagnostisch relevante pathologische Prozeß bleibt unerkannt. Zu oberflächlich entnommene Proben sind ebenfalls wenig ergiebig. So lassen sich in oberflächlich gewonnenem Nekrosematerial einer Ulzeration meist nur die zelligen entzündlichen Elemente und gelegentlich Erreger nachweisen. Aussagen über die Art und Schwere der darunter liegenden Gewebsveränderung, z. B. eines Tumors, sind nicht möglich. Wurden nur Deckepithelien erfaßt, so sind zwar deren Veränderungen erkennbar, ob aber bei z. B. einer schweren Epitheldysplasie bereits eine maligne Entartung mit invasivem Wachstum besteht, kann der Beurteilung entgehen. Nur hinreichend große und richtig plazierte Biopsate gewähren einen ausreichenden Einblick in das pathologische Geschehen.

Verarbeitung der Proben

Die Gewebeproben können je nach der Fragestellung unterschiedlich aufgearbeitet werden. In der Regel erfolgt eine Paraffineinbettung der fixierten Exzisate, anschließend eine Schnittabtragung und Färbung der Schnitte mit Hämatoxilin-Eosin (Tab. 1). Auf diese Weise lassen sich die meisten pathologischen Veränderungen, auch viele Tumoren, bereits endgültig abklären. Für spezifische Fragestellungen vor allem bei Tumoren können spezielle Färbungen herangezogen werden: zur Darstellung des Schleims bei schleimbildenden Tumoren die PAS-Färbung, zur Abgrenzung mykotisch entzündlicher Tumoren die PAS- und Grocott-Färbung (Pilznachweis), zur Differenzierung granulomatöser Tumoren die Ziehl-Neelsen-Färbung (Nachweis säurefester Stäbchen) oder die Berliner-Blau-Reaktion zum Eisennachweis in blutungsbedingten Tumoren. Seltener wird die Gefriereinbettung unfixierter Biopsate angewandt. Sie dient in erster Linie einer schnellen intraoperativen Tumorverifikation und Tumorinfiltrationsabgrenzung (sog. Schnellschnittuntersuchung). Daneben

Tab. 1: Biopsat-Verarbeitungstechniken

Einbettungsverfahren	Fixierung
Paraffineinbettung	+
Routinefärbung (HE)	
Spezialfärbungen (PAS, Fe, ZN, Grokott usw.)	
Enzymhistochemie	
Immunhistochemie	
Gefriereinbettung	–
Schnellschnittuntersuchung	
Immunhistochemie	
Kunststoffeinbettung	+
Elektronenmikroskopie	

wird sie auch zur Gefrierasservation von nativem Gewebe für eine immunhistochemische Weiterverarbeitung der Proben benötigt. Die Kunststoffeinbettung findet in der Licht- und Elektronenmikroskopie überwiegend zu Forschungszwecken Verwendung.

Immunhistochemie in der Tumordiagnostik

In jüngster Zeit wurde ein neues Identifikations- und Darstellungsverfahren in die Morphologie eingeführt, nämlich die Immunhistochemie [2]. Diese ist vor allem für die Tumordiagnostik eine sehr hilfreiche Methode. Sie basiert auf dem Prinzip der Antigen-Antikörper-Reaktion. Ein Antikörper, der gegen ein bestimmtes zelluläres oder extrazelluläres Antigen gerichtet ist, wird auf einen Gewebeschnitt aufgetragen. Enthält das Gewebe dieses Antigen, geht der Antikörper mit ihm eine Bindung ein und markiert ihn dadurch. Die Reaktion läuft auf der unsichtbaren molekularen Ebene ab. Um die Antikörpermarkierungen sichtbar zu machen, wird diese primäre Antikörperreaktion mit einem Detektorsystem gekoppelt, welches z. B. über ein proteingebundenes Metall (Immuno-Gold Staining) oder über enzymatisch katalysierte Farbstoffreaktionen (z. B. Avidin-Biotin-Methode, Peroxydase-Antiperoxydase-Reaktion, Alkalische Phosphatase-Antialkalische Phosphatase-Reaktion) den Reaktionsort markiert.
Mittlerweile ist eine große Anzahl von Antikörpern entwickelt worden, die sich spezifisch gegen verschiedenste Gewebsantigene richten. Für die praktische Tumordiagnostik sind vor allem zwei Kategorien von Antikörpern von Bedeutung:

1. Antikörper, die die Proliferationsaktivität eines Gewebes anzeigen. Diese (z. B. Ki-67, PCNA) sind mitoseassoziiert, d. h. sie reagieren mit Zellkernstrukturen, die nur in der Mitosephase auftreten. Mit ihrer Hilfe lassen sich Mitosen auszählen und das Wachstumsverhalten eines Tumors objektiv bestimmen, was eine wichtige Information für die Tumortherapie und Tumorprognose darstellt.
2. Antikörper, die eine Zell- bzw. Gewebsdifferenzierung erlauben. Entsprechend ihrer Spezifität kann man die Antikörper dieser Gruppe in Leit- und Differenzierungsmarker unterteilen [11]. In einem ersten Schritt erfolgt mit Leitmarkern eine grobe Zuordnung eines Tumorgewebes zu dessen epithelialer oder mesenchymaler Herkunft. Zellen epithelialen Ursprungs haben in ihrem Zellskelett Zytokeratin-Filamente, Zellen mesenchymalen Ursprungs Vimentin-Filamente. Antikörper gegen Zytokeratine markieren somit epitheliale Zellen (z. B. Karzinomzellen) und solche gegen Vimentin mesenchymale Zellen (z. B. Sarkomzellen). Mischformen treten relativ selten

Tab. 2: Immunhistochemische Tumor-Marker

Tumorgruppe	Tumorart	Tumormarker
Epithelial	PE-Karzinom	CK 4, 5, 10, 13, 18, 19
	Adenokarzinom	CK 7, 8, 18, 19 CEA
	Kleinzell-Ca	CK 8, 18 NSE, Chromogranin
	Großzell-Ca	CK 4, 5, 13, 18, 19 Vim
	Adenosquamäs-Ca	CK 4, 5, 7, 8, 13, 18, 19 CEA
	Karzinoid	CK 8, 18, 19 NSE, Chromogranin, Serotonin
Mesenchymal	Fibro-Sa	Vim
	Neurosarkom	Vim, Neurfilamente S-100, NSE
	Hämangio-Sa	Vim, F-VIII
	Leiomyo-Sa	Vim, Desmin, Actin
	Mal. Melanom	Vim, S-100, NSE
	Mal. Lymphom	LC (Vim)
Mesothelial	Mal. Mesotheliom	CK 7, 8, 18, 19 Vim

auf. In einem zweiten Schritt wird mit den Differenzierungsmarkern eine genauere gewebliche Zuordnung vorgenommen (Tab. 2). So lassen sich maligne Lymphome mit Antikörpern, die gegen bestimmte Arten und Entwicklungsstufen von lymphatischen Zellen gerichtet sind (z. B. gegen T4-, T8-Lymphozyten, Hodgkin-Zellen), den verschiedenen Lymphomklassen zuordnen. Fibrosarkome sind als solche durch den zusätzlichen immunhistochemischen Nachweis der verschiedenen Kollagentypen erkennbar, Angiosarkome durch den zusätzlichen immunhistochemischen Nachweis von Gefäßendothelien (z. B. durch Faktor VIII-Nachweis), Neurosarkome durch einen Neurofilamentnachweis, Melanome durch Nachweis von S-100-Protein, Leiomyosarkome durch zusätzlichen Nachweis von Desmin und Actin und schließlich Mesotheliome durch den Nachweis von Vimentin (Vim) und den Zytokeratintypen (CK) 7, 8, 18 und 19. Bei den epithelialen Tumoren können die Antikörper gegen Zytokeratine zugleich als Leit- und als Differenzierungsmarker eingesetzt werden (Tab. 2). Bisher sind 20 verschiedene Zytokeratine bekannt (CK 1 bis 20) [8]. Sie treten in bestimmten, für die einzelnen Epithelarten unterschiedlichen Kombinationen auf und machen dadurch die Epithelien gegeneinander abgrenzbar (Tab. 3). Diese

Tab. 3: Zytokeratin (CK) – Typisierung

CK			7,	8,		18,	19		Drüsenepithelien
CK				8,		18			Leberzellen
CK				8,		18,	19,	20	Darmepithelien
CK		4,			13,				Mundhöhle, Vagina
CK	1,				10				Epidermis, Leukoplakie

Tab. 4: Zytokeratine in Plattenepithel-Metaplasien der Lunge

Str. Corneum	4		6		10		16		
Str. Spinosum	4	5	6		10	13	16		
Str. Basale		5	6	8				*18*	*19*

Zytokeratinkombinationen werden sehr oft auch in den Epithelneoplasien beibehalten. Der immunhistochemische Nachweis dieser Zytokeratinkombinationen und weiterer Differenzierungsmarker (Tab. 2), wie etwa karzinoembryonales Antigen (CEA), neuronenspezifische Enolase (NSE), Chromogranin, Serotonin u. a., können entscheidend helfen, epitheliale Neoplasien zu identifizieren oder Metastasen ihrem Primärtumor zuzuordnen. Außerdem läßt sich mit Hilfe der Zytokeratine der Reifestand einer Plattenepithelmetaplasie bzw. -proliferation bestimmen (Tab. 4). Positiv gegen CK 5, 6, 8, 18 und 19 reagieren wenig differenzierte Zellen der basalen Epithelschicht. Positivität gegen CK 1 und 10 entspricht einem ausreifenden verhornenden Epithel (Abb. 1). Der immunhistochemische Nachweis von Zytokeratinen läßt sich somit zur Differenzierung, Ursprungssuche und Reifebestimmung gutartiger und bösartiger epithelialer Tumoren einsetzen.

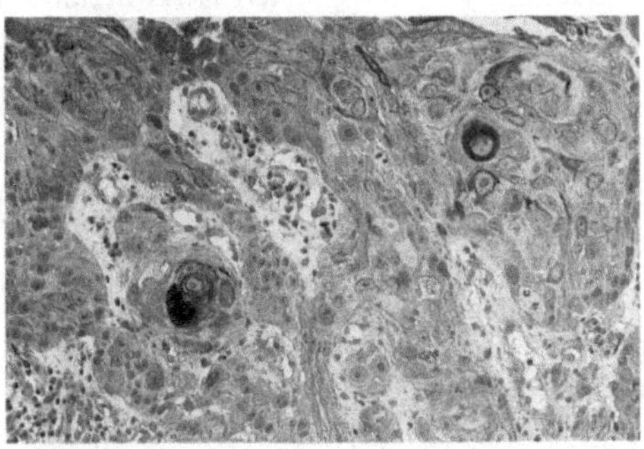

Abb. 1: (69jähriger m., PE, Hauptbronchus, He × 300). Mäßig differenziertes verhornendes Plattenepithelkarzinom (Grad 2). Positive Reaktion mit CK 10 in Verhornungsarealen (tiefschwarze Markierung)

Morphologische Charakteristika ausgewählter Lungentumoren

Grundlage der Zuordnung bioptisch erfaßter Lungentumoren ist die WHO-Klassifikation (Tab. 5) [12]. Unter den primären Lungentumoren stehen die bösartigen ganz im Vordergrund: 98% sind Karzinome [4], die restlichen fallen demgegenüber kaum ins Gewicht und bleiben im folgenden unberücksichtigt.

Tab. 5: WHO – Klassifizierung der Lungentumoren (nach Sobin et al., 1981 [1])

		Gutartig	Bösartig
I.	Epitheliale Tumoren	Papillome Adenome (Dysplasien, Ca in situ)	Plattenepithelkarzinom Kleinzelliges Karzinom Adenokarzinom Großzelliges Karzinom Adenosquamöses Karzinom Karzinoidtumor Bronchialdrüsenkarzinome Sonstige
II.	Nichtepitheliale („soft tissue“-Tumoren	Lipom Fibrom Neurofibrom Lymphangiom Hämangiom Leiomyom Granularzelltumor Chondrom	Fibrosarkom Neurofibrosarkom Hämangiosarkom Leiomyosarkom Mal. Hämangioperizytom
III.	Mesotheliale Tumoren	(Benignes) Mesotheliom	Malignes Mesotheliom
IV.	Verschiedene Tumoren	Klarzelltumor Paragangliom (Chemodektom) Teratom	Karzinosarkom Pulmonales Blastom Malignes Melanom Maligne Lymphome Sonstige
V.	Metastasen		
VI.	Unklassifizierte Tumoren		
VII.	Tumorähnliche Läsionen	Hamartome Lymphoprolif. Prozesse „Tumorlets“ Eosinoph. Garnulom „Sklerosierendes Hämangiom“ Entz. Pseudotumor Sonstige	

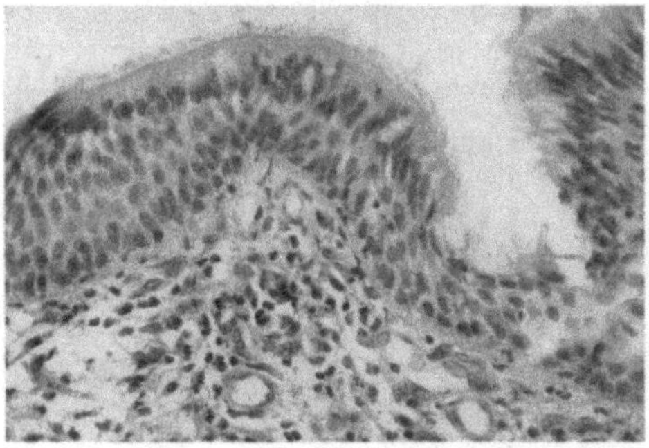

a

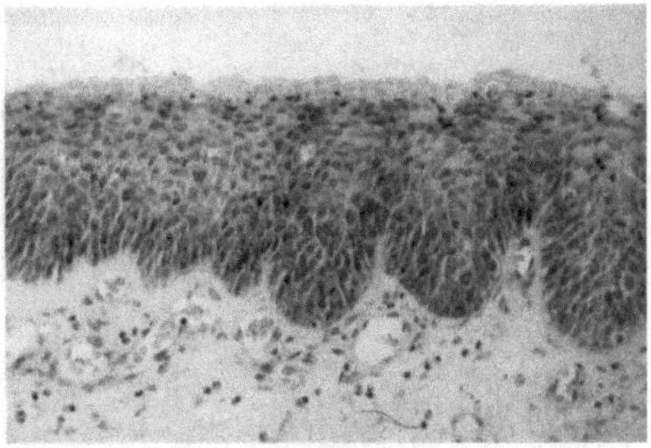

b

Abb. 2a: (54jähriger m., PE, Oberlappenbronchus, HE × 250). Differenzierte Basalzellhyperplasie. Linker Bildrand: Übergang in eine reine Plattenepithelmetaplasie

Abb. 2b: (63jähriger m., PE, Unterlappenbronchus, HE × 175). Metaplastische Plattenepithelhyperplasie, mittelschwere Dysplasie

Nach Meinung verschiedener Autoren gehen vor allem dem Plattenepithelkarzinom Veränderungen des bronchialen Deckepithels voraus [10]. Über eine differenzierte Basalzellhyperplasie mit verbreiterter Basalzellschicht und noch erhaltenem Flimmerepithel als oberste Deckschicht (Abb. 2a) entwickelt sich z. T. eine reine Plattenepithelmetaplasie mit mehrschichtigem Plattenepithel und vollständigem Flimmerepithelverlust (Abb. 2a). Daraus kann über Dysplasien unterschiedlicher Schweregrade (Abb. 2b) und einem Carcinoma in situ mit Schichtungs-, Zell- und Kernanomalien ein invasives Karzinom entstehen.

Das Plattenepithelkarzinom tritt in Westeuropa in etwa 40% der Fälle auf und ist damit eines der häufigsten primären Lungenkarzinome [3]. Männer werden zehnmal häufiger befallen als Frauen. Es wächst ganz überwiegend zentral in runden, knotigen, meist isolierten Herden. Histologisch werden die Plattenepithelkarzinome entsprechend ihrem geweblichen Aufbau, ihrer spezifischen Zelleistung (Verhornung) sowie ihrem Proliferations- und Invasionsverhalten in hoch, mäßig und niedrig differenzierte Karzinome untergliedert (Differenzierungsgrade 1, 2 und 3, Abb. 1). Dabei nehmen mit steigendem Entdifferenzierungsgrad die gewebliche Ordnung (z. B. epitheliale Schichtung, Normalität der Zellen) sowie der Verhornungsgrad ab und das Proliferations- sowie Invasionsverhalten zu. Als stark entdifferenzierter Subtyp kann gelegentlich ein spindelzelliges Plattenepithelkarzinom auftreten. Es läßt sich oft nur schwer von einem Sarkom abgrenzen. Reagieren die Tumorzellen jedoch immunhistochemisch positiv mit Antikörpern gegen Zytokeratine, so ist ihre epitheliale Natur belegt und der Tumor eindeutig als Karzinom identifiziert.

Etwa ebenso häufig wie das Plattenepithelkarzinom kommt das kleinzellige Bronchialkarzinom vor [4]. Auch bei diesem Tumortyp überwiegen in der

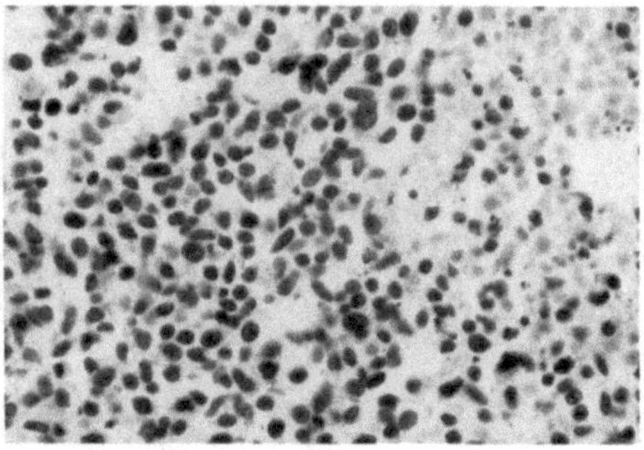

a

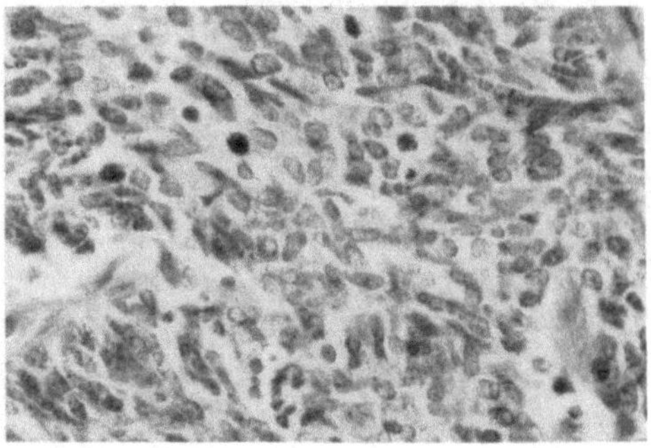

b

Abb. 3a: (71jährige f., PE, Oberlappenbronchus, HE × 300). Kleinzelliges Bronchialkarzinom vom Haferkorntyp. Kleinscholliger nekrotischer Tumorzellzerfall (rechts oben)

Abb. 3b: (61jähriger m., PE, Mittellappenbronchus, HE × 300). Kleinzelliges Bronchialkarzinom vom Intermediärzelltyp

Erkrankungshäufigkeit die Männer (m : f = 4 : 1). In 77% findet man eine zentrale und in 23% eine periphere Tumorlokalisation, wobei ganz überwiegend ein mehr diffuses Wachstumsmuster vorherrscht und nur in 10% knotige Tumorproliferate auftreten. Gehäuft sind Mikrokarzinome zu beobachten. Histologisch tritt das kleinzellige Bronchialkarzinom in 3 Variationen auf: als Haferkorntyp (Oat-cell-type), als Intermediärzelltyp oder als kombinierter Haferkorntyp mit plattenepithelialen und/oder drüsigen Anteilen. Der Haferkorntyp (Abb. 3a) besteht aus kleinen ovoiden Zellen, die etwas größer als Lymphozyten sind. Die chromatindichten rundlichen oder ovalen Kerne werden von einem sehr schmalen Zytoplasmasaum umgeben, was den Tumorzellen insgesamt ein lymphozytenähnliches Aussehen verleiht. Eine Abgrenzung des Haferkorntyps von einem Bronchuswandinfiltrat einer chronischen lymphatischen Leukämie ist oft sehr schwierig, insbesondere wenn die sehr fragilen Karzinomzellen durch Quetschartefakte bei der bioptischen Entnahme zusätzlich deformiert wurden. Meist gelingt aber eine Zuordnung zu einem kleinzelligen Karzinom durch den immunhistochemischen Nachweis von Zytokeratinen im Zytoplasma der Tumorzellen. Das relativ schnelle Wachstum dieses Tumortyps führt zu einem frühzeitigen typisch kleinscholligen nekrotischen Tumorzellzerfall (Abb. 3a), was als Hinweis auf einen möglichen Kleinzeller diagnostisch mitverwertet werden kann. Gegenüber dem Haferkorntyp hat der Intermediärzelltyp (Abb. 3b) größere Zellen und Kerne. Die Zellen sind zytoplasmareicher und unregelmäßiger geformt [6]. Ihre Zuordnung zu einem Karzinom erscheint weniger problematisch.

Mit 10% der Fälle steht das Adenokarzinom an dritter Stelle der Lungenkarzinome. Bei ihm überwiegen die Frauen (m : f = 1 : 6) [5]. Das Adenokarzinom

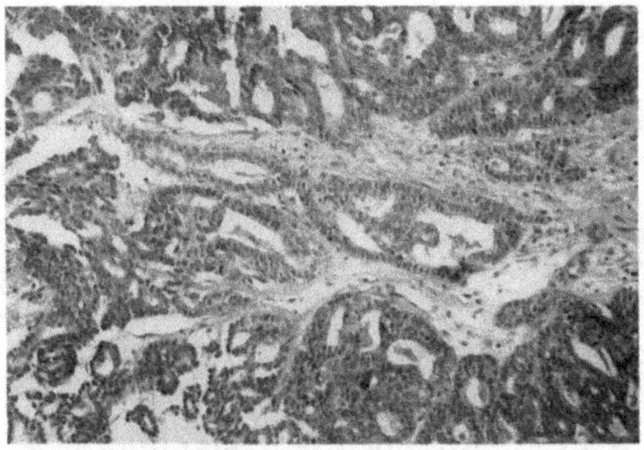

a

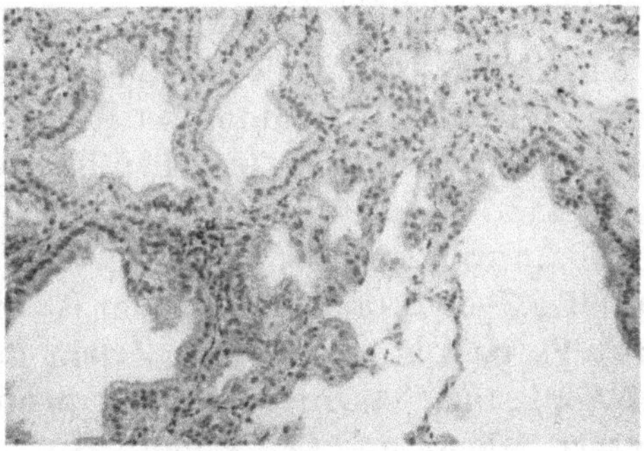

b

Abb. 4a: (59jährige f., PE, Segmentbronchus, PAS × 100). Gut differenziertes Adenokarzinom

Abb. 4b: (74jähriger m., PE, transbronchial, HE × 150). Bronchioloalveoläres Adenokarzinom, hochzylindrisch nicht schleimbildend

ist vornehmlich peripher lokalisiert, z. T. in Narbenregionen. Es kann knotig, diffus oder auch pneumonisch wachsen. Feingeweblich tritt dieser Lungentumor in 5 verschiedenen Wachstumsformen auf: tubulär, azinär, papillär, bronchiolo-alveolär und solide. Häufig läßt sich eine intra- bzw. extrazelluläre Schleimbildung nachweisen. Die tubulären (Abb. 4a), azinären und papillären Subtypen können entsprechend der Ausbildung ihrer typischen Merkmale in gut, mäßig und niedrig differenzierte Karzinome graduiert werden. Das solide Adenokarzinom hat keine tubulären, azinären oder papillären Struktureinheiten, sondern nur relativ einförmige kompakte Verbände [4] mit vielen intrazellulär schleimbildenden Zellen. Dieser Tumor ist niedrig differenziert. Beim bronchiolo-alveolären Subtyp (Abb. 4b) wachsen die zylindrischen Tumorzellen bandartig entlang der vorbestehenden Alveolarwände [6] und können sich kontinuierlich über einen ganzen Lungenlappen und weiter ausbreiten, was radiologisch einem pneumonischen Infiltrat sehr ähnlich sieht. In der Biopsie wird der bronchiolo-alveoläre Karzinomcharakter aber offensichtlich. Dieser Adenokarzinomtyp hat 2 Unterformen: die schleimbildende und die hochzylindrische nicht-schleimbildende. Das schleimbildende bronchiolo-alveoläre Adenokarzinom breitet sich in der Regel schneller aus als das nicht-schleimbildende [4]. Sein Verlauf ist somit prognostisch ungünstiger.
An vierter Stelle steht das großzellige Bronchialkarzinom [5]. Die Häufigkeit dieses Tumors wird in der Literatur different zwischen 6 und 19% angegeben [5, 9]. In der Regel wächst dieses Karzinom kompakt solide. Eine periphere Lokalisation scheint zu überwiegen. Histologisch teilt die WHO diesen Tumortyp in 3 Untergruppen. Die häufigste Variante ist der undifferenzierte Subtyp. Er zeichnet sich durch zytoplasmareiche epitheliale Zellen mit großen hyper-

chromatischen, z. T. gelappten Kernen aus. Typische plattenepitheliale, kleinzellige oder drüsige Formationen fehlen. Seltener kommt als zweite Variante das großzellige Karzinom mit Riesenzellen (Giant-cell-carcinoma) vor [9]. Die charakteristischen Riesenzellen haben einen großen Zytoplasmaleib mit bizarren Randkonturen sowie einen oder mehrere hyperchromatische vergrößerte, z. T. sehr polymorphe Kerne mit einem prominenten Nukleolus. Das hellzellige (klarzellige) Bronchialkarzinom ist die dritte, allerdings sehr seltene Variante [9]. Es besteht aus großen Zellen mit sehr hellem gelegentlich schaumigem Zytoplasma. Muzin wird nicht produziert. Dieser Subtyp muß histologisch gegen Adeno- und Plattenepithelkarzinome mit hellzelligen Anteilen und gegen Metastasen eines hellzelligen Nierenkarzinoms (sog. hypernephroides Nierenkarzinom) abgegrenzt werden.

Als eine weitere eigenständige Gruppe der Lungentumoren werden die Karzinoidtumoren angesehen. Mit einer Häufigkeit von 1–2% zählen sie zu den selteneren Lungenneoplasien [1]. Ohne Geschlechtsprävalenz verteilen sie sich über fast alle Altersklassen mit einem Häufigkeitsmaximum zwischen dem 44. und 48. Lebensjahr. Man faßt heute die Karzinoidtumoren als Abkömmlinge des neuroendokrinen Systems (APUD-Systems) auf [4], dessen Zellen u. a. in den bronchialen Schleimdrüsen und in der Schleimhaut größerer Bronchien und Bronchiolen zu finden sind. Daher entwickeln sich 90% der Karzinoide in zentralen Lungenregionen, und zwar bevorzugt an Teilungsstellen der Haupt-, Lappen- und Segmentbronchien [9]. Nur 10% der Tumoren sind peripher gelegen. Ganz überwiegend sind sie solitär ausgebildet, selten multipel und wachsen lokal infiltrierend mit einer niedrigen Metastasierungsrate von unter 10%. In gut 90% infiltrieren sie in extrabronchialer Richtung. Bei endobronchial gerichtetem Wachstum wölben sie die Bronchialschleimhaut polypoid vor und können, wie andere Bronchialtumoren, durch Lichtungsstenosen obstruktive Komplikationen (Atelektasen, Pneumonien, Bronchiektasien) auslösen. Feingeweblich treten beim Karzinoidtumor verschiedene Gewebsmuster auf. Der glanduläre (alveoläre) und der trabekuläre Typ überwiegen bei weitem. Polygonale zytoplasmareiche Zellen mit ovalen Kernen und argyrophiler Granula (Neurosekret-Depots) werden von einem gefäßreichen Bindegewebe gestützt [6]. Gelegentlich sind zusätzlich azinäre (z. T. mit Schleimbildung) und spindelzellige Abschnitte anzutreffen, ferner hyaline Bindegewebsfelder, metaplastische Verknöcherungen oder Amyloidablagerungen. Mitosen sind meist nur vereinzelt nachweisbar. Deutlich seltener treten der spindelzellige, der Tumorlet- und der atypische Karzinoidtyp auf. Das atypische Karzinoid ist ungleichmäßiger aufgebaut, hat eine stärkere Zellpolymorphie und eine deutlich höhere Mitose- und Metastasierungsrate als die übrigen Karzinoide [4]. Seine Prognose ist schlechter. Insbesondere das spindelzellige und das atypische Karzinoid sind oft schwierig gegen andere, vor allem kleinzellige Lungentumoren abzugrenzen. In den meisten Fällen gelingt jedoch eine

Zuordnung zu einem Karzinoidtumor durch den positiven immunhistochemischen Nachweis der Zytokeratine (CK) 8, 18 und 19, der neuronenspezifischen Enolase (NSE), des Chromoganins (CG) und evtl. des Serotonins (ST) (Tab. 2). Die restlichen Karzinome des bronchopulmonalen Systems, wie das Bronchialdrüsenkarzinom, das adenosquamöse Karzinom, das Karzinosarkom u. a. liegen in ihrer Häufigkeit deutlich unter 1% und sind damit sehr seltene Lungentumoren. Sie sollten an dieser Stelle nicht weiter behandelt werden. Zu den seltenen Tumoren des Atemapparates wird auch das Mesotheliom gerechnet. Es geht von der Pleura visceralis oder parietalis aus und kann als solitärer, derber, gestielter oder breitbasiger Knoten oder diffus als derbe Tumorschwarte wachsen. Die solitären Mesotheliome sind ganz überwiegend gutartig, die diffusen in der Regel bösartig [4, 9]. Die diffusen Mesotheliome überwiegen deutlich. Der Altersgipfel reicht vom 5. bis ins 7. Lebensjahrzehnt. Männer sind vor allem bei der malignen Form etwas häufiger betroffen. Histologisch werden bei den gutartigen Mesotheliomen ein fibröser, ein epithelialer und ein gemischter (= biphasisch fibrös-epithelialer) Typ unterschieden, wobei der fibröse überwiegt [9]. Ähnlich beim malignen Mesotheliom, dort wird eine epitheliale von einer mesenchymalen und einer gemischten (größte Gruppe) biphasisch sarkomatös-karzinomatösen Form differenziert (Abb. 5). Beim epithelialen Typ treten adenomatöse, pseudokarzinomatöse und papilläre Formen auf. Ferner können unterschiedliche Anaplasiegrade beobachtet werden und in ein und demselben Tumor kann das histologische Bild in verschiedenen Abschnitten außerordentlich variieren. Gerade diese Variabilität des Tumorbildes führt bei der histologischen Beurteilung von Tumorproben aus unterschiedlicher Lokalisation zu differenten Ergebnissen und damit oft unerfreulichen Diskrepanzen. Letztlich kann die differentialdiagnostische Abgrenzung eines diffusen epithelialen Mesothelioms von der Pleurametastase etwa eines Adenokarzinoms äußerst schwierig sein. Mit Hilfe der Immunhistochemie läßt

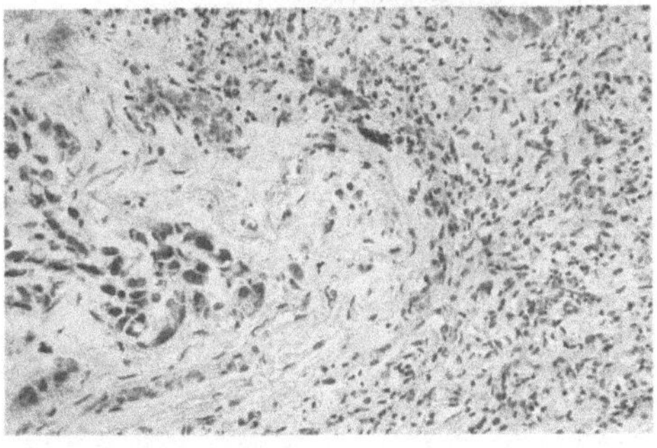

Abb. 5: (51jähriger m., PE, Pleura, HE × 200). Biphasisches Mesotheliom; rechts der fibröse, links der epitheliale Anteil

sich häufig aber doch eine Entscheidung herbeiführen (Tab. 2). Denn die Mesotheliome zeichnen sich durch eine Koexpression von Vimentin und einem bestimmten Zytokeratinmuster aus, was sie gegenüber den meisten Metastasen extrapulmonaler Tumoren abgrenzt.

Wie anfangs beschrieben, repräsentieren die Karzinome die ganz große Mehrzahl der primären Lungentumoren. Die häufigsten Lungentumoren sind sie allerdings nicht; diese sind vielmehr die Lungenmetastasen extrapulmonaler Malignome [9]. Da die Lunge im primären oder sekundären venösen Abstromgebiet fast aller Organe liegt und reichlich lymphatische Gefäßverbindungen zum Hals- und Bauchraum unterhält, überrascht es nicht, daß die Lunge ein bevorzugtes Metastasierungsorgan darstellt. Wie häufig Lungenmetastasen entstehen, hängt vom Sitz des Primärtumors und vom Tumortyp ab (Tab. 6) [9]. Die Metastasen können als einzelne Knoten, als multiple grobknotige Herde, ferner herdförmig disseminiert oder konfluierend pneumonisch, auch als feinste Knötchen sowie in netzartig-streifiger Form [9] auftreten. Meist bilden sie jedoch multiple Rundherde und verraten dadurch mit einer gewissen Wahrscheinlichkeit ihre metastatische Natur. Bioptisch-morphologisch kann die Zuordnung eines solchen Rundherdes zu einem primären Lungentumor oder zu einer Metastase sehr schwierig sein, da sich die histologischen Bilder von primären Lungenneoplasien und von Metastasen extrapulmonaler Tumoren z. T. sehr ähneln. Eine wesentliche Differenzierungshilfe kann hier die Immunhistochemie leisten. So läßt sich z. B. mit Hilfe des Zytokeratinmusters und

Tab. 6: Häufigkeit von Lungenmetastasen bei unterschiedlichen Primärtumoren. (Nach Weiss u. Gilbert, 1978 [9])

Primärtumor	Lungen-metastasen (%)	Primärtumor	Lungen-metastasen (%)
Chorionkarzinome	70–100	Pankreastumoren	25–40
Hodentumoren	70–80	Lunge	20–40
Melanome	60–80	Plattenepithelkarzinome des Kopf- und Halsbereiches	13–40
Ewing-Sarkom	77	Ösophaguskarzinome	20–35
Oesteosarkom	75	Blase	25–30
Hypernephrom	50–75	Magenkarzinome	20–30
Hodgkin-Lymphome	50–70	Gebärmutterhals	20–30
Schilddrüsenkarzinome	65	Neuroblastom	25
Mammakarzinome	60	Vulva	20
Wilms-Tumor	60	Hepatome	20
Rhabdomyosarkom	55	Prostata	13–20
Kolon/Rektumkarzinome	20–43	Penis	10
Uterus	30–42	Ovar	10
Non-Hodgkin-Lymphome	30–40		

Tab. 7: Zytokeratine unterschiedlicher Adenokarzinome/Mesotheliome

Adeno-Ca Lunge	7	8	18	19	+ CEA
Adeno-Ca Colon		8	18	19	+ CEA
Adeno-Ca GG/pank	7	8	18	19	+ CEA
Leberzell-Ca		8	18		+ AFP
Nierenzell-Ca		8	18		+ VIM
Schilddr.-Ca		8	18		+ THY
Mesotheliom	7	8	18	19	+ VIM

spezifischer Differenzierungsmarker ein Teil der Lungenherde eindeutig als Metastasen eines extrapulmonalen Karzinoms identifizieren. Als Beispiel seien hier das Schilddrüsenkarzinom mit dem positiven Nachweis von Zytokeratin 8 und 18 sowie von Thyreoglobulin und das Prostatakarzinom mit dem Nachweis von Zytokeratin 7, 8, 18 und 19 sowie von prostataspezifischem Antigen (PSA) aufgeführt (Tab. 7). Wie die Karzinome können schließlich auch die Sarkome bzw. maligenen Lymphome immunhistochemisch als solche erkannt und mindestens teilweise als primäre oder sekundäre Lungentumoren gesichert werden.

Zusammenfassung

Die große Mehrzahl bronchopulmonaler Erkrankungen läßt sich mit den üblichen klinischen nicht-invasiven Methoden abklären. Lungentumoren bilden jedoch auch heute noch ein diagnostisches Problem, da mit diesen klinischen Verfahren entzündliche von neoplastischen bzw. benigne von malignen Tumoren nicht immer sicher differenzierbar sind. Mit dem Bewußtsein, daß den Lungentumoren ganz überwiegend primäre Lungenkarzinome bzw. Metastasen extrapulmonaler Karzinome zugrunde liegen und deren Therapie sehr verschieden sein kann, kommt der eindeutigen geweblichen Tumorverifikation eine eminente Bedeutung zu. Die repräsentative Gewebsentnahme, eine sachgerechte Weiterverarbeitung der Proben und ein detailliertes Wissen um die möglichen pathologischen Veränderungen sind entscheidende Voraussetzungen für eine möglichst zweifelsfreie Beurteilung. Mit Hilfe moderner Methoden, wie z. B. der Immunhistochemie, kann die Mehrzahl der Lungentumoren eindeutig gesichert werden. Unter Beachtung der genannten Voraussetzungen dürfte bei der Abklärung von Lungentumoren die Befunderhebung des Morphologen dem Kliniker eine wesentliche Stütze sein und letztlich den Nutzen des Patienten mehren.

Literatur

[1] Carter, D., I. C. Eggleston: Tumors of the lower respiratory tract. In: W. H. Hartmann (Hrsg.): Atlas of Tumor Pathology, 2nd Series, Fasc. 17, AFIP, Washington D. C. 1980.
[2] Cordell, J. L., B. Falini, W. N. Erber et al.: Immunoenzymatic labeling of monoclonal antibodies using immune complexes of alkaline phosphatase and monoclonal anti-alkaline phosphatase (APAAP complexes). J. Histochem. Cytochem. *32* (1984) 219–229.
[3] Eck, H., R. Haupt, G. Rothe: Die gut und bösartigen Lungengeschwülste. In: Handbuch Spez. Pathol. Histol., Bd. III/4. Springer, Berlin–Heidelberg–New York 1969.
[4] Hartung, W.: Atemwege, Lunge, Pleura. In: W. Remmele (Hrsg.): Pathologie, Bd. I, S. 703–856. Springer, Berlin–Heidelberg–New York–Tokio 1984.
[5] Kaiserling, E.: Zur Pathologie der bronchopulmonalen Tumoren. Krankenh. Arzt *61* (1988) 567–577.
[6] Kreyberg, L. et al.: Histological typing of lung tumors. 2. ed. Internat. histological classification of tumors, No 1. WHO Genf 1981.
[7] Marchevsky, A. M.: Surgical Pathology of Lung Neoplasms, Vol. 44, Marcel Dekker, New York–Basel.
[8] Moll, R.: Epitheliale Tumormarker. Verh. Dtsch. Ges. Pathol. *70* (1987) 28–50.
[9] Müller, K.-M., Lungentumoren. In: W. Doerr, G. Seifert, E. Uehlinger (Hrsg.): Pathologie der Lunge II, S. 1081–1275. Springer, Berlin–Heidelberg–New York–Tokio 1983.
[10] Müller, K.-M.: Die Bronchialschleimhaut im Vorfeld des Lungenkrebses. In: Atemwegs- und Lungenkrankheiten *14* (1988) 370–374, Sonderausgabe, Die Bronchialschleimhaut, Verhandlbd. d. 23. Jahrestagung d. Ges. f. Lungen- u. Atemwegserkrankungen (1987), Dustri-Verlag, München-Deisenhofen.
[11] Scholman, H. J.: Morphologische Diagnostik von Lungentumoren unter Einbeziehung immunhistochemischer Methoden. In: P. Dorow (Hrsg): Pneumologisches Kolloquium, Bd. 6, S. 29–40. Walter de Gruyter, Berlin 1991.
[12] Sobin, L. H., Y. Shimosato, H. Spencer et al.: Histological typing of lung cancers. 2. ed. Internat. histological classification of tumors, No 1. WHO, Geneva 1981.

Moderne bildgebende Verfahren: HR-CT und MRT

R. Felix, R. C. Bittner, P. Uhrmeister

1 HR-CT-Diagnostik

1.1 Einleitung

Eine Vielzahl von Erkrankungen führen zu Veränderungen des Lungenparenchyms, die sowohl das Interstitium als auch die lufthaltigen Räume betreffen können. Die klinischen und lungenfunktionsanalytischen Untersuchungen leisten bei ähnlichen Befunden häufig keine differentialdiagnostische Hilfestellung. Auf konventionellen Röntgenthoraxaufnahmen sind gelegentlich typische Muster zu erkennen; in der überwiegenden Zahl der Befunde sind die Veränderungen jedoch unspezifisch. Frühveränderungen sowie eine differentialdiagnostische Beurteilung stellen für dieses Verfahren daher eine besondere Problemstellung dar. Dies ist weiterhin bedingt durch die häufige Erstmanifestation im subpleuralen Raum, der konventionell radiologisch schwer einsehbar ist.
Die computertomographische Schnittbilddiagnostik hat sich als Methode in der Diagnostik mediastinaler und hilärer Raumforderung sowie zur Abklärung intrapulmonaler Läsionen etabliert. Weiterhin wird die CT als Lokalisationshilfe für perthorakale Punktionen eingesetzt [57]. Der besondere Vorteil dieses Verfahrens liegt in der überlagerungsfreien Darstellung des Lungenparenchyms auch in der Lungenperipherie und im paramediastinalen Raum. Die früher ausschließlich verwandten 8 – 10 mm dicken Schichten erlauben auf Grund des Partialvolumeneffekts jedoch keine anatomisch exakte Abbildung der feinen interstitiellen Strukturen. Durch die Weiterentwicklung der CT-Technologie mit Verbesserung des räumlichen Auflösungsvermögens konnte das Indikationsspektrum während der letzten sechs Jahre auf interstitielle Parenchymveränderungen erweitert werden [1 – 6, 10, 13, 26, 30 – 40, 51, 54 – 56).

1.2 Methodik

Das CT-Bild ist die zweidimensionale Darstellung eines dreidimensionalen Querschnitts, wobei die dritte Ebene durch die Schichtdicke repräsentiert wird und die Schwächungswerte eines Volumenelementes in einem Bildpunkt gemittelt werden. Bei unvollständig erfaßten Strukturen resultiert daraus ein Partialvolumeneffekt mit Verfälschung der CT-Dichtewerte. Dieser läßt sich durch Herabsetzen der Schichtdicke auf 1 mm minimieren, wodurch sich auch die räumliche Auflösung steigert. Weitere Faktoren, die die Ortsauflösung beeinflussen, sind der Rechenalgorithmus bei der Bilddarstellung aus den Rohdaten und die Abbildungsmatrix [20].

Der sehr hohe Dichtesprung von ca. 1000 HE zwischen der intrapulmonalen Luft und den Lungenparenchymstrukturen stellt eine optimale Voraussetzung für den Einsatz des kantenanhebenden Knochenalgorithmus (high-resolution = HR) dar. Im Gegensatz zum Standardalgorithmus, der üblicherweise im Körperbereich zum Einsatz kommt und eine Glättung der Daten bewirkt, werden durch die Kantenanhebung des Knochenalgorithmus auch feine Strukturen scharf abgebildet. Der Begleiteffekt dieser verbesserten Auflösung ist eine Zunahme des Bildrauschens, der auf dünnen Schichten ausgeprägter als auf dickeren bemerkt wird. Außer bei sehr korpulenten Patienten wird die diagnostische Bildqualität dadurch nicht beeinträchtigt [32].

Um die Verbesserungen der Ortsauflösung auszuschöpfen, die durch Veränderungen der Datenaquisition und -berechnung erzielt werden können, bedarf es einer Herabsetzung der Pixelgröße bei der Bilddarstellung auf dem Monitor. In modernen CT-Geräten ist eine Bilddarstellungsmatrix von 512^2 Punkten bis 1024^2 gegeben, wodurch bei einem Field of View (FOW) von 40 cm eine Pixelgröße von 0.78 mm resultiert [30]. Da die Darstellungsmatrix eine geräteabhängige, vorgegebene Größe ist, kann eine weitere Verkleinerung der Pixelgröße nur durch eine Bildausschnittsvergrößerung erfolgen. Eine Veränderung des FOW ist durch eine einfache Vergrößerung oder durch das Herausrechnen einer interessierenden Region an Hand der Rohdaten möglich. Bei dem erstgenannten Verfahren werden die Pixel eines bestimmten Areales gespreizt und die abgebildeten Pixel auf dem Monitor reduziert, wodurch die räumliche Auflösung nicht beeinflußt werden kann. Dies gelingt jedoch durch die Umrechnung eines Bildausschnitts mit den Rohdaten, wo die Pixelanzahl auf dem Monitor beibehalten und auf eine kleinere Fläche aufgeteilt wird. Atem- und Pulsationsartefakte als patientenbedingte Einflußfaktoren auf die Bildqualität können durch kurze Scanzeiten auf ein Minimum reduziert werden. Die Aufnahmezeiten betragen bei schnellen Computertomographen zwischen 0.7 und 2 Sekunden [30].

Im Gegensatz zu der konventionellen CT, wo die gesamte Lunge mit kontinuierlichem Tischvorschub untersucht wird, ist dies mit Dünnschichten auf Grund der sehr hohen Anzahl von Aufnahmen nicht möglich. Es müssen also Scans in ausgewählten Lokalisationen angefertigt werden. Eine repräsentative Darstellung des Lungenparenchyms wird durch Schichten in Höhe des Aortenbogens, der Trachealbifurkation und ca. 3 cm oberhalb des Zwerchfelles gewonnen. In Abhängigkeit von der Fragestellung und dem Befund der 10 mm

Schichten muß dieses Untersuchungsprotokoll variiert werden [32, 39]. Für die Beurteilung der Lungenfeinstrukturen ist eine intravenöse Kontrastmittelapplikation nicht erforderlich. Im gleichen Untersuchungsgang können pleurale Läsionen durch Veränderung der Fenstereinstellung erfaßt werden.

1.3 Anatomie

Für das Verständnis der HR-CT und ihren Einsatz in der Diagnostik interstitieller Prozesse sind Vorbemerkungen zur Schnittbildanatomie der Lunge sowie typischer Veränderungen durch interstitielle Prozesse erforderlich. In diesem Zusammenhang verdient der Sekundärlobulus besondere Beachtung. Er stellt die kleinste bindegewebig begrenzte Funktionseinheit der Lunge dar. In den Interlobulärsepten, die die Abgrenzung zu benachbarten Lobuli bilden, verlaufen drainierende venöse und lymphatische Gefäße. Der periphere Bronchialbaum mit begleitender Pulmonalarterie befindet sich im Zentrum des Lobulus und teilt sich hier zunächst in Bronchioli terminales auf. Definitionsgemäß werden die distal des Bronchiolus terminalis gelegenen Parenchymanteile als Azinus zusammengefaßt. Dieser stellt mit einem Durchmesser von 5–8 mm die größte Funktionseinheit der Lunge dar, die vollständig am Gasaustausch teilnimmt, da die hier vorzufindenden bronchialen Strukturen (Bronchiolus respiratorius, Ductus und Sacculus alveolaris) mit respiratorischem Epithel ausgekleidet sind [22, 26, 39, 56].
Da die Anzahl der Azini innerhalb eines Sekundärlobulus variabel ist, kommen Unterschiede in seiner Größe und Konfiguration vor. Im Schnittbild stellt sich der Sekundärlobulus als irreguläres Polygon mit einer Kantenlänge von 1,5–2,5 cm dar und kann häufig in der Lungenperipherie besser als im Lungenkern abgegrenzt werden. In Abhängigkeit von der Orientierung zur Schnittebene kommt beim Normalbefund das zentrale bronchiovaskuläre Bündel als lineare, punktförmige bzw. aufzweigende Densität zur Darstellung. Diese Strukturen haben in der Lungenperipherie einen Abstand von ca. 1 cm zur Pleura; weitere Aufzweigungen können computertomographisch nicht sicher erfaßt werden. Die interlobulären Septen der Läppchenperipherie sind nur in Ausnahmefällen als feine Linien abgrenzbar [56].
Mit der HR-CT lassen sich interstitielle Veränderungen innerhalb des Sekundärlobulus lokalisieren. Desweiteren ist eine Konfigurationsanalyse entsprechender Läsionen möglich. Irreguläre Verdickungen entlang des Gefäßbündels werden als *bronchiovaskulär* definiert, wohingegen zentrale flächige Dichteanhebungen *centrilobulären* Prozessen entsprechen. Veränderungen der Läppchenperipherie mit Bezug zu den interlobulären Septen werden als *perilobulär* bezeichnet, und die vollkommene Verschattung eines Sekundärlobulus stellt eine *panlobuläre* Dichteanhebung dar [39].

Perilobuläre Veränderungen können bei einer Vielzahl interstitieller Lungenerkrankungen beobachtet werden. Die Ursache ist entweder bedingt durch interlobuläre Flüssigkeitsansammlungen entsprechend den Kerley-B-Linien auf konventionellen Thoraxaufnahmen oder hat bei lymphogenen Krankheitsausbreitungen, wie beispielsweise der Lymphangiosis karzinomatosa ein anderes organisches Substrat [38, 51]. Dagegen weisen bronchogen weitergeleitete Infiltrationen primär centrilobuläre Dichteanhebungen auf, die bei ausgedehnten Exsudationen zu einer panlobulären Verschattung führen [20, 39, 55].

1.4 Interstitielle Lungenveränderungen

1.4.1 Sarkoidose

Die Sarkoidose ist eine Multiorganerkrankung bislang ungeklärter Ätiologie mit einem sehr häufigen Lungenparenchymbefall. Pathologisch werden nichtverkäsende Granulome von wenigen Millimetern Durchmesser entlang des bronchiovaskulären Bündels und entsprechend einer granulomatösen Lymphangitis auch in den interlobulären Septen nachgewiesen [49]. Diese Verände-

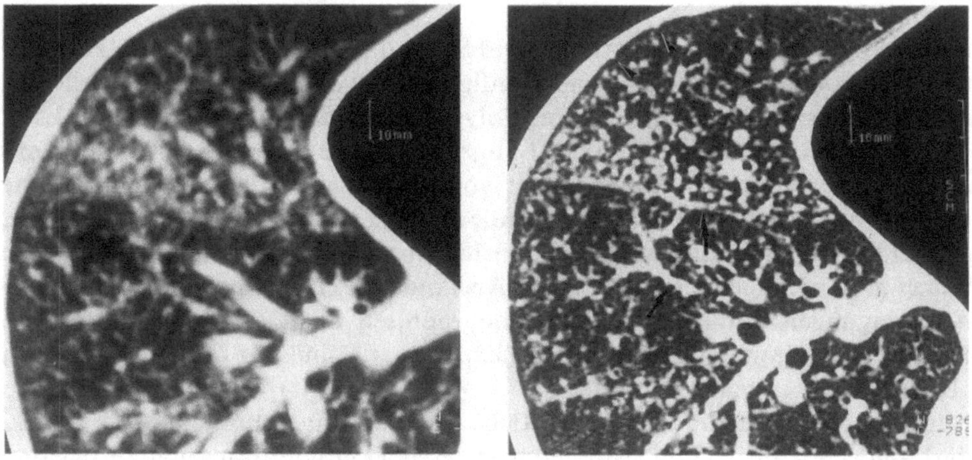

a b

Abb. 1: Differenzierte Diagnostik mit der HR-CT: Sarkoidose II.
a) Konventionelles CT, 10 mm-Schicht: Nachweis kleinknotiger Veränderungen mit Betonung im Mittellappen.
b) HR-CT, 1 mm-Schicht: Nur das HR-CT erlaubt eine eindeutige Zuordnung der kleinen Granulomen entsprechenden Läsionen zum bronchiovaskulären Bündel (Pfeil), zum Lappenspalt (Doppelpfeil) und zur Pleura (Pfeilspitzen)

rungen können sich spontan zurückbilden oder im Falle eines progredienten Krankheitsverlaufes in eine irreversible Fibrose wandeln.
HR-CT-Aufnahmen weisen eine hohe Korrelation zu diesen pathologischen Befunden auf. Mikronoduläre Veränderungen entlang des zentralen Gefäßbündels sowie septale knotige Verdickungen können frühzeitig erfaßt werden [34] (Abb. 1a/b). Wenn auf konventionellen Aufnahmen lediglich eine bihiläre Lymphadenopathie erkennbar ist, finden sich computertomographisch bereits Parenchymläsionen, die Granulomen entsprechen. In diesem Stadium I–II können auch panlobuläre Dichteanhebungen auftreten, die durch eine begleitende Alveolitis zu erklären sind [10]. Dagegen finden sich im Stadium III der Sarkoidose narbig-fibrotische Umbauvorgänge, die sich bildmorphologisch in überwiegend retikulonodulären Veränderungen darstellen [34]. Es kommt dann zu teilweise strangförmig konfigurierten Densitäten mit Verziehung des Lungenparenchyms und Ausbildung von kleinen Zysten und Waben [13, 36, 37, 42]. Die Beziehung zur lobulären Architektur kann in diesen Fällen schwierig nachvollzogen werden.

1.4.2. Asbestose

Der intensive industrielle Einsatz asbesthaltiger Materialien führte zu einem deutlichen Anstieg asbestassoziierter Erkrankungen, welche eine Latenzzeit von mehreren Jahren aufweisen. Häufige Veränderungen der Lunge und der Pleura können bei gutachterlichen Stellungnahmen problematisch sein. Dies gilt insbesondere für die Veränderungen Typ p und s nach der ILO-Klassifikation, da die pathologisch-radiologische Korrelation mit konventionellen Thoraxaufnahmen in diesem Stadium unzureichend ist. Aufgrund der Konsequenzen, die sich für den Betroffenen aus der Anerkennung einer Berufserkrankung ergeben, wurden computertomographische Untersuchungen durchgeführt. Dabei zeigte sich, daß die HR-CT auch in der Frühdiagnostik von Pneumokoniosen eine hohe Sensitivität aufweist [4].
Die Asbestose führt in der HR-CT zu bestimmten Veränderungen. Zum einen werden lageunabhängige, bis zu 2 cm lange Verdichtungen in den interlobulären Septen beobachtet, die bis zur Pleura reichen [3, 6]. Die Pleura weist in diesen Bereichen eine Verdickung auf, die mit Kalzifikationen assoziiert sein kann. Dies entspricht den Reaktionen der Pleura viszeralis mit begleitender Reaktion in den Lymphspalten [3]. Weiterhin können bevorzugt in den basalen Lungenanteilen paramediastinale und pleuraparallele Stränge auftreten, die keinen Bezug zur lobulären Architektur der Lunge erkennen lassen [5, 6]. Im Falle einer fortschreitenden Fibrosierung kommen unspezifische Veränderungen zur Darstellung, die sich nicht sicher von anderen fibrotischen Prozessen abgrenzen lassen. So werden wiederum wabige und zystische Parenchymumbauten mit deutlichen Wandstrukturen bzw. Parenchymdistraktionen beobachtet [3, 5, 6].

1.4.3 Idiopathische Fibrose

Wie im fortgeschrittenen Stadium der vorbeschriebenen Erkrankungen treten bei der idiopathischen Fibrose wabig-zystische Läsionen mit deutlichen Wandstrukturen [26, 42] sowie narbige Stränge auf, die eine Verziehung der Lungenstruktur zur Folge haben [33, 36, 37]. Eine Zuordnung zu den Strukturen des Sekundärlobulus kann bei ausgedehnten Veränderungen schwierig sein. Im Frühstadium können Verdickungen sowohl perilobulär im Bereich der Interlobulärsepten als auch entlang des bronchiovaskulären Bündels auftreten. In dieser Phase treten zudem panlobuläre Dichteanhebungen auf, die aktivexsudative Veränderungen widerspiegeln [33, 37]. Erste Parenchymabnormalitäten

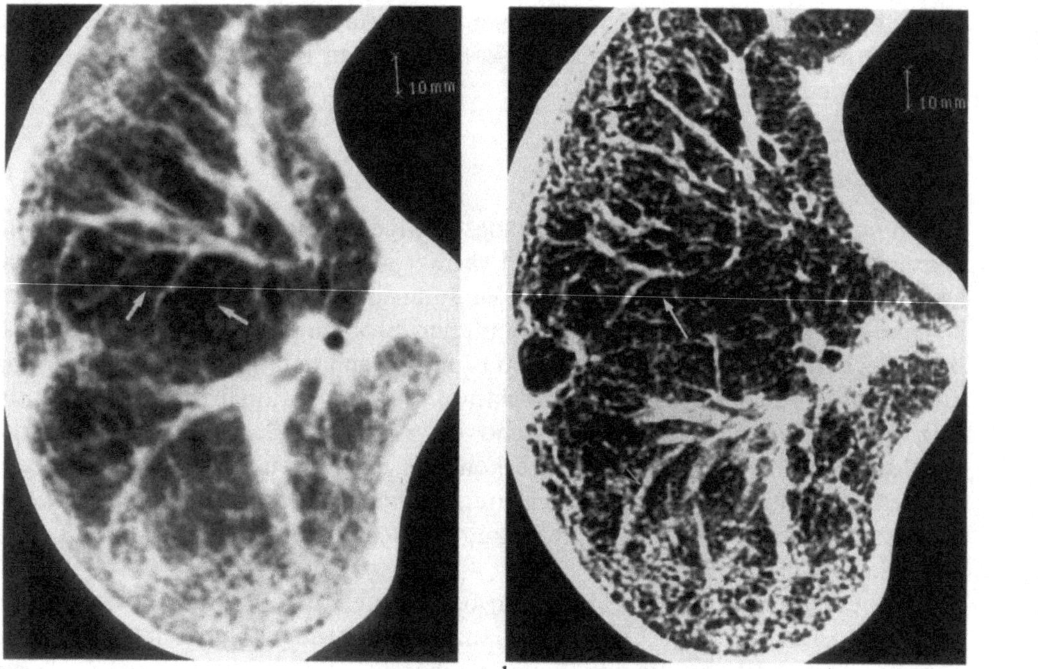

a b

Abb. 2: Differenzierte Diagnostik mit der HR-CT: Idiopathische Fibrose
a) Konventionelles CT, 10 mm-Schicht: Irreguläre Parenchymveränderungen mit inhomogener Dichteanhebung im subpleuralen Raum. Dagegen erscheinen die zentralen Parenchymanteile überbläht und erscheinen strukturlos (Pfeile).
b) HR-CT, 1 mm-Schicht: Nur im HR-CT ist innerhalb der zystisch-wabigen, scheinbar überblähten Sekundärlobuli eine Verdickung von Interlobulärsepten um einzelne Azini erkennbar (Pfeil). Am besten ist dies im subpleuralen Raum möglich, wo eine Dichteanhebung singulärer Azini durch Exsudation hervorgerufen wird (Doppelpfeil). Das bronchiovaskuläre Bündel und die Interlobärsepten kommen verdickt zur Darstellung (Pfeilspitzen)

treten subpleural in den basalen Lungenanteilen auf. Hier werden im Spätstadium auch die ausgedehntesten Befunde beobachtet [9, 26, 39] (Abb. 2a/b). Im Verlauf kommt es zu ausgedehnten retikulären Verdichtungen der gesamten Lunge. Vergleichende pathologische Studien an Präparaten, die durch offene Lungenbiopsie oder autoptisch gewonnen worden, zeigten eine weitgehende Übereinstimmung mit den HR-CT Befunden [33, 42].

1.4.4 Interstitielle Pneumonie

Mit konventionellen Röntgenthoraxaufnahmen kann die Frühdiagnostik interstitieller Pneumonien problematisch sein. Für eine erfolgreiche Therapie ist das rechtzeitige Erkennen einer pulmonalen Infiltration jedoch entscheidend. Mehrere Untersuchungen zeigten, daß die HR-CT hierbei das überlegene Verfahren darstellt. Bei Pneumocystis carinii Pneumonien (PcP) wird eine Vielzahl von Befunden beobachtet, die von ausschließlich interstitiellen Veränderungen bis zu konfluierend fleckförmigen Dichteanhebungen reichen [25]. Initiale Infiltrationen zeigen sich als unregelmäßige flaue Densitäten centrilobulär in Nachbarschaft des bronchiovaskulären Bündels [39]. Den häufigsten Befund stellt die exsudativ bedingte Opazität des gesamten Lobulus bei fortschreitender

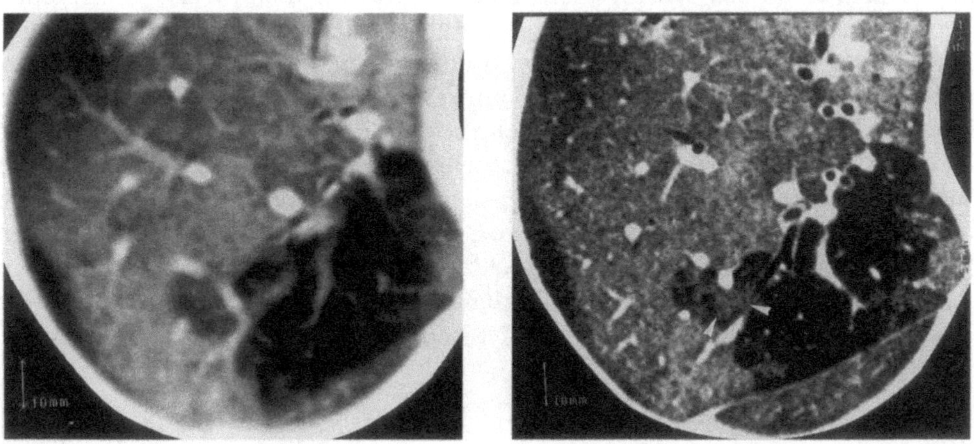

a b

Abb. 3: Differenzierte Diagnostik mit der HR-CT: Pneumonie.
a) Konventionelles CT, 10 mm-Schicht: Patient mit einer Pneumocystis carinii-Pneumonie bei AIDS. Weitgehend homogene Parenchymtrübung der erfaßten Lunge bei regelrechter Pneumatisation in den medio-dorsalen Anteilen.
b) HR-CT, 1 mm-Schicht: Zusätzlicher Nachweis von flächigen centrilobulären Veränderungen innerhalb eines Sekundärlobulus im Randbereich der Infiltration (Pfeilspitzen). Panlobuläres Befallsmuster in weiten Teilen der Lunge

Entzündung dar [14] (Abb. 3a/b). Im Gegensatz zu anderen Pneumonien können auch innerhalb der Infiltration Lungengerüststrukturen abgegrenzt werden. Seltener sind zystische Läsionen vorzufinden [14].

2 MRT-Diagnostik

2.1 Einleitung

Zur definitiven Befundabklärung von Erkrankungen des Mediastinums und der Thoraxwand ist heute das bildgebende Verfahren der Wahl die konventionelle CT. Sie erlaubt eine weitgehend artefakt- und überlagerungsfreie Abbildung der thorakalen Strukturen in transversaler Schichtebene und eine suffiziente Analyse der topographischen Verhältnisse. Seit den frühen achtziger Jahren wird die MRT regelmäßig in der thorakalen Diagnostik eingesetzt. Diese Bildgebungsmethode hat sich durch enorme technische Verbesserungen insbesondere in letzter Zeit als Konkurrenzverfahren zur etablierten CT entwickelt.

In der Therapieplanung thorakaler Erkrankungen ist die Differenzierung benigne vs. maligne Genese wesentliche Aufgabe der prätherapeutischen Diagnostik. Darüber hinaus erfordert das heute aggressivere chirurgische Vorgehen auch bei malignen Raumforderungen im Rahmen der präoperativen Evaluation eine genaue Dokumentation der Tumorausbreitung, da eine begrenzte Tumorinfiltration von Mediastinum und Thoraxwand von vielen Thoraxchirurgen heute als prinzipiell resektabel angesehen wird [29].

In enger Zusammenarbeit mit verschiedenen Lungenkliniken in Berlin sind in unserem Hause seit 1985 über 300 Patienten mit thorakalen Fragestellungen an MRT-Anlagen mit Feldstärken von 0,5 T bzw. 1,5 T untersucht worden [11, 12, 16]. Die Einrichtung des Hochfeld-MRT mit 1,5 T Feldstärke hat in der thorakalen Diagnostik die Bildqualität entscheidend verbessert und die anatomische Auflösung nahe an die der neuen CT-Generation herangebracht.

2.2 MRT-Methodik

Die Wertigkeit der MRT in der thorakalen Diagnostik wird im Gegensatz zu neuroradiologischen Fragestellungen unverändert kontrovers diskutiert und erscheint in hohem Maße von geräte- und verfahrenstechnischen Parametern abhängig [17, 54]. Vorteile der MRT sind die Möglichkeit der multiplanaren Abbildung, Gefäßdarstellung ohne Kontrastmittelgabe und ein der CT deutlich überlegener Weichteilkontrast. Die Nachteile der MRT resultieren im wesentlichen aus den gegenüber der CT längeren Aufnahmezeiten.

Eine Überlagerung der Aufnahmen mit verschiedenen Artefakten, für die vor allem die Herzpulsation, die Atembewegung von Lunge und ventraler Thoraxwand sowie der Blutfluß in den großen Gefäßen ursächlich sind, können eine erhebliche Minderung der Bildqualität verursachen. Meßtechnisch ist die Koppelung der Anregungsimpulse an den Herzzyklus (EKG-Triggerung) obligat. In jüngster Zeit sind spezielle Meßtechniken und Untersuchungsmodalitäten entwickelt worden, die eine wesentliche Verbesserung der Bildqualität bei minimalem Zeitaufwand ermöglichen [21]. Ein wichtiger diagnostischer Zugewinn wurde durch die Einführung des MRT-Kontrastmittels Gd-DTPA (Magnevist®, Schering AG, Berlin) erreicht [11, 12, 41].
Die in unserem Haus entwickelten und etablierten thorakalen Untersuchungssequenzen in T1- bzw. T2-Wichtung erlauben die Anfertigung von 20 aneinandergrenzenden Schichtaufnahmen von beliebiger Schichtdicke in (herzfrequenzabhängig) ca. 5 bzw. 7 Minuten. Eine thorakale MRT-Untersuchung in zwei Raumebenen, vor 2 Jahren noch eine 2-Stunden-Untersuchung, erfordert so heute nicht mehr als ca. 30–40 Minuten.

2.3 Mediastinale Diagnostik

2.3.1 Primäre Raumforderungen

Mediastinale Raumforderungen benigner Genese müssen differentialdiagnostisch gegenüber Malignomen abgegrenzt werden. Unverändert wesentlich ist dabei die Tatsache, daß in bestimmten mediastinalen Kompartimenten verschiedene Tumorarten bevorzugt anzutreffen sind.
Solide Thymome als häufige Raumforderungen des vorderen Mediastinums zeigen in der Regel neben einer charakteristischen Dreieckform eine homogene Binnenstruktur mit glatter Außenkontur [8]. Im T2-gewichteten MRT findet sich typischerweise eine homogene mittelhohe Signalintensität. Ein wesentliches differentialdiagnostisches Kriterium gegenüber z. B. malignen Lymphomen ist eine eher geringe Anreicherung auf den T1-gewichteten Aufnahmen nach Gabe von Gd-DTPA (Abb. 4) [11].
Zystoide Thymustumoren zeigen dagegen eine deutliche Anreicherung des soliden Tumoranteils, während der liquide Anteil kein Kontrastmittel aufnimmt und eine typische hohe Signalintensität in den T2-gewichteten Aufnahmen aufweist.
Maligne Tumoren des vorderen Mediastinums, in erster Linie maligne Lymphome, weisen in den T2-gewichteten MRT-Aufnahmen meist eine eher inhomogene Binnenstruktur und unregelmäßig-unscharfe Konturen mit signalreicher Darstellung des Tumorgewebes auf. Eine durch signalarme fibröse Tumoranteile betonte noduläre Struktur kann hinweisend auf ein Hodgkin-Lymphom sein. Die noduläre Binnenstruktur wird auch auf den T1-gewichteten Aufnahmen nach i. v. Gabe von Gd-DTPA deutlich (Abb. 5).

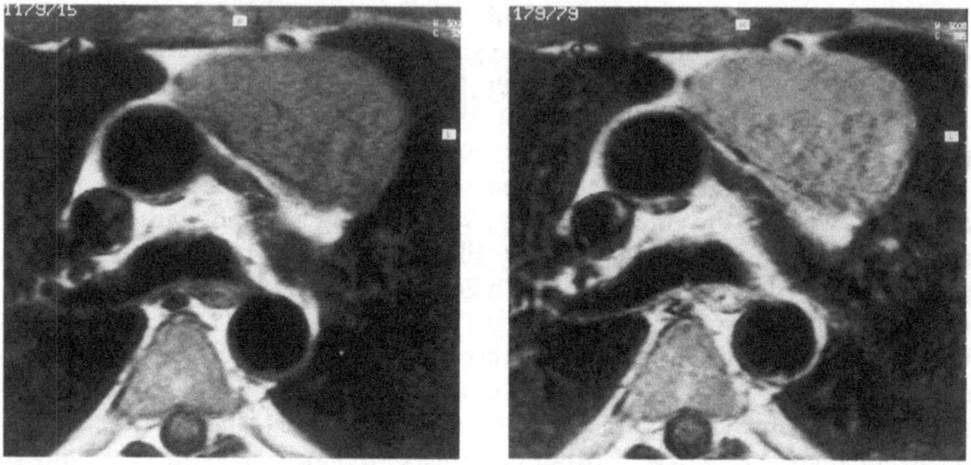

a b

Abb. 4: Differentialdiagnose mediastinaler Tumoren mit der MRT: Solides Thymom.
a) T1-gewichtete MRT: Glatt begrenzte homogene Raumforderung in mittlerer Signalintensität im vorderen Mediastinum, typische Dreieckform.
b) T1-gewichtete MRT nach Gd-DTPA: Homogene, nur geringgradige Anreicherung des Tumors

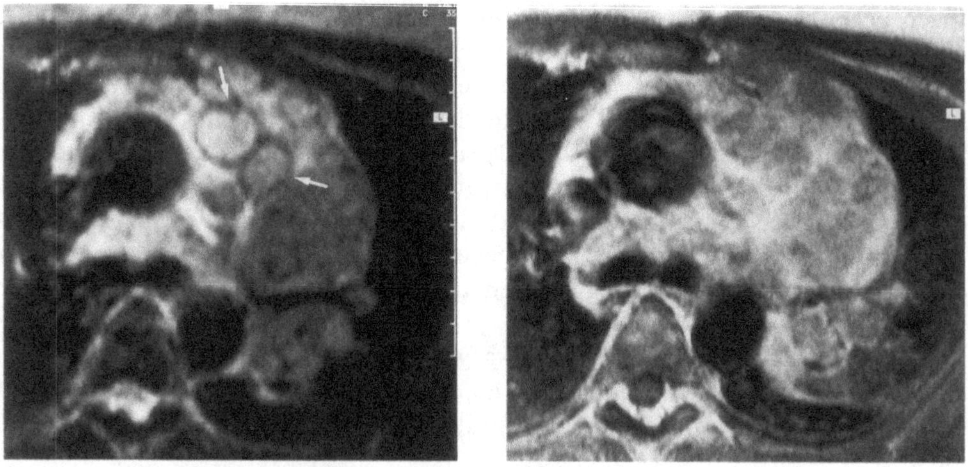

a b

Abb. 5: Differentialdiagnose mediastinaler Tumoren mit der MRT: Nodulär-sklerosierendes Hodgkin-Lymphom.
a) T2-gewichtete MRT: Inhomogene, unregelmäßig unscharf konturierte Raumforderung im vorderen Mediastinum. Ringförmige, fibröse, pseudokapselartige Begrenzung einzelner Tumorknoten (Pfeile).
b) T1-gewichtete MRT nach Gd-DTPA: Peripher betonte Anreicherung der nodulären Binnenstrukturen

Benigne Raumforderungen des mittleren und hinteren Mediastinums sind pleuro-perikardiale und enterogene Zysten sowie Tumoren neurogener Genese. Im Einzelfall wird eine computertomographische Differenzierung erschwert, wenn ein eiweißreicher Zysteninhalt weichteiläquivalente Dichtewerte aufweist. Die MRT erlaubt durch den Einsatz T2-gewichteter Sequenzen und T1-gewichteter Aufnahmen nach i. v. Gabe von Gd-DTPA eine Sicherung der Diagnose. Zysten zeigen im T2-gewichteten MRT eine deutlich höhere Signalintensität und neurogene Tumoren reichern intensiv inhomogen KM an [11].

2.3.2 Sekundäre Raumforderungen

Die häufigsten mediastinalen Raumforderungen sind Lymphome. Vergrößerte mediastinale Lymphknoten im Bereich des aortopulmonalen Fensters und in der subkarinalen Region sind in der CT nicht selten schwierig zu identifizieren, weil Anschnittsphänomene und Gefäßpulsationen die Diagnostik erschweren. EKG-getriggerte T1-gewichtete MRT-Aufnahmen zeigen Lymphknoten als noduläre Raumforderungen in mittlerer Signalintensität im signalreich dargestellten mediastinalen Fettgewebe, sicher abgrenzbar gegenüber signalleer abgebildeten Gefäßen (Abb. 6). Im Vergleich weist die MRT gegenüber der CT im Nachweis mediastinaler Lymphome geringe Vorteile auf, die aus der besseren Darstellung aortopulmonaler und subkarinaler Lymphknoten resultierten [16, 44].

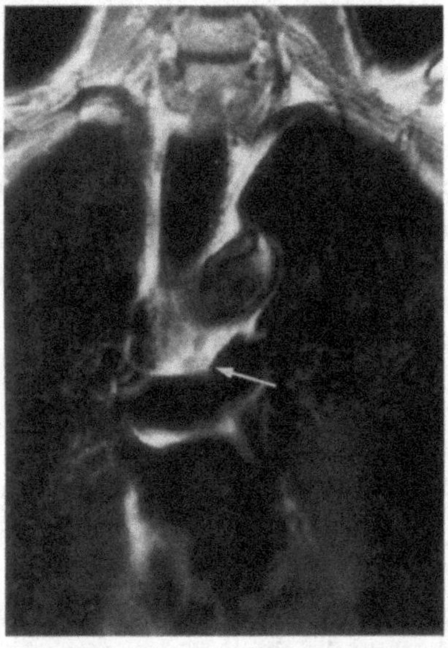

Abb. 6: Vorteile durch koronare MRT beim mediastinalen Lymphknotenstaging. T1-gewichtete MRT: In koronarer Schnittebene drei normale, jeweils ca. 8 mm große Lymphknoten im Fettgewebe des aorto-pulmonalen Fensters (Pfeil)

Die Beurteilung von mediastinalen Lymphknoten hinsichtlich ihrer Dignität in CT und MRT wird unverändert kontrovers diskutiert. Die CT kann Größe, Form und anteilige Dichtewerte eines Lymphknotens feststellen. Beurteilungskriterien in der MRT sind neben Größe und Form in begrenztem Maß Signalintensitäten der Lymphknoten. Eine sichere Identifikation eines metastatisch befallenen Lymphknotens kann jedoch von beiden Verfahren nicht geleistet werden [18, 27, 50]. Die T1- und T2-Relaxationszeiten von tumorbefallenen und nicht befallenen Lymphknoten überschneiden sich weitgehend und fallen als Beurteilungskriterien aus [18]. Unverändert werden in der Regel „kritische" Lymphknotengrößen von 10–15 mm angegeben. Mit zunehmender Größe ist hier bei fallender Sensitivität und steigender Spezifität ein maligner Befall des Lymphknotens wahrscheinlich.
Neueste Untersuchungsergebnisse aus unserem Hause zeigen, daß unter Berücksichtigung eines Quotienten größer als zwei, resultierend aus größtem Längsdurchmesser und zugehöriger Breite des suspekten Lymphknotens, die Spezifität der MRT im Nachweis zervikaler Lymphknotenmetastasen über 90% ansteigt [52].

2.3.3 Tumoröse Infiltration von Mediastinalorganen

Bei Patienten mit malignen pulmonalen Raumforderungen ist hinsichtlich eines operativen Vorgehens der Ausschluß einer Infiltration des Mediastinums und seiner Organe im Rahmen des Tumorstagings von entscheidender Bedeutung. Eine ausgedehnte Infiltration des mediastinalen Fettgewebes sowie der großen Mediastinalgefäße, des Perikards, der Trachea und des Ösophagus wird in der Regel als Kriterium für ein inoperables Tumorstadium gewertet.
Niedriger Weichteilkontrast und Anschnittsphänomene durch axiale Schnittführung erschweren in der CT nicht selten die Beurteilung des Ausmaßes einer Tumorinfiltration des Mediastinums. Der im Vergleich zur CT deutlich höhere Weichteilgewebekontrast der T1-gewichteten MRT-Aufnahmen erlaubt eine sichere Abgrenzung von infiltrierendem signalarmen Tumorgewebe in das signalreiche mediastinale Fettgewebe (Abb. 7). Aufnahmen in einer zweiten Ebene erleichtern im Zweifelsfall die Diagnostik.
Beide Schnittbildverfahren CT und MRT zeigen, daß die mediastinalen „Hochdruck"-Gefäße regelmäßig von einer gut sichtbaren, millimeterstarken Fettlamelle umgeben sind. Der Fettsaum um die venösen und pulmonal-arteriellen Gefäße mit niedrigen Druckwerten sind in der Regel sehr schmal und meist nur schlecht zu erkennen.
Das wesentliche Kriterium für den Nachweis einer Aortenwandinfiltration in CT und MRT ist die Alteration dieser Fettlamelle durch Tumorgewebe. In der CT wird die Sicherung einer Infiltration nicht selten durch pulsationsbedingte Wandunschärfen erschwert. Das Ausmaß der für den Nachweis einer Tumor-

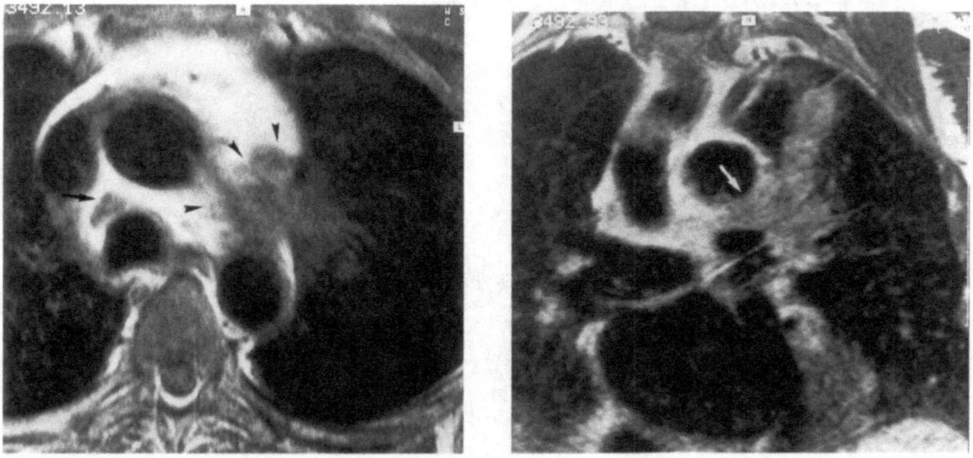

a b

Abb. 7: Infiltration des mediastinalen Fettgewebes durch ein Bronchialkarzinom.
a) T1-gewichtetes MRT: Das signalarme Tumorgewebe infiltriert das Mediastinum im Bereich des aorto-pulmonalen Fensters (Pfeilspitzen). Ein grenzwertig großer Lymphknoten ist prätracheal nachweisbar (Pfeil).
b) T1-gewichtetes MRT: Die koronare Aufnahme erlaubt eine genaue Beurteilung des aorto-pulmonalen Fensters. Das Aufbrauchen der caudalseitigen Fettlamelle des Aortenbogens (Pfeil) weist auf eine Infiltration der Aortenwand hin, die intraoperativ gesichert wurde

infiltration notwendigen Verdrängung der Fettlamelle wird kontrovers diskutiert [16, 48]. Unsere eigenen Ergebnisse zeigen, daß schon ein umschriebenes Aufbrauchen der Fettlamelle, insbesondere bei Deformierung des Gefäßlumens, verdächtig auf eine Wandinfiltration ist (Abb. 7b) [16].

Dagegen kann eine Infiltration von mediastinalen „Niederdruck"-Gefäßen mit bildgebenden Verfahren meist nur vermutet werden. Hinweisende Kriterien auf einen Tumorbefall sind hier unscharfe Gefäßwandstrukturen, Kalibersprünge und längerstreckige Lumeneinengung.

Auch das Perikard wird von einer Fettlamelle umgeben. Eine Alteration durch Tumorgewebe legt eine Infiltration zumindest des Perikards nahe. Bei einem ausgedehnten Befall liegt nicht selten eine Inoperabilität vor. Tumoröse Perikardinfiltrationen gehen oft mit einem malignen Erguß einher, der sich durch eine Aufweitung des Perikardspaltes zeigt. Pulsationsbedingte Unschärfen und Anschnittsphänomene im Perikardbereich können eine sichere Beurteilung in der CT erschweren. EKG-getriggerte MRT-Aufnahmen dagegen bilden Herz und perikardiale Strukturen scharf ab. Ein Durchbrechen der Fettlamelle durch Tumorgewebe ist in der MRT übersichtlich darstellbar (Abb. 8) [16].

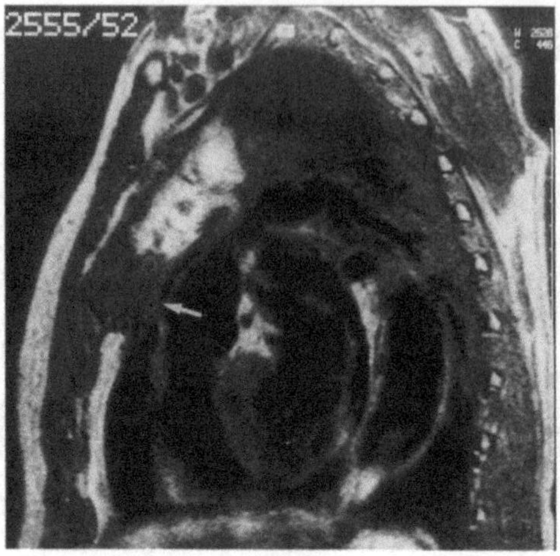

Abb. 8: Perikardinfiltration mit Erguß durch Bronchialkarzinom.
T1-gewichtetes MRT: Die sagittale Aufnahme zeigt das Durchbrechen der signalreichen perikardialen Fettlamelle durch signalarmes Tumorgewebe (Pfeile). Der Perikardspalt ist durch einen malignen Begleiterguß aufgeweitet

Eine Ösophaguswandinfiltration durch Tumorgewebe ist in der MRT durch den hohen Weichteilgewebekontrast gut nachweisbar. Wie in der CT ist auch mit der MRT durch perorale KM-Gabe eine bessere Abgrenzung des Ösophaguslumens möglich. Die sagittale Abbildungsebene erlaubt eine Beurteilung der cranio-caudalen Tumorausdehnung.
Koronare MRT-Aufnahmen können Trachea und Bronchialbaum im Verlauf abbilden. Beim Nachweis von Lymphomen oder einer Tumorinfiltration erlaubt die MRT, ähnlich der konventionellen Tomographie, insbesondere im Bereich der Trachealaufzweigung eine übersichtliche Darstellung. Eine exakte Beurteilung von Karina und Hauptbronchien sowie der subkarinalen Region ist möglich.

2.3.4 Vaskuläre Mediastinalprozesse

Vaskuläre Prozesse werden meist durch CT und angiographische Verfahren hinreichend geklärt. Im Einzelfall kann die MRT durch die signallose Darstellung von Gefäßen und eine zusätzliche Abbildungsebene die Diagnostik erleichtern. Dieses gilt insbesondere für Patienten mit dem klinischen Bild der oberen Einflußstauung, da die Vena cava superior oft durch angrenzende Raumforderungen deutlich verlagert und komprimiert oder gar verschlossen wird (Abb. 9).

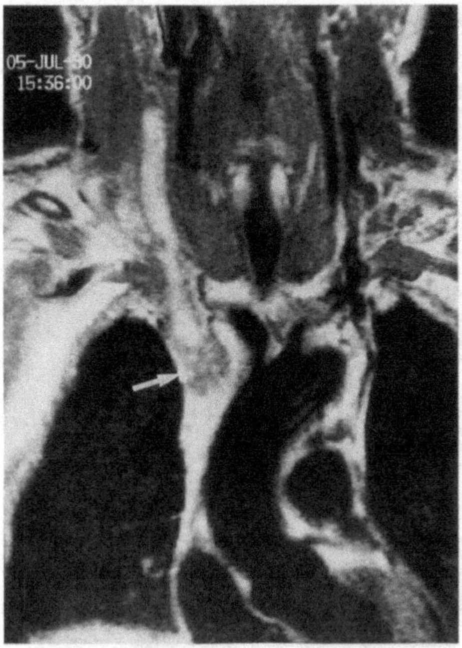

Abb. 9: Infiltration venöser Mediastinalgefäße: Mediastinales Lymphom bei Bronchialkarzinom.
T1-gewichtetes MRT: Verschluß der Vena cava superior durch ein großes Lymphom (Pfeil). Der typischerweise signalreich abgebildete Thrombus ist bis weit in die Vena jugularis verfolgbar

In jüngster Zeit entwickelte „flußsensitive" Sequenzen in der MRT erlauben z. B. eine verbesserte Darstellung einer Gefäßinfiltration oder intravasaler Thromben [46].

2.4 Lungenparenchymdiagnostik

Bei der Diagnostik eines intrapulmonalen Rundherdes ist die MRT der CT unterlegen. Die Atembewegung der Lungen läßt eine Abbildung kleiner intrapulmonaler Prozesse nur bedingt zu. Die insuffiziente Darstellbarkeit von kleinen Verkalkungen, um z. B. die Benignität eines Rundherdes zu sichern [58], schränkt die Rolle der MRT weiter ein.
In der Differenzierung von Tumorgewebe und retrostenotischer Pneumonie liefert die MRT der KM-CT vergleichbare Ergebnisse [53]. Darüberhinaus können mit hoher Spezifität obstruktive und nicht-obstruktive Atelektasen unterschieden werden [24]. Bei interstitiellen Parenchymerkrankungen beginnt

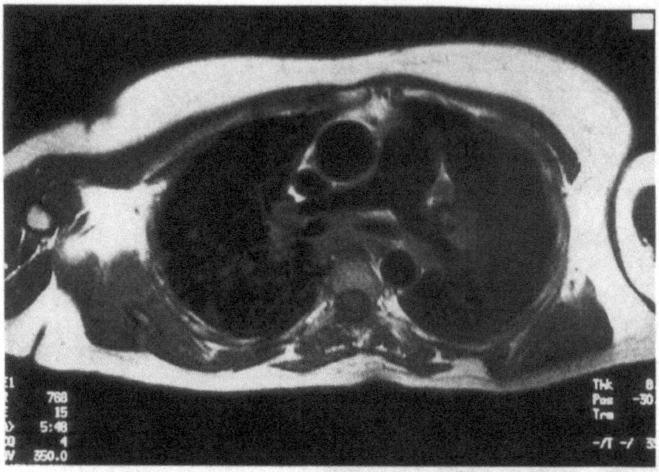

a

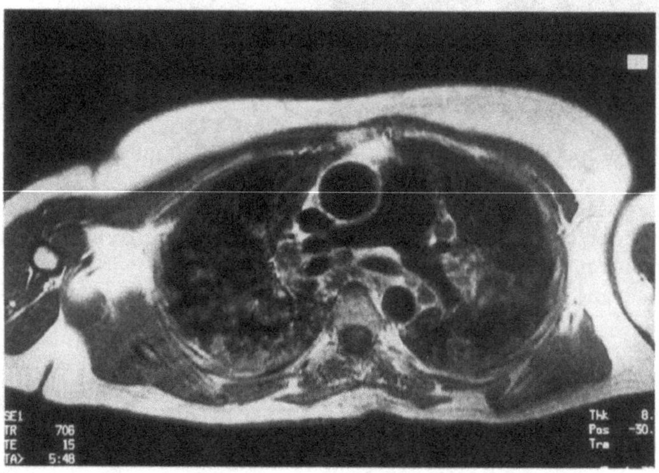

b

Abb. 10: Aktivitätsabhängige Gd-DTPA-Anreicherung bei Sarkoidose.
Natives (a) und Gd-DTPA unterstütztes (b) T1-gewichtetes MRT: Interstitielle KM-Anreicherung bei aktiver Sarkoidose im Stadium II nach intravenöser Gabe von Gd-DTPA. Ausgedehnte mediastinale und hiläre Lymphadenopathie, die peripher betont Kontrastmittel anreichern

die MRT, erste diagnostische Beiträge zu leisten. Ergebnisse einer Studie mit Gd-DTPA-unterstützter MRT bei Patienten mit pulmonaler Sarkoidose unterschiedlicher Stadien weisen auf einen Zusammenhang zwischen meßbarer Anreicherung des KM und der Aktivität der Erkrankung hin (Abb. 10) [7].

2.5 Erkrankungen von Pleura und Thoraxwand

Der Nachweis einer Tumorinfiltration der Thoraxwand in der CT gründet sich auf die Sicherung knöcherner Destruktionen. Bei Fehlen dieses Befundes wird die diagnostische Wertigkeit der CT deutlich eingeschränkt [45]. Weitere Kriterien wie z. B. Tumor-Pleura-Winkel, Ausmaß des Tumor-Pleura-Kontaktes, pleurale Verdickungen und intakte/unterbrochene peripleurale Fettlamelle haben sich als nur bedingt zuverlässig erwiesen. Die MRT hat insbesondere bei pleuralen und thoraxwandbezogenen Erkrankungen ihre hohe diagnostische Wertigkeit unter Beweis gestellt. Die wesentlichen Vorteile wie hoher Weichteilkontrast und beliebige Abbildungsebene führen zu einer Überlegenheit gegenüber der CT bei der Diagnostik dieser Erkrankungen [12, 28].

In unseren Untersuchungen haben wir Kriterien für den Nachweis einer Infiltration von Thoraxwand und Pleura mit der MRT entwickelt: Mit gleichermaßen hoher Sensitivität und Spezifität weisen signalreiche (T2-gewichtet) oder anreichernde Läsionen (KM-unterstützt T1-gewichtet) innerhalb des Weichteilgewebes eine Tumorinfiltration der Thoraxwand nach (Abb. 11) [11].

Bei pleuralen Raumforderungen deuten die Untersuchungsergebnisse auf ein differentialdiagnostisches Potential der MRT hin [11]. Eine maligne Infiltration ist wahrscheinlich, wenn neben der erhöhten Signalintensität der Pleura in T2-

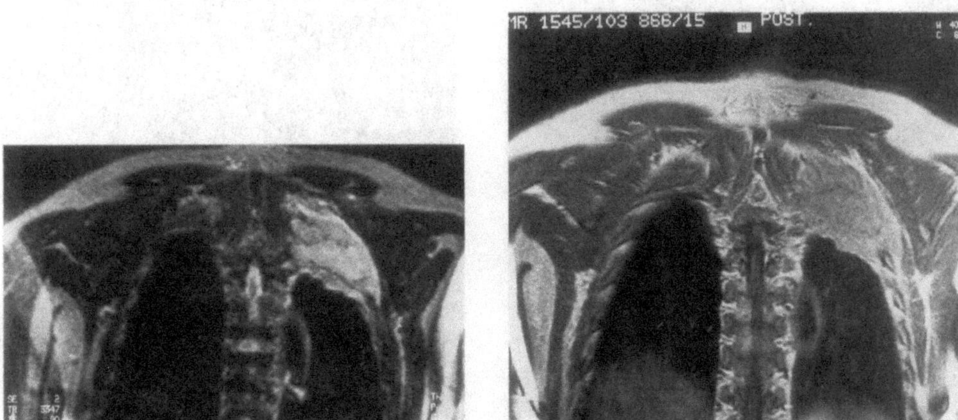

a b

Abb. 11: Infiltration der Thoraxwand: Pancoast-Tumor.
a) T2-gewichtetes MRT: Ausgedehntes signalreiches Tumorgewebe in der linken apikalen Thoraxwandmuskulatur.
b) T1-gewichtetes MRT nach Gd-DTPA: Gute Differenzierung von Muskelgewebe und kontrastiertem Tumorgewebe bei etwas geringerem Kontrast von Muskel- und Tumorgewebe

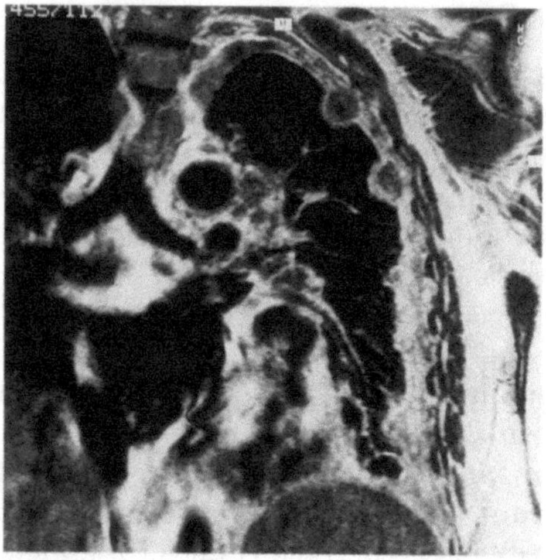

Abb. 12: Verbesserte Darstellbarkeit pleuraler Erkrankungen mit der MRT: Malignes Mesotheliom.
T1-gewichtetes MRT nach Gd-DTPA: Koronare Aufnahme mit anteiliger Kontrastierung der gesamten verdickten Pleura links und nodulären Verdickungen überwiegend der Pleura parietalis

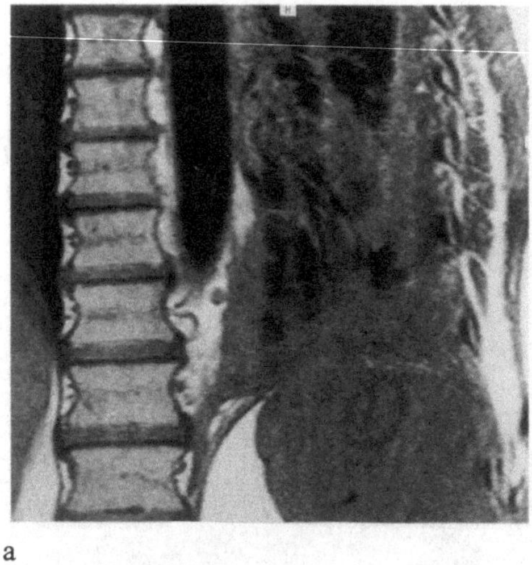

a

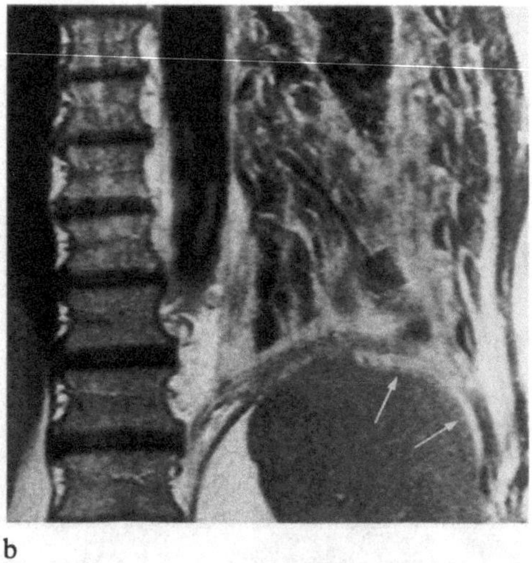

b

Abb. 13: Darstellung diaphragmaler Tumorinfiltration mit der MRT: Malignes Pleuramesotheliom.
a) T1-gewichtetes MRT: Ausgedehnte Tumormassen, der kostalen Pleura und dem Diaphragma aufgelagert. Keine sichere Beurteilung einer diaphragmalen Infiltration.
b) T1-gewichtete MRT nach Gd-DTPA: Nach Kontrastmittel-Gabe Anreicherung des gesamten Tumorgewebes, Infiltration des lateralen Diaphragmaanteils nachweisbar (Pfeile)

gewichteten oder einer pleuralen KM-Anreicherung in T1-gewichteten Aufnahmen nach KM zusätzlich ausgedehnte knotige oder rindenartige Verdichtungen der Pleura vorliegen (Abb. 12). Es hat sich jedoch gezeigt, daß tuberkulöse Pleuritiden auf der Basis solcher Veränderungen nicht von malignen Befunden differenziert werden können.

In der CT erschweren Anschnittsphänomene eine suffiziente Diagnostik des Diaphragmas und der pleuro-diaphragmalen Sinus erheblich. Sagittale und/oder koronare T1-gewichtete MRT-Aufnahmen vor und nach i. v. Gabe von Gd-DTPA erlauben eine sichere Diagnostik bei Verdacht auf tumoröse Infiltration des Diaphragmas (Abb. 13).

Pancoast-Tumoren sollten wegen der differenzierten Stellungnahme zur Infiltration von Anteilen des Plexus brachialis, der Wirbelsäule sowie der subclavikulären Gefäße gesondert betrachtet werden. Bei diesen Patienten muß eine Tumorinfiltration größerer Anteile des Plexus brachialis und der Subclavialgefäße vor einer radikalen en-bloc-Resektion der befallenen Thoraxwandanteile bilddiagnostisch ausgeschlossen werden.

Die MRT wird zunehmend häufiger bei dieser Fragestellung eingesetzt, da sie den Tumorbezug gegenüber den relevanten anatomischen Strukturen darstellt [28, 47]. Schräge koronare und sagittale MRT-Aufnahmen erlauben eine exakte

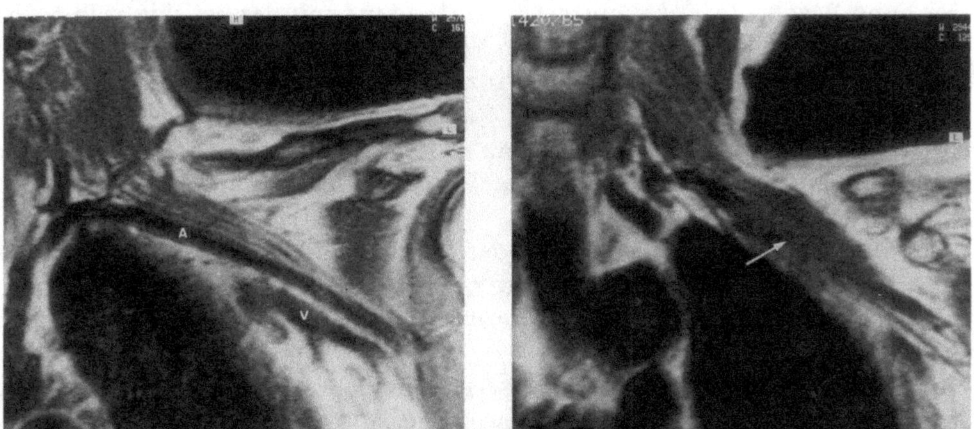

a b

Abb. 14: Verbesserte Beurteilbarkeit des Plexus brachialis mit der MRT.
a) T1-gewichtete MRT: Normaler Plexus in schräg koronarer Schnittebene. Die einzelnen Trunci sind deutlich erkennbar (A = Arteria subclavia, V = Vena subclavia).
b) T1-gewichtete MRT: Schräg koronare Schnittebene, Patient mit Mammakarzinom. Deutlich sichtbare Infiltration des Plexus brachialis durch signalarmes Tumorgewebe (Pfeil)

Beurteilung des Plexus brachialis in allen Anteilen und der subclavikulären Gefäßstrukturen (Abb. 14).

2.6 Posttherapeutische Kontrolle

Bei Patienten, die wegen eines malignen Tumors einer Strahlentherapie unterzogen wurden, kann in konventionellen Röntgenaufnahmen, aber auch in CT-Untersuchungen Narbengewebe die frühzeitige Entdeckung eines Tumorrezidivs oder von Resttumorgewebe erschweren [19].
T2-gewichtete MRT-Aufnahmen erlauben eine Differenzierung von Narben- und Tumorgewebe [15]. Eine „reife" Fibrose erscheint im T2-gewichteten Bild signalarm, während vitales Tumorgewebe deutlich höhere Signalintensität aufweist. Ein Abstand von ca. 6 Monaten zum Ende der Bestrahlung ist notwendig, um postradiogene entzündliche Veränderungen auszuschließen. Wenn die MRT auch nicht in der Lage ist, mikroskopisch kleines residuales oder rezidivierendes Tumorgewebe zu sichern, so sollte der Nachweis signalintensiver Läsionen bei diesen Patienten eine bioptische Klärung des Befundes in der suspekten Region zur Folge haben.

2.7 Zusammenfassung und Indikationen für die MRT

Der hohe Weichteilgewebekontrast in Verbindung mit der beliebig wählbaren Abbildungsebene ist ein wesentlicher Vorteil der MRT und erleichtert nicht selten die Diagnostik mediastinaler Prozesse im Vergleich zur CT.
Die Diagnostik des Mediastinums im Rahmen des Tumorstagings ist heute als eine echte Indikation für den Einsatz der MRT anzusehen. Darüberhinaus erscheint das differentialdiagnostische Potential der MRT bei mediastinalen Raumforderungen vielversprechend.
In der Abklärung von Erkrankungen der Thoraxwand kann die MRT ebenfalls einen wesentlichen diagnostischen Beitrag leisten. Bei Verdacht auf Tumorinfiltration und Fehlen einer ossären Destruktion ist die MRT die Methode der Wahl.
Hoher Weichteilkontrast und verbesserte räumliche Auflösung erlauben eine sichere Differenzierung von Tumorgewebe gegenüber den Umgebungsstrukturen, insbesondere in der Bestimmung der Befundausdehnung bei Tumoren der Lungenspitze. Schräg koronare und sagittale MRT-Aufnahmen ermöglichen eine exakte Beurteilbarkeit des Plexus brachialis.
Neueste Untersuchungsergebnisse deuten auf ein differentialdiagnostisches Potential der KM-unterstützten MRT bei pleuralen Erkrankungen hin.
Grundsätzlich ist unseres Erachtens heute bei jeder nicht-konklusiven CT-Untersuchung die Indikationsstellung für eine MRT-Untersuchung gerechtfertigt.

3 Zusammenfassung

Die Wertigkeit der bildgebenden Verfahren in der radiologischen Diagnostik thorakaler Erkrankungen konnte durch den Einsatz von HR-CT und MRT erheblich gesteigert werden. Die HR-CT erlaubt eine differenzierte Darstellung und Beurteilung pulmonaler Strukturen bis in den Submillimeterbereich hinein. Die Möglichkeit der multiplanaren Abbildung und der exzellente Weichteilgewebekontrast der MRT hat neue Dimensionen in der bildgebenden Diagnostik des Mediastinums, der Pleura und der Thoraxwand eröffnet.

Literatur

[1] Aberle, D. R., G. Gamsu, C. S. Ray et al.: Asbestos-related pleural and parenchymal fibrosis: detection with High-Resolution CT. Radiology *166* (1988) 729–734.

[2] Aberle, D. R., G. Gamsu, C. S. Ray et al.: High-resolution CT of benign asbestos-related diseases. A. J. R. *151* (1988) 883–891.

[3] Aberle, D. R.: High-resolution Computed Tomography of asbestos-related diseases. Semin. Roentgenol. *26* (1991) 118–131.

[4] Akira, M., T. Higashihara, K. Yokoyama et al.: Radiographic type p pneumoconiosis: High-resolution CT. Radiology *171* (1989) 117–123.

[5] Akira, M., Yamamoto, K. Yokoyama et al.: Asbestosis: High-resolution CT – pathologic correlation. Radiology *176* (1990) 389–394.

[6] Akira, M., Yamamoto, K. Yokoyama et al.: Early asbestosis: Evaluation with high-resolution CT. Radiology *178* (1991) 409–416.

[7] Auffermann, W., H. G. Hieckel, R. Bittner et al.: Magnetresonanz-Tomographie der Lunge bei pulmonaler Sarkoidose. 22. Wiss. Tagung der Norddeutschen Gesellschaft für Lungen- und Bronchialheilkunde e. V., 2.–5. Oktober 1991, Berlin.

[8] Baron, R. L., J. K. T. Lee, S. S. Sagel et al.: Computed tomography of the abnormal thymus. Radiology *142* (1982) 127–134.

[9] Bergin, C. J., V. Roggli, C. L. Coblentz et al.: The secondary pulmonary lobule. Normal and abnormal CT appearances. A. J. R. *151* (1988) 21–25.

[10] Bergin, C. J., D. Y. Bell, C. L. Coblentz et al.: Sarcoidosis. Correlation of pulmonary parenchymal pattern at CT with results of pulmonary function tests. Radiology *171* (1989) 619–624.

[11] Bittner, R. C., W. Schörner, N. Schönfeld et al.: Contrast-enhanced MR imaging in thoracic pathologies. Radiology *177* (1990) 97.

[12] Bittner, R. C., D. Kaiser, R. Loddenkemper et al.: Wertigkeit der Magnetresonanztomographie bei Pancoast- und anderen Tumoren mit Infiltration der Thoraxwand. Pneumologie *44* (1990) 62–69.

[13] Brauner, M. W., P. Grenier, D. Mompoint et al.: Pulmonary sarcoidosis: Evaluation with high-resolution CT. Radiology *172* (1989) 467–471.

[14] Chaffey, M. H., J. S. Klein, G. Gamsu et al.: Radiographic distribution of pneumocystis carinii pneumonia in patients with aids treated with prophylactic inhaled pentamidine. Radiology *175* (1990) 715–719.

[15] Ebner, F., H. Y. Kressel, M. C. Mintz et al.: Tumor recurrence versus fibrosis in the female pelvis: differentiation with MR imaging at 1.5 T. Radiology *166* (1988) 333–340.
[16] Felix, R., R. C. Bittner, W. Schörner et al.: Magnetresonanztomographie (MRT) beim Bronchialkarzinom. Röntgenblätter *41* (1988) 99–105.
[17] Fisher, M. R.: Magnetic resonance for evaluation of the thorax. Chest *95* (1989) 166–173.
[18] Glazer, G., M. B. Orringer, T. L. Chenevert et al.: Mediastinal lymph nodes: Relaxation time/patholgoic correlation and implications in staging of lung cancer with MR imaging. Radiology *168* (1988) 429–431.
[19] Görich, J., S. A. Beyer-Enke, M. Flentje et al.: Der Stellenwert der Computertomographie für die Erkennung von Rezidiven bei Patienten mit Bronchialkarzinomen. Radiologe *30* (1990) 472–476.
[20] Gurney, J. W.: Cross-sectional physiology of the lung. Radiology *178* (1991) 1–10.
[21] Haake, E. M., J. A. Tkach: Fast MR Imaging: Techniques and clinical applications. A. J. R. *155* (1990) 951–964.
[22] Heitzman, E. R., B. Markarian, I. Berger et al.: The secondary pulmonary lobule: a practical concept for interpretation of chest radiographs. Radiology *93* (1969) 507–512.
[23] Hering, K. G., V. Wiebe: Radiologische Diagnostik der Pneumokoniosen. Radiologe *30* (1990) 574–580.
[24] Herold, C. J., J. E. Kuhlmann, E. A. Zerhouni: Pulmonary atelectasis: signal patterns with MR imaging. Radiology *178* (1991) 715–720.
[25] Kuhlmann, J. E., M. Kavaruru, E. K. Fishman et al.: Pneumocystis carinii pneumonia: Spectrum of parenchymal CT findings. Radiology *175* (1990) 711–714.
[26] Kullnig, P.: High-resolution CT bei interstitiellen Lungenerkrankungen. Fortschr. Röntgenstr. *152* (1990) 30–34.
[27] Lipshitz, H. I.: Computed tomography in bronchogenic carcinoma. Semin. Roentgenol. *25* (1990) 64–72.
[28] McLoud, T. C., R. B. Filion, R. R. Edelman: MR imaging of superior sulcus carcinoma. J. Comput. Assist. Tomogr. *13* (1989) 233–239.
[29] Mann, H., S. V. Karwande: The new proposed international staging system for lung cancer. Semin. US. CT. MR. *9* (1980) 34–39.
[30] Mayo, J. R., W.R. Webb, R. Gould et al.: High-resolution CT of the lungs: An optimal approach. Radiology *163* (1987) 507–510.
[31] Mayo, J. R., N. L. Müller, R. M. Henkelmann: The double-fissure sign: A motion artifact on thin-section CT scans. Radiology *165* (1987) 580–581.
[32] Mayo, J. R.: The high resolution computed tomography technique. Semin. Roentgenol. *26* (1991) 104–109.
[33] Müller, N. L., R. R. Miller: Computed Tomography of chronic diffuse infiltrative lung disease: part I. Am. Rev. Respir. Dis. *142* (1990) 1206–1215.
[34] Müller, N. L., R. Kullnig, R. R. Miller: The CT findings of pulmonary Sarcoidosis. A. J. R. *152* (1989) 179–182.
[35] Müller, N. L., J. B. Mawson, J. R. Mathieson et al.: Sarcoidosis: Correlation of extend of disease at CT with clinical, functional and radiographic findings. Radiology *171* (1989) 613–618.
[36] Müller, N. L., R. R. Miller: Computed Tomography of chronic diffuse infiltrative lung disease: part II. Am. Rev. Respir. Dis. *142* (1991) 1440–1448.
[37] Müller, N. L.: Differential diagnosis of chronic diffuse infiltrative lung disease on high-resolution computed tomography. Semin. Roentgenol. *26* (1991) 132–142.

[38] Munk, P. L., N. L. Müller, R. R. Miller et al.: Pulmonary lymphangitic carcinomatosis: CT and pathologic findings. Radiology *166* (1988) 705–709.
[39] Murata, K., A. Khan, P. G. Hermann: Pulmonary parenchymal disease: Evaluation with High-Resolution CT. Radiology *170* (1989) 329–635.
[40] Murata, K., H. Itoh, G. Todo et al.: Centrilobar lesions of the lung: Demonstration by HR-CT and pathologic correlation. Radiology *161* (1986) 641–645.
[41] Nägele, M., D. Hahn, K. Seelos et al.: Gd-DTPA-Kontrastverstärkung in der kernspintomographischen Diagnostik thorakaler Raumforderungen. Fortschr. Röntgenstr. *149* (1988) 69–75.
[42] Naidich, D. F.: High-resolution computed tomography of cystic lung disease. Semin. Roentgenol. *26* (1991) 151–174.
[43] Nakata, H., T. Kimoto, T. Nakayama et al.: Diffuse peripheral lung disease: Evaluation by high-resolution computed tomography. Radiology *157* (1985) 181–185.
[44] Patterson, G. A., R. J. Ginsberg, P. Y. Poon: A prospective evaluation of magnetic resonance imaging, computed tomography, and mediastinoscopy in the preoperative assessment of mediastinal lymph node status in bronchogenic carcinoma. J. Thorac. Cardiovasc. Surg. *94* (1987) 679–684.
[45] Pearlberg, J. L., M. A. Sandler, G. H. Beute: Limitations of CT in evaluation of neoplasms involving the chest wall. J. Comput. Assist. Tomogr. *11* (1987) 290–293.
[46] Posterano, R. H., H. D. Sostman, C. E. Spritzer et al.: Cine gradient refocused MR imaging of central pulmonary emboli. A. J. R. *152* (1989) 465–468.
[47] Rapoport, S., D. N. Blair, S. M. McCarthy et al.: Brachial plexus: Correlation of MR imaging with CT and pathologic findings. Radiology *167* (1988) 161–174.
[48] Rendina, E. A., D. A. Bognolo, T. C. Mineo: Computed tomography for the evaluation of intrathoracic invasion by lung cancer. J. Thorac. Cardiovasc. Surg. *94* (1987) 57–63.
[49] Rosen, Y., T. J. Athanassiades, S. Moon et al.: Nongranulomatous interstitial pneumonitis in sarcoidosis: Relationship to the development of epitheloid granulomas. Chest *74* (1978) 122–125.
[50] Staples, C. A., N. L. Müller, R. R. Miller et al.: Mediastinal nodes in bronchogenic carcinoma: Comparison between CT and mediastinoscopy. Radiology *167* (1988) 367–372.
[51] Stein, M. G., J. R. Mayo, N. L. Müller et al.: Pulmonary lymphangiitic spread of carcinoma: Appearance on CT scans. Radiology *162* (1987) 371–375.
[52] Steinkamp, H. J., T. Heim, P. Schubeus et al.: Kernspintomographie: Differenzierung zwischen Halslymphknotenmetastasen und reaktiv vergrößerten Lymphknoten. Fortschr. Röntgenstr. (im Druck).
[53] Tobler, J., R. C. Levitt, H. S. Glazer et al.: Differentiation of proximal bronchogenic carcinoma from post-obstructive lobar collapse by magnetic resonance imaging: Comparison with computed tomography. Invest. Radiol. *22* (1987) 538–543.
[54] Webb, W. R.: The role of magnetic resonance imaging in the assessment of patients with lung cancer: A comparison with computed tomography. J. Thorac. Imag. *4* (1989) 65–75.
[55] Webb, W. R., M. G. Stein, W. E. Finkbeiner et al.: Normal and diseased isolated lungs: High-Resolution CT. Radiology *166* (1988) 81–87.
[56] Webb, W.R.: High-resolution computed tomography of the lung: Normal and abnormal anatomy. Semin. Roentgenol. *26* (1991) 110–117.
[57] Westcott, J. L.: Percutaneous transthoracic needle biopsy. Radiology *169* (1988) 593–601.
[58] Zerhouni, E. A., F. B. Stitik, S. S. Siegelman et al.: CT of the pulmonary nodule: A comparative study. Radiology *160* (1986) 319–327.

Schlafbezogene Atmungsstörungen: Ätiopathogenese – Diagnostik – Therapie

P. Dorow, S. Thalhofer, Ph. Meissner, S. Heinemann, U. Kühler

Einleitung

Die Muster der schlafbezogenen Atmungsstörungen (SBAS) werden eingeteilt in Störungen mit und ohne Obstruktion der oberen Atemwege.

A. Schlafbezogene Atmungsstörung ohne Obstruktion der oberen Atemwege

1. Partiell (z. B. Schnarchen)
2. Komplett (obstruktive Apnoe)

B. Schlafbezogene Atmungsstörung ohne Obstruktion der oberen Atemwege

1. Alveoläre Hypoventilation
   a) primär
   b) sekundär
2. Zentrale Apnoe (z. B. Undines-Fluch-Syndrom)
3. Unkoordinierte Atmung

Das Schlafapnoesyndrom (SAS) stellt eine Erkrankung vorwiegend des mittleren Lebensalters dar und betrifft häufiger Männer als Frauen. Es ist meistens durch intermittierende Obstruktionen der oberen Luftwege im Schlaf bedingt, was zum klinischen Symptom des Schnarchens und bei vollständigem Verschluß des Pharynxlumens, zu Apnoen führt.

Bei der zentralen Form der Schlafapnoe besteht die Störung im Ausbleiben der Aktivierung der gesamten atmungsrelevanten Muskulatur. Die Apnoen verursachen vorübergehende Sauerstoffentsättigungen im Blut sowie Anstiege der Kohlendioxidpartialdrucke. Die rezidivierend auftretenden Hypoxämien und Hyperkapnien führen zu schweren Störungen im Herzkreislaufsystem. Nur durch die auftretenden Mikroarousals kommt es nicht zum sofortigen Herz-Kreislauf-Versagen.

Erfolgt nicht rechtzeitig eine Diagnostik und Therapie, kommt es durch das Auftreten lebensbedrohlicher Zustände wie Herzrhythmusstörungen, pulmonalarterielle Hypertonie und Herzversagen zu einer deutlichen Einschränkung der Leistungsfähigkeit und der Lebenserwartung [23, 28, 20, 25, 30].

Das obstruktive Schlafapnoesyndrom hat unter den schlafbezogenen Atmungsstörungen in Folge einer hohen Prävalenz eine große klinische Bedeutung. Lavie untersuchte in Israel Industriearbeiter und stellte eine Häufigkeit fest, die umgerechnet auf die Gesamtpopulation über 1% betrug [27]. V. Wichert et al. fanden bei einer Untersuchung von Arbeitern eines mittelhessischen Energieversorgungsunternehmens sowie im Krankengut der Medizinischen Poliklinik eine Häufigkeit von 10%. Eine derzeit laufende epidemiologische Untersuchung des Arbeitskreises Atemregulationskrankheiten Berlin/Brandenburg e.V. bestätigt bei Zwischenauswertung diese Ergebnisse. Mindestens 250 000 Männer Deutschlands dürften durch eine schlafbezogene komplette und/oder partielle Obstruktion der oberen Atemwege akut gefährdet sein.

Pathophysiologie

Seit der Einführung der Elektroenzephalographie (EEG) ist bekannt, daß der Schlaf einen strukturierten Vorgang darstellt. Mit Hilfe der Weckschwelle kann die Schlaftiefe festgestellt werden. Diese korreliert mit einer zunehmenden Verlangsamung der Hirnstromaktivitäten. Langsame hochamplitudige Wellen (Delta-Wellen) dominieren im EEG im Tiefschlaf. In dieser Phase des Schlafes wird die Atmung wie im Wachzustand sehr genau durch die Kohlendioxidpartialdrucke im Blut reguliert. Ein Absinken der Kohlendioxidpartialdrucke führt zu einer Minderung des Atemminutenvolumens, hingegen bewirkt schon ein geringer Anstieg des Kohlendioxidpartialdruckes eine Steigerung des Atemantriebes und damit des Atemminutenvolumens. Ein Abfall des Sauerstoffpartialdruckes bewirkt erst bei relativ tiefen Werten eine Steigerung des Atemantriebes. Die verschiedenen orthodoxen Schlafstadien werden zusammenfassend auch als Non-REM-Schlaf bezeichnet. Tiefe Schlafstadien werden periodisch für 10 bis 30 Minuten von einem besonderen Schlaftyp unterbrochen, welcher trotz hoher Weckschwelle im EEG wachähnliche, niedrige, rasche Hirnstromaktivitäten aufweist und deshalb als „Paradoxalschlaf“ oder, aufgrund der raschen Augenbewegungen, auch als „rapid eye movement sleep“ oder REM-Schlaf bezeichnet wird. Während des REM-Schlafes fehlt die Regulierung des Atemantriebes durch den Kohlendioxidpartialdruck. Zusätzlich sind im REM-Schlaf bei der Atmung neben der Zwerchfell- und Interkostalmuskulatur auch die Atemhilfsmuskulatur und die quergestreifte Muskulatur der Kopforgane relativ hypoton. Es ergibt sich hieraus die Wichtigkeit des REM-Schlafes für Patienten mit Atemregulationsstörungen.
Die oropharyngeale Obstruktion führt zu Blutgasveränderungen und zu intrathorakalen Druckschwankungen, die ganz erheblich sein können. Bei der Wiedereröffnung des Oropharynx im Anschluß an Phasen des intrathorakalen

Unterdruckes kommt es zu einem übermäßigen Volumenangebot an das rechte und linke Herz. Diese rezidivierenden Druckschwankungen sowie die rezidivierenden, zum Teil dramatischen Anstiege der Kohlendioxidpartialdrucke werden zunehmend als Ursache der kardiovaskulären und kardiopulmonalen Folgen der Schlafapnoe angesehen. Bei schweren Apnoe-Syndromen tritt die Apnoe häufig in Kombination mit Hypoventilationsphasen auf. Die Folgen sind längeranhaltende und ausgeprägte Hypoxämien, Hyperkapnien mit respiratorischer Azidose und begleitenden pulmonal-arteriellen Blutdruckanstiegen. Nächtliche Atemregulationsstörungen wirken ab einer gewissen Häufigkeit und Ausprägung auf die Schlafstadien selbst zurück. Die Atemstörung endet nicht spontan — wie bei den physiologischen Veränderungen der Atmung — sondern muß aktiv beendet werden. Dies geschieht durch den Organismus mit Hilfe einer reflektorisch ablaufenden „Notreaktion", die die Apnoen terminiert. Bei dieser „Notreaktion" wird die zentral-nervöse Vigilanz angehoben (Arousal). Meistens führen diese Arousals nicht zum bewußten Wachwerden (sogenannte Mikroarousals). Durch diese zum Teil mehrere 100 Male auftretenden Mikroarousals tritt eine weitreichende Störung der physiologischen Schlafstruktur ein. Durch das Fehlen der Tiefschlafphasen treten wiederum psychische Störungen bei Tag auf wie Unausgeschlafenheit, Reizbarkeit, Konzentrationsstörungen, Kopfschmerzen, Impotenz, Leistungsknick und vermehrte Einschlafneigung. Diese psychischen Veränderungen sind in erster Linie Folge der Störungen der Schlafstruktur.

Klinik

Das auffälligste klinische Symptom bei Patienten mit Schlafapnoe-Syndrom ist die extreme Schlafneigung während des Tages. Vermutlich durch Adaptation verkennen jedoch ein Teil der Patienten das Ausmaß ihrer Schläfrigkeit. Erst das Gespräch mit dem Ehepartner erlaubt eine exakte Graduierung. Berücksichtigt werden muß jedoch, daß das führende Symptom der Schlafapnoe — Schläfrigkeit am Tage — nicht immer vorhanden sein muß. Eigene Untersuchungen zeigten, daß bei etwa 8% der Patienten dieses Symptom vom Patienten wie auch vom Partner negiert wurde, obwohl polysomnographisch ein schweres Schlafapnoe-Stadium diagnostiziert werden konnte. Häufig finden sich lautes und unregelmäßiges Schnarchen, psychische Symptome wie Unausgeschlafenheit, Reizbarkeit, morgendliche Kopfschmerzen, Konzentrationsstörungen, Impotenz, Leistungsknick (Tab. 1). Eine Variante der Schlafapnoe ist das Pickwick-Syndrom. Es stellt eine Kombination von extremer Adipositas und Einschlafneigung am Tage dar. Nach *Guilleminault* sind 10% der Patienten mit Schlafapnoe-Syndrom normalgewichtig, bei 20% liegen die Körpergewichte zwischen 5—15% über ihrem Idealgewicht [15].

Tab. 1: Häufige klinische Symptome des Schlafapnoe-Syndroms

Tagesmüdigkeit
Konzentrationsstörungen
morgendliche Kopfschmerzen
lautes unregelmäßiges Schnarchen
Unausgeschlafenheit
Reizbarkeit
Impotenz
arterieller Hypertonus
Herzrhythmusstörungen

Einfluß auf das kardiorespiratorische System

Gasaustausch

Bei der Simulation einer Apnoe durch das willentliche Luftanhalten über eine Dauer von 60 Sekunden kommt es zu Veränderungen der Kohlendioxid- und Sauerstoffpartialdrucke. Obgleich die Gasspannungen im arteriellen Blut nahezu parallel zu denen des Alveolarraumes verlaufen, zeigt sich nach einer 60 Sekunden andauernden Apnoe ein Anstieg des arteriellen Kohlendioxidpartialdruckes um nur 10 mm Hg, verglichen mit einem Abfall der arteriellen Sauerstoffspannung um 40 mm Hg. Aufgrund der Sauerstoffbindungskurve fällt die Sauerstoffsättigung nicht wesentlich ab, solange der Sauerstoffpartialdruck über 60 mm Hg liegt (Abb. 1). Die Sauerstoffsättigung verändert sich deshalb bei einem Abfall der arteriellen Sauerstoffkonzentration von 90 auf 70 mm Hg nur um wenige Prozentpunkte. Im Gegensatz hierzu kommt es bei einem Abfall des arteriellen Sauerstoffpartialdruckes von 60 auf 40 mm Hg zu einer Änderung der Sauerstoffsättigung um ebenfalls ca. 20 Prozentpunkte.

Die Apnoe-Dauer bewegt sich durchschnittlich zwischen 20 und 30 Sekunden bei der Mehrheit der Patienten mit Schlafapnoe. Bei schweren Formen übersteigt diese Apnoedauer 60 Sekunden. Die längste von uns registrierte Apnoedauer lag bei 196 Sekunden! Das Ausmaß des Abfalls der arteriellen Sauerstoffsättigung wird signifikant durch die Dauer der Apnoe bestimmt. Sofern die Lungensauerstoffspeicher und Sauerstoffkonzentrationen normal sind, zeigen kurzdauernde Apnoe- oder Hypoventilationsphasen keine größeren Abfälle der Sauerstoffsättigung und entgehen somit der Detektion durch die transkutane Oxymetrie. Abfälle der Sauerstoffsättigung unter 65% werden als sehr schwer bezeichnet. Der individuelle Abfall der Sauerstoffsättigung bezüglich der Apnoedauer liegt zwischen 0,1 – 1,6% pro Sekunde [2, 3].

Während des REM-Schlafes findet sich normalerweise ein größerer Abfall der Sauerstoffsättigung als im Non-REM-Schlaf.

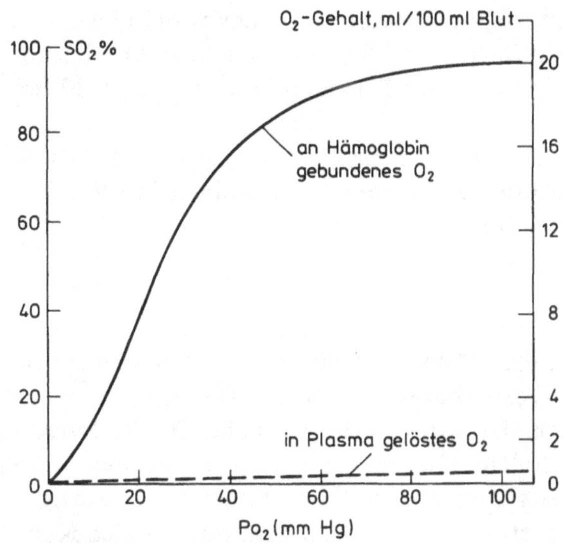

Abb. 1: Verlauf der Sauerstoffbindungskurve

Alveoläre Hypoventilationen finden sich bei etwa einem Viertel der Patienten mit obstruktiver Schlafapnoe. Die alveoläre Hypoventilation wird definiert durch einen Kohlendioxidpartialdruck größer als 45 torr. Erhöhte Kohlendioxidpartialdrucke können bei den Patienten zum Auftreten einer Polyglobulie mit den daraus resultierenden Folgen führen [7].

Hämodynamik

Bei gesunden Patienten zeigt sich eine variable Erniedrigung des Blutdruckes während des Schlafes [4, 38]. Teile der Variabilität des systemischen Blutdruckes sind bedingt durch Veränderungen der Schlafstadien. Der mittlere arterielle Blutdruck sinkt im Durchschnitt um 5–9% während des Non-REM-Schlafes der Stadien I und II und um 8–14% während des Non-REM-Schlafes der Stadien III und IV, verglichen mit Wachzustand [5, 22]. Während des REM-Schlafes variiert der systemische Blutdruck. Die Mittelwerte liegen etwa 5% höher als während des Non-REM-Schlafes [22, 43]. Bei Gesunden zeigen sich zyklische Oszillationen des systemischen Blutdruckes mit Amplituden von 15–20 mm Hg und Periodendauer von 20–30 Sekunden [32].
Die Herzfrequenz sinkt normalerweise um 5–8% während des Non-REM-Schlafes ab [1, 22, 43]. Während der REM-Schlafphase liegen die Herzfrequenzen mit oszillatorischen Schwankungen bei den Werten des Wachzustandes unter Ruhebedingungen.

Über das Verhalten des pulmonal-arteriellen Blutdruckes bei Gesunden liegen sehr wenige Studien vor. *McGinty* berichtete von leichten Oszillationen mit Amplituden von 2–4 mm Hg und einer Periodendauer von 20–30 Sekunden [32].
Über das Verhalten des Herzminutenvolumens während des Schlafs bei Normalpatienten liegen keine vernünftigen Daten vor, die einen Einfluß der Schlafstadien auf das Herzminutenvolumen zulassen.

Systemischer Blutdruck

Bei der obstruktiven Schlafapnoe kommt es durch die inspiratorischen Atemanstrengungen während der Obstruktion der oberen Atemwege zu einem deutlichen thorakalen Unterdruck. Dies dürfte die Ursache für die kurzen phasischen Blutdruckabfälle darstellen. Die maximalen Anstiege des systolischen und diastolischen Blutdruckes sind eng mit der Sauerstoffentsättigung verknüpft. Aufgrund der benötigten Zirkulationszeit vom pulmonalen Kapillarbett zum Pulsoxymeter am Ohr oder am Finger wird die Sauerstoffsättigung mit einer Verspätung von 7–10 Sekunden registriert. Aus diesem Grunde werden häufig die maximalen systolischen und diastolischen systemischen Blutdrucke gemessen, während die Sauerstoffsättigung bereits wieder am Ansteigen begriffen ist. Gewöhnlich findet sich ein starker Blutdruckanstieg gegen Ende der Apnoephasen. Der systolische Blutdruck verändert sich zwischen 0,6–4,4 mm Hg je Prozentpunkt des Abfalls der Sauerstoffsättigung. Der diastolische Blutdruck verändert sich mit 0,4–2,8 mm Hg je Prozentpunkt Abfall der Sauerstoffsättigung. Durchschnittlich entspricht dieses einer Steigerung des systolischen Blutdruckes um ca. 30 mm Hg und des diastolischen Blutdruckes von etwa 20 mm Hg.
Als Folge der Blutdruckschwankungen während der Apnoephasen kommt es zu einem progressiven Anstieg des systolischen wie diastolischen Blutdruckes. Eigene Untersuchungen an mehr als 2000 Patienten mit nachgewiesener Schlafapnoe wiesen bei 50% der Patienten einen arteriellen Hypertonus in Ruhe und bei 76% unter Belastung auf. Diese Ergebnisse stimmen mit denen anderer Arbeitsgruppen überein. *Ferner zeigt sich, daß ca. 30% der Hypertoniker an einer nächtlichen Atemregulationsstörung leiden* [15, 20, 27, 28, 30].
Neben der direkten Beeinflussung des arteriellen Blutdruckverhaltens durch die Sauerstoffentsättigung wird zusätzlich eine Störung volumenregulierender Hormonsysteme diskutiert. Neuere Untersuchungen weisen auf komplexe Störungen der Volumenhomöostase hin. So ist eine vermehrte Sekretion des atrialen natriuretischen Peptids und eine verminderte Renin-Sekretion nur durch eine vermehrte kardiale Volumenbelastung während der Apnoephasen zu erklären. Zusätzlich finden sich bei Patienten mit obstruktiver Schlafapnoe erhöhte Noradrenalin-Konzentrationen [8, 9, 10, 11, 12, 14].

Die Entstehungsmechanismen der arteriellen Hypertonie bei Patienten mit schlafbezogenen Atemregulationsstörungen stellen sich jedoch sehr komplex dar und sind bislang nur in Ansätzen gesichert.

Pulmonal-arterieller Druck

Untersuchungen über den pulmonal-arteriellen Blutdruck des Herzminutenvolumens sowie über den pulmonal-arteriellen Widerstand liegen aufgrund des notwendigen invasiven Verfahrens nur in geringer Zahl vor [7, 18, 26, 31, 37, 39, 41, 44, 45]. Bei Patienten mit nächtlichen Atemregulationsstörungen kommt es während der Atempausen bzw. während des Schlafes zum Ansteigen der pulmonal-arteriellen Blutdrucke. Die höchsten Werte finden sich während des REM-Schlafes. Die pulmonal-arteriellen Blutdrucke unterliegen bei diesen Patienten zyklischen Schwankungen. Der Anstieg der systolischen pulmonal-arteriellen Blutdrucke ist normalerweise größer als der Anstieg der diastolischen Blutdrucke. Bei Patienten mit obstruktiver Schlafapnoe kommt es durch die Atemanstrengung zu einem deutlichen Abfall des pleuralen Druckes. Zur Bestimmung des pulmonal-arteriellen Blutdruckes muß deshalb der intrathorakale oder pleudale Druck bekannt sein und von den gemessenen pulmonal-arteriellen Drucken subtrahiert werden. Auf diese Weise erhält man einen transmural bestimmten pulmonal-arteriellen Blutdruck. Die Bestimmung des thorakalen oder pleuralen Druckes geschieht üblicherweise mit Hilfe einer Druckmessung im Ösophagus.
Wir untersuchten 21 männliche Patienten mit nächtlicher Atemregulationsstörung, die mehr als 250 Apnoe-Phasen pro Nacht aufwiesen und deren Sauerstoffsättigung regelmäßig unter 70% abfiel. Alle Patienten wiesen im Wachzustand normale pulmonal-arterielle Blutdrucke in Ruhe wie unter Belastung auf. Echokardiographisch fanden sich bei 8 Patienten die Zeichen der bereits eingetretenen rechtsventrikulären Hypertrophie. Während der Schlafphase, insbesondere während des REM-Schlafes, entwickelten alle Patienten zum Ende einer länger dauernden Apnoe eine pulmonal-arterielle Hypertonie. Die transmuralen, systolischen, pulmonal-arteriellen Drucke fanden ihr Maximum bei 95 mm Hg. Der transmurale pulmonal-arterielle Mitteldruck stieg auf 41 – 57 mm Hg (x = 64 mm Hg). Die Herzminutenvolumina sowie die errechneten Cardiac indices waren ebenfalls zyklischen Schwankungen unterworfen. Wir fanden jedoch eine generelle Reduktion der Herzminutenvolumina wie der Cardiac indices um etwa 15 – 20%. Dieses stimmt mit den Ergebnissen anderer Arbeitsgruppen überein [17, 19, 29).
Längerandauernde Apnoen mit schwerer Hypoxämie und respiratorischer Azidose führen zu einer Erhöhung der pulmonal-vaskulären Resistance. Als Ursache hierfür sind die alveoläre Hypoxämie sowie die respiratorische Azidose verantwortlich. Die alleinige Erhöhung des pulmonal-arteriellen Widerstandes

kann jedoch nicht allein die Ursache für den massiven Pulmonalisdruckanstieg darstellen. Als zusätzlicher Faktor wird der Effekt des negativen intrathorakalen Druckes mit konsekutiver Volumenbelastung des Herzens diskutiert. Echokardiographisch konnten wir bei 10 der oben genannten Patienten während der Apnoen eine zunehmende Dilatation des rechten Ventrikels feststellen [44]. *Lugaresi* kam zu ähnlichen Ergebnissen [31].

Herzfrequenz- und Herzrhythmusstörungen

Sowohl während nächtlicher Apnoe-Phasen wie auch beim willentlichen Atemanhalten kommt es zu einem Absinken der Herzfrequenz. Diese ist proportional zum Abfall der Sauerstoffsättigung [47]. Sowohl die Hypoxämie wie auch das Aussetzen der Atmung selbst sind wichtige Faktoren für eine Bradykardie. Die Bradykardie wird durch eine erhöhte Aktivität des efferenten Vagus herbeigeführt. Gaben von Atropin verhindern die einsetzende Bradykardie [18, 24].
Im Gegensatz zu der apnoebedingten Bradykardie führt eine Hypoxämie durch die Inhalation von hypoxischen Gasen zu einer deutlichen Herzfrequenzsteigerung. Diese ist verbunden mit einem Anstieg des Atemminutenvolumens sowie einem Abfall des Kohlendioxidpartialdruckes. Eine alleinige Hypoxämie, z. B. auf dem Boden anderer Erkrankungen, ist generell mit einem erhöhten Atemminutenvolumen sowie einer Tachykardie assoziiert. Die Ursache hierfür sind die hypoxämiebedingte Ausschüttung von Katecholaminen sowie die Steigerung der Sympathikusaktivität. Mit dem Wiedereinsetzen der Atmung nach einer Apnoe kommen diese Faktoren zum Tragen, so daß eine Tachykardie resultiert. Die Kombination beider Mechanismen führt zu den bei Patienten mit nächtlichen Atemregulationsstörungen häufig anzutreffenden Herzfrequenzmodulationen. Bei Patienten mit Schlafapnoe finden sich in 7–10% eine Sinusbradykardie (< 30 Schläge/min), Sinusarrest (2–13 Sekunden) in 9–11% sowie AV-Blockierungen in 4–8% [16, 33, 42].
Patienten mit einem Abfall der Sauerstoffsättigung unter 60% weisen einen erhöhten Anteil an ventrikulären Arrhythmien auf [42].

Myokardiale Sauerstoffversorgung

Bei ca. einem Drittel der Patienten mit koronarer Herzerkrankung kann eine Schlafapnoe nachgewiesen werden. Dem möglichen Einfluß der Atemregulationsstörung auf den Sauerstoffbedarf des Herzens muß deshalb große Bedeutung geschenkt werden.
Zu Beginn der Apnoe kommt es zu einem Abfall der Herzfrequenz sowie des systolischen Blutdruckes. Als Folge hiervon sinkt der Sauerstoffverbrauch des Herzens ebenfalls ab. Mit dem Ansteigen des systolischen Blutdruckes sowie der Herzfrequenz zum Ende der Apnoe kommt es zu einem steilen Anstieg des

Sauerstoffbedarfes. Aufgrund der Apnoe wird während dieser Phase stark entsättigtes Blut durch die Koronararterien gepumpt. In der unmittelbaren Phase nach einer Apnoe wird deshalb zur Kompensation ein hoher myokardialer Blutfluß gefordert. Patienten mit koronarer Herzerkrankung und schlafbezogener Atemregulationsstörung sind somit kardial hochgradig gefährdet, zumal langanhaltende Apnoen bei Veränderungen der Koronarien zu einer myokardialen Ischämie führen können.

Diagnostik

Bei Verdacht auf ein Schlaf-Apnoe-Syndrom sollte eine ausführliche Anamnese, die mit Hilfe eines Fragebogens erfolgen kann, erhoben werden. Der Verdacht auf ein Schlafapnoe-Syndrom ist gelegentlich durch die Beobachtung nächtlicher Atemstillstände durch den Lebensgefährten gestützt. Häufig treten nach dem Aufwachen Kopfschmerzen auf. Das auffallendste Symptom ist die morgendliche Müdigkeit mit zum Teil imperativem Schlafzwang, z. B. bei Bildschirmarbeit oder beim Autofahren auf längeren Autobahnstrecken. 5% der Patienten jedoch weisen keine derartigen Symptome auf, obgleich sie an einem schweren Schlafapnoe-Syndrom leiden.
Vor Durchführung der gezielten Schlafapnoediagnostik erfolgt bei unseren Patienten eine ventilatorische Funktionsanalyse einschließlich CO_2-Atemantwortkurve, eine Belastungsuntersuchung, echokardiographische- und HNO-ärztliche Untersuchung.
Die Diagnostik bei Verdacht auf das Vorliegen einer nächtlichen Atemregulationsstörung erfolgt bei uns in einem *Stufenschema*. Die Diagnose des Schlafapnoe-Syndroms sollte jedoch durch eine polysomnographische Registrierung gestellt werden (Abb. 2). Bei klarer Anamnese erfolgt die sofortige Polysomnographie. Bei deutlicher Klinik, jedoch nicht sicherem Befund in ambulanten Methoden erfolgt ebenfalls die Polysomnographie. Bei fraglicher Klinik sollte zunächst eine ambulante Diagnostik erfolgen.
Die Polysomnographie umfaßt unter anderem die Aufzeichnung der Schlafstadien mittels *Elektroenzephalogramm* (EEG), *Elektrookulogramm* (EOG) sowie *Elektromyogramm* (EMG). Nur durch die Erfassung der Schlaf-Wach-Stadien kann mit Sicherheit festgestellt werden, ob der Patient geschlafen hat und in welchem Stadium die Störungen aufgetreten sind. Durch die Apnoe-Phasen bedingt, kommt es regelmäßig zu einer Störung der Schlafarchitektur. Erst durch eine Schlafstadienanalyse können auch die Auswirkungen der Apnoe-Phasen erfaßt werden. Patienten mit Schlafapnoe-Syndrom entwickeln zu wenig Schlaf Stadien III und IV sowie zu wenig REM-Schlaf. Die Weckreaktion am Ende einer Apnoe-Phase zeigt sich in einem α-Rhythmus sowie einer Tonus-

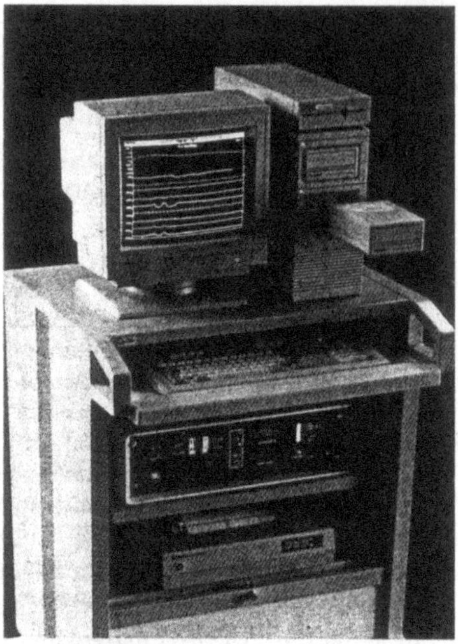

Abb. 2: Mobile Mehrkanalregistriereinheit (SIDAS 2010, Firma Stimotron)

erhöhung im EMG. Sie dauert in der Regel über mehrere Sekunden an. Die Tonuserhöhung im EMG ist häufig begleitet durch eine Zuckung oder Bewegung der Extremitäten und kann somit durch das Elektromyogramm gezielt erfaßt werden. Die EMG-Elektroden dienen zusätzlich zur differentialdiagnostischen Abgrenzung des sogenannten Restlessleg-Syndroms.
Erfaßt wird auch der *Atemfluß* am Mund und Nase mittels Thermistoren oder der expiratorischen Kohlendioxidkonzentration.
Mit Hilfe von Atemgürteln können die *Atembewegungen* von Thorax und Abdomen erfaßt werden. Die Messung erfolgt über die Impedanzänderung aufgrund eingebrachter Dehnungsmeßstreifen oder druckempfindlicher Piezo-Kristalle. Diese Sensoren erlauben es, obstruktive und zentrale Apnoe-Phasen zu differenzieren.

Registrierung der Sauerstoffsättigung

Als Folge der Apnoe-Phasen entwickeln sich nächtliche Hypoxämien, die bis zu 3 Minuten andauern können. Im Schnitt dauert eine Apnoe-Phase etwa 25–30 Sekunden. Die Häufigkeit der Apnoe-Phasen und die maximale Länge sind miteinander korreliert. Das Ausmaß der Sauerstoffentsättigung hängt von der Dauer der Apnoe-Phase, aber auch von dem initialen Sauerstoffpartialdruck sowie dem Alveolarvolumen ab.

Erfassung des EKG

Als Folge der Apnoe-Phasen mit Müller-Manöver, d. h. mit Unterdruck im Thorax, entwickelt sich häufig eine Bradykardie, die von einer Tachykardie abgelöst wird, sobald die Atmung durch Aktivöffnung des Oropharynx wieder aufgenommen wird. Bradykarde sowie tachykarde Herzrhythmusstörungen können auftreten. Nur durch die Kenntnis des intrathorakalen Druckverlaufes kann mit Sicherheit eine zentrale von einer obstruktiven Apnoe unterschieden werden.
Der Arbeitskreis klinischer Schlafzentren fordert heute für ein aggreditiertes Schlafzentrum die Ableitung von mindestens 12 Meßparametern. Nur durch die Polysomnographie gelingt es, auch Hypoventilationsphasen sowie die differentialdiagnostische Trennung z. B. der Temporallappenepilepsie zu ermöglichen.
Die Diagnostik in einem Zeitreihenlabor ist kosten- und personalintensiv (Abb. 3).

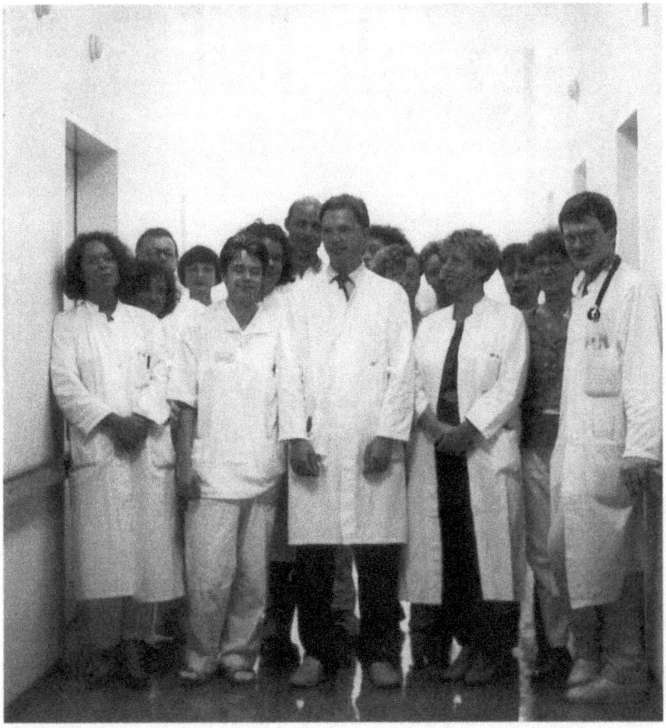

Abb. 3: Team des Zeitreihenlabors der Abteilung Pneumologie/Kardiologie (Leiter Prof. Dr. med. P. Dorow) des DRK-Krankenhauses Mark Brandenburg, Akademisches Lehrkrankenhaus der Freien Universität Berlin

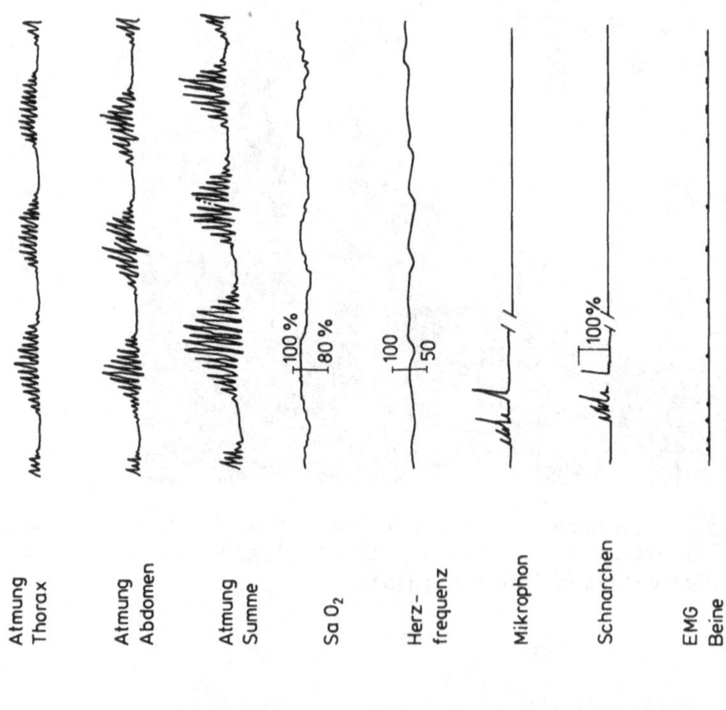

Abb. 4 a: Muster einer zentralen Apnoe

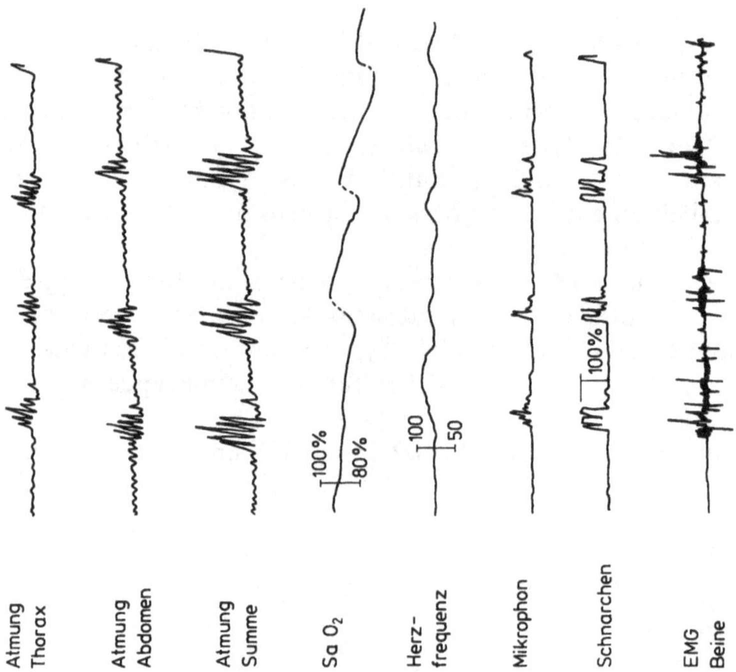

Abb. 4 b: Bild einer gemischten Apnoe

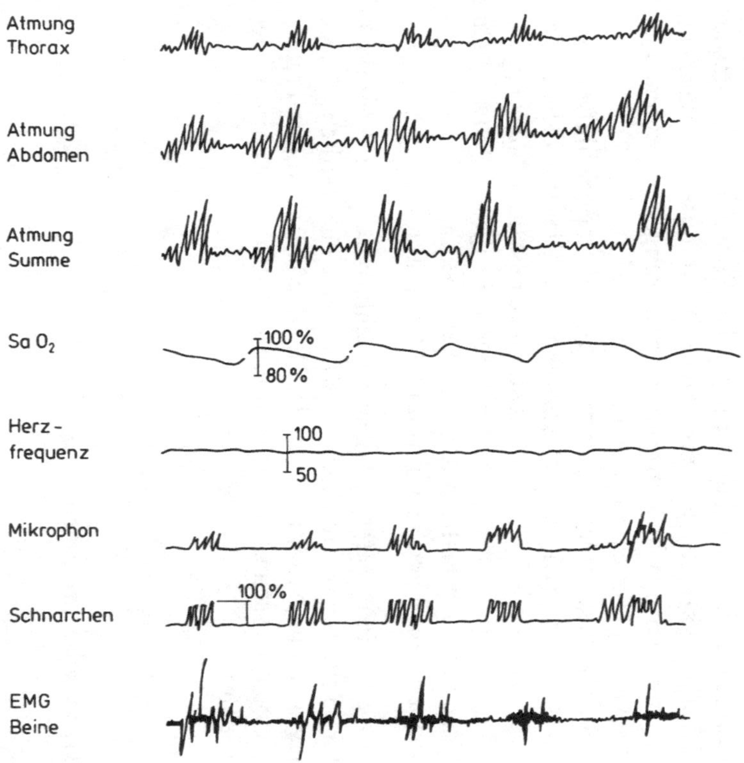

Abb. 4c: Bild einer rein obstruktiven Apnoe

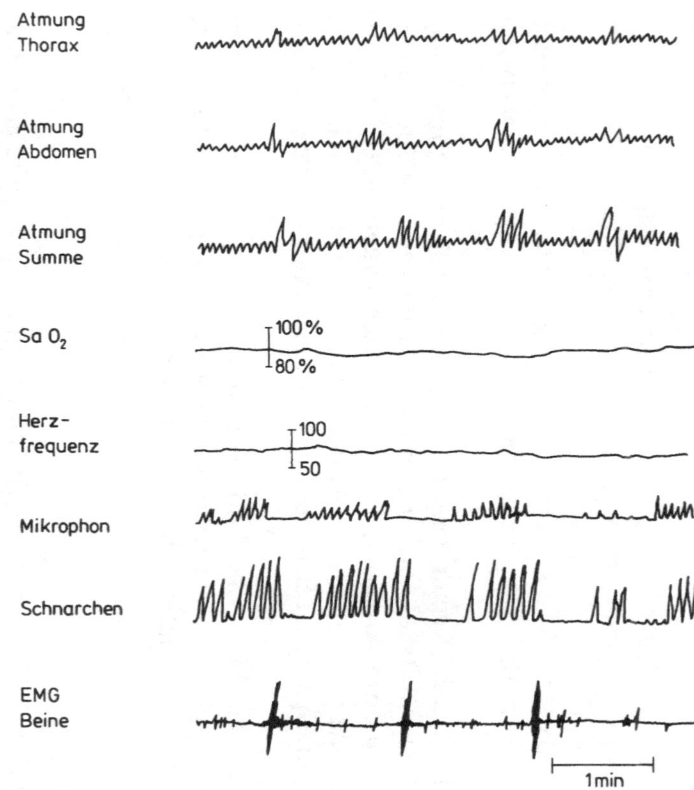

Abb. 4d: Klassisches Bild eines obstruktiven Schnarchens mit Hyperventilation

Registrierbeispiele

Die Polysomnographie erlaubt aufgrund unterschiedlicher Kurvenmuster eine Unterscheidung zwischen zentraler Apnoe, obstruktiver Apnoe, gemischter Apnoe.
Die Abb. 4a zeigt das Muster einer zentralen Apnoe. Fehlender Atemantrieb führt zum Sistieren der Aktivität aller an der Atmung beteiligter Muskelkompartimente.
Die Abb. 4b zeigt das Bild einer gemischten Apnoe. Nach Hyperventilation mit restituierter Sauerstoffsättigung erfolgt eine zentral bedingte Atempause. Diese ist gefolgt von obstruktiver Apnoe und erneuter Hyperventilation.
Die Abb. 4c zeigt eine rein obstruktive Apnoe. Die Hyperventilation ist gefolgt von einer Aktivierungspause im Bereich der oberen thorakalen und paryngialen Muskulatur.
Die Abb. 4d zeigt das klassische Bild eines obstruktiven Schnarchens mit Hyperventilation. Nach einer partiellen pharyngialen Obstruktion folgt eine intermittierende Hyperventilation ohne Schnarchen.

Fallbeispiel

Ein 46jähriger Patient stellte sich wegen ausgeprägter Tagesmüdigkeit und Herzrhythmusstörungen bei seinem Hausarzt vor. Unter dem Verdacht einer schlafbezogenen Atemregulationsstörung erfolgte die Einweisung in unsere Abteilung. Nach Befragen gab der Patient ebenfalls an unter Schnarchen, morgentlichen Kopfschmerzen sowie Konzentrationsstörungen zu leiden. Der Patient war normalgewichtig (Brocaindex 103).
Eine polysomnographische Nachableitung ergab während einer Schlafzeit von 8 Stunden insgesamt 483 zum Teil gemischtförmige, überwiegend jedoch obstruktive Apnoen. Der Apnoindex betrug 60. Die mittlere Apnoedauer lag bei 32 Sekunden. Die längste Apnoe betrug 65 Sekunden. In diesen Phasen kam es zu einem Abfall der Sauerstoffsättigung auf 70%. Ebenfalls traten Modulationen der Herzfrequenz zwischen 120/min und 38/min auf.

Abb. 5 stellt die wichtigsten Parameter zu Diagnose schlafbezogener Atemregulationsstörungen dar: Schlaf-, Wachzyklen, REM, sowie die zeitliche Folge respiratorischer Ereignisse und Modulationen der Herzfrequenz. Anhand dieses Beispiels sehen wir einen Ausschnitt einer schweren obstruktiven Apnoe des oben genannten Patienten.

a) Sauerstoffsättigung
b) Herzfrequenz
c) Muskelaktivität
d) intrathorakale Druckschwankungen

e) Nasenluftfluß
f) Elektrokardiogramm
g) Elektroencephalogramm
h) thorakale Atemtätigkeit
i) abdominelle Atemtätigkeit
j) Summe von thorakaler und abdomineller Atemtätigkeit

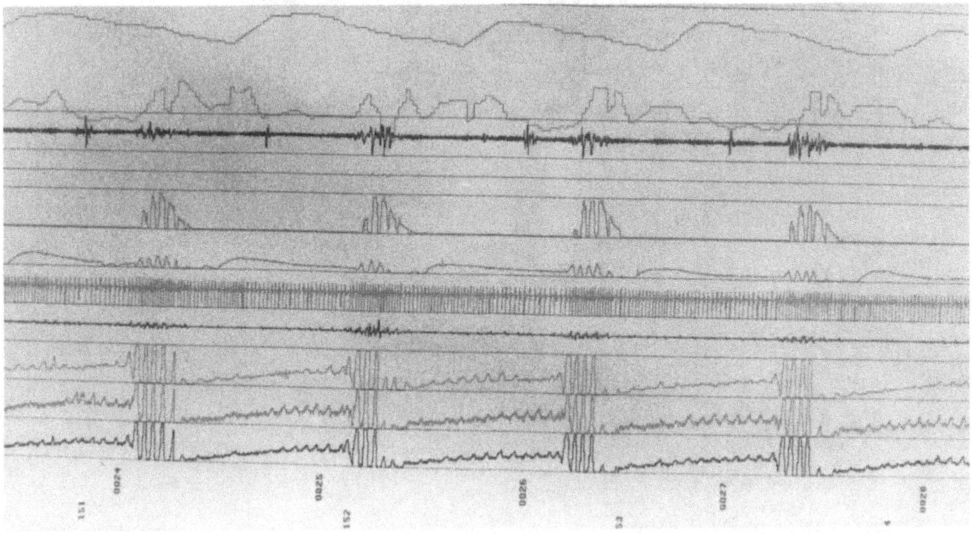

Abb. 5: Polysomnographische Registrierung (SIDAS 2010) obstruktive Apnoe

Therapie: Bei dem oben genannten Patienten mit schwerer obstruktiver Apnoe erbrachte eine abendliche Theophyllinmedikation (morgens um 8 Uhr gemessener Theophyllinspiegel 9 µg) nicht den gewünschten Erfolg. Erst durch eine nächtliche nasale CPAP Beatmung (Abb. 6) mit einem Druck von 11 cm H_2O wurden keine Apnoephasen registriert (Abb. 7). Herzrhythmusstörungen sowie ausgeprägte Herzfrequenzmodulation waren nicht mehr vorhanden. Ebenso kam es zu einer deutlichen Besserung der subjektiven Beschwerden.

Eine ambulante Methode liegt in der Registrierung von Schnarchgeräuschen mit den dazugehörigen Pausen in Verbindung mit der zyklischen Variation der Herzfrequenz und der Sauerstoffsättigung (MESAM IV), (Abb. 8, 9).
MESAM ist ein dem Langzeit-EKG vergleichbares, biparametrisches, portables Rekordersystem zur ambulanten Diagnostik schlafbezogener Atmungsstörungen, insbesondere der obstruktiven Schlafapnoe.

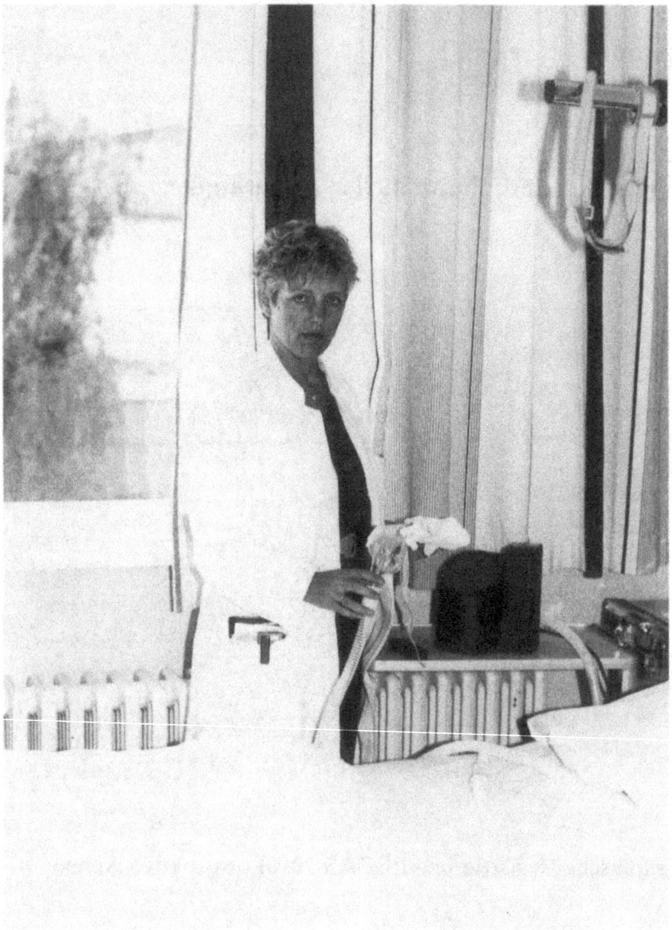

Abb. 6: Vorbereitung zur nCPAP-Beatmung in Zeitreihenlabor der Abt. Pneumologie/Kardiologie, DRK-Krankenhaus Mark Brandenburg

Die Zusammensetzung aus anamnestischen und apparativ-diagnostischem Anteil erlaubt eine rasche Einordnung der Symptome und Befunde, sowie die Dokumentation von Ausgangs- und Kontrollbefunden.
Das Mikrophon wird direkt oberhalb des Jugulums und unterhalb des Schildknorpels am Hals des Patienten fixiert. Die Elektrodenposition für das EKG sollte so gewählt werden, daß die Elektroden etwa lagetyporientiert positioniert werden. Das Oxymeter wird am kleinen Finger fixiert.
Bei der MESAM IV besteht eine gute Aussage bei mittlerem und schwerem obstruktiven Schlafapnoesyndrom. Auch leichtere Formen können bei entsprechender Schulung erfaßt werden. Es besteht bei der obstruktiven Schlaf-

apnoe bei im Schlaflabor geschulten Auswertern eine gute Übereinstimmung zur Polysomnographie. Zentrale Apnoe-Phasen oder Hypoventilationsphasen lassen sich jedoch schwer erkennen.

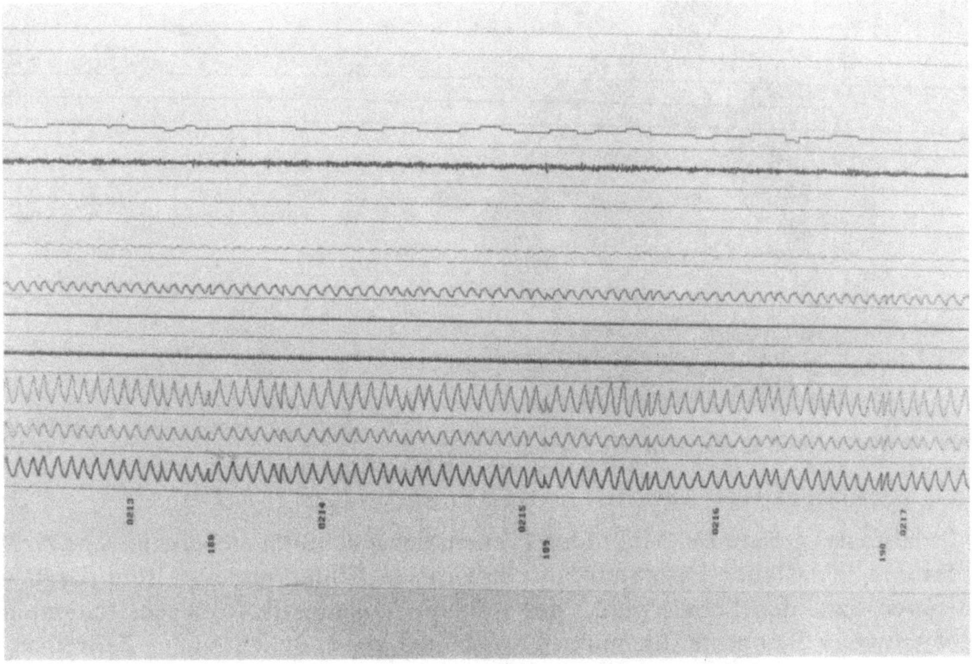

Abb. 7: Polysomnographie während nächtlicher CPAP-Beatmung

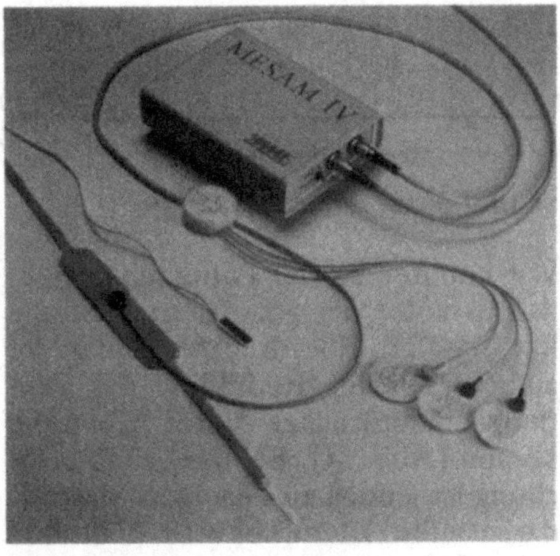

Abb. 8: Ambulantes Diagnose-Gerät
(MESAM-Recorder, Firma Madaus Medizin-Elektronik)

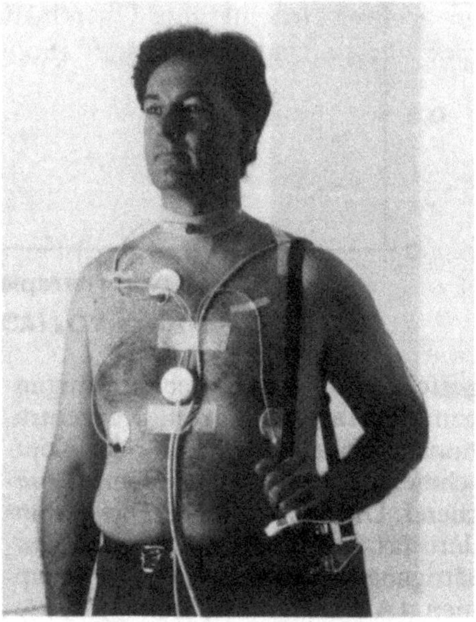

Abb. 9: Patient mit angelegtem MESAM-Recorder

Mit Hilfe der genannten Methoden können der geschulte, niedergelassene Arzt oder das Schlaflabor Patienten mit eindeutigem Schlafapnoesyndrom diagnostizieren bzw. den Schwerpunkt der weiteren Diagnostik festlegen. Patienten mit schwerer Symptomatik müssen so schnell wie möglich einem Zeitreihenlabor zur Therapieeinleitung überwiesen werden. Eine differentialdiagnostische Aussage komplizierter Fälle ist nur im Zeitreihenlabor unter Anwendung der Polysomnographie möglich.
Die Abb. 10 bis 13 zeigen Befunde, die mit der MESAM erhoben wurden.

In der Stufendiagnostik kann mit dem Pari Apnoe-Check 4 (Abb. 14) eine Auswahl für die Untersuchung in einem qualifizierten Schlaflabor getroffen werden.

Abb. 10: Beispiel eines Patienten mit häufigen obstruktiven Apnoen, oben in der komprimierten Darstellung, bei der jeder Signalblock 2 Stunden umfaßt und unten in der vollen Auflösung, die eine 10 Minuten Epoche darstellt. Die Aufzeichnung läßt deutliche Apnoen erkennen, die sich durch zyklische Schwankungen der Herzfrequenz, Sauerstoffabfälle und ein intermittierendes Schnarchmuster auszeichnen

Abb. 11: Bei diesem Beispiel eines kontinuierlichen Schnarchers kann die geräuschvolle Atmung in beiden Darstellungen deutlich erkannt werden. Dies ist die Aufzeichnung eines jungen Patienten mit einer deutlich erhöhten Sinusarrhythmie, die durch den erhöhten oberen Atemwiderstand noch verstärkt wird

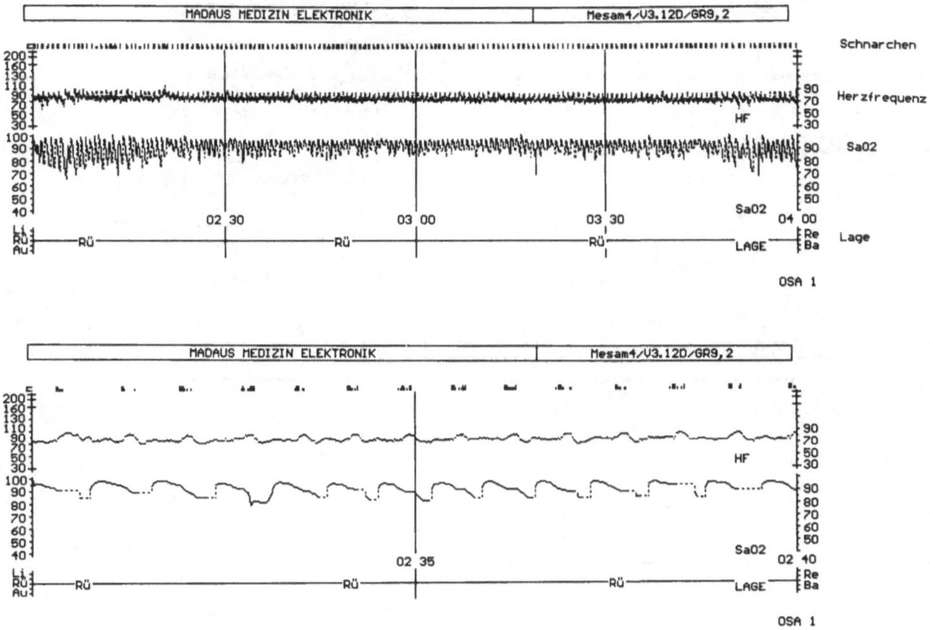
MADAUS MEDIZIN ELEKTRONIK
Mesam4/V3.12D/GR9,2
Schnarchen
Herzfrequenz
HF
SaO2
02 30
03 00
03 30
04 00
Lage
Rü
LAGE
OSA 1
MADAUS MEDIZIN ELEKTRONIK
Mesam4/V3.12D/GR9,2
HF
SaO2
02 35
02 40
Rü
LAGE
OSA 1

Abb. 10

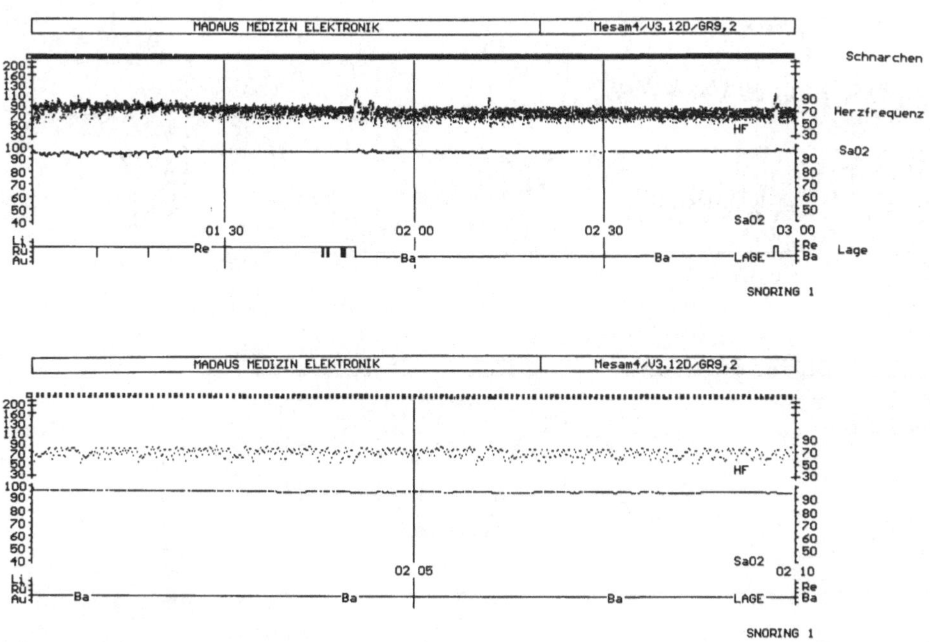
MADAUS MEDIZIN ELEKTRONIK
Mesam4/V3.12D/GR9,2
Schnarchen
Herzfrequenz
HF
SaO2
01 30
02 00
02 30
03 00
Lage
Re
Ba
LAGE
SNORING 1
MADAUS MEDIZIN ELEKTRONIK
Mesam4/V3.12D/GR9,2
HF
SaO2
02 05
02 10
Ba
LAGE
SNORING 1

Abb. 11

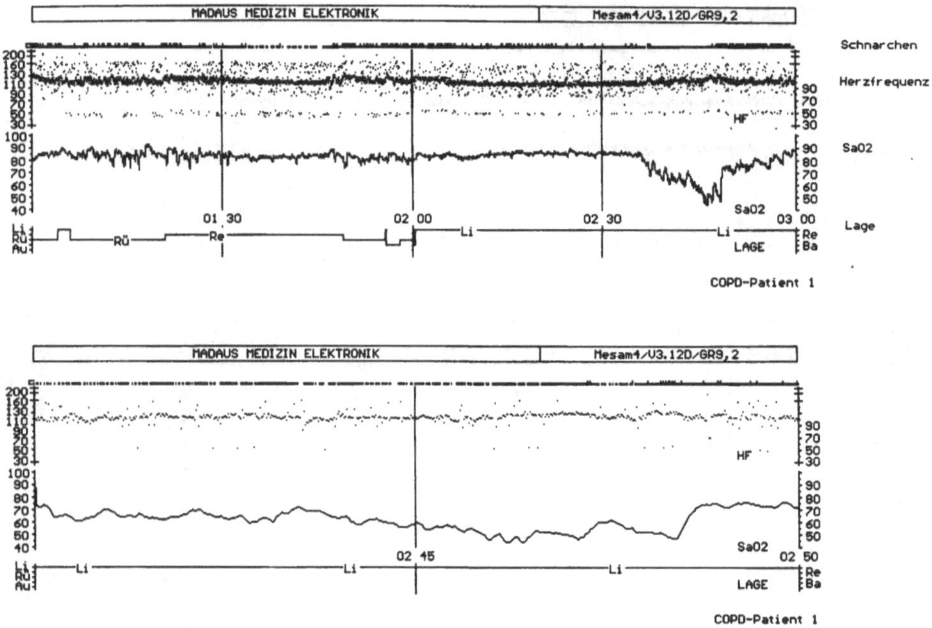
MADAUS MEDIZIN ELEKTRONIK
Mesam4/U3.12D/GR9,2
Schnarchen
Herzfrequenz
HF
SaO2
Lage
LAGE
COPD-Patient 1
MADAUS MEDIZIN ELEKTRONIK
Mesam4/U3.12D/GR9,2
HF
SaO2
LAGE
COPD-Patient 1

Abb. 12

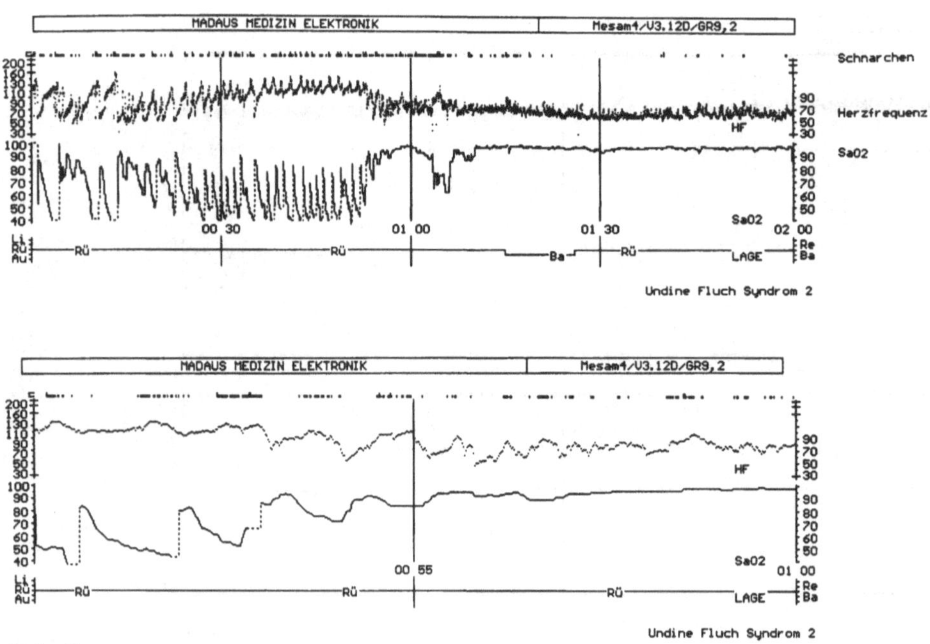
MADAUS MEDIZIN ELEKTRONIK
Mesam4/U3.12D/GR9,2
Schnarchen
Herzfrequenz
HF
SaO2
LAGE
Undine Fluch Syndrom 2
MADAUS MEDIZIN ELEKTRONIK
Mesam4/U3.12D/GR9,2
HF
SaO2
LAGE
Undine Fluch Syndrom 2

Abb. 13

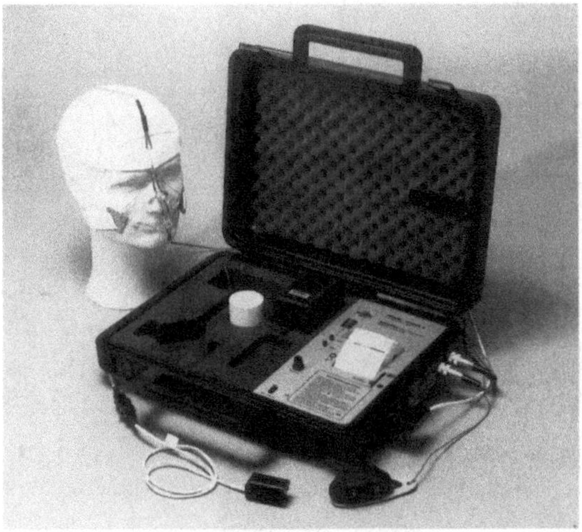

Abb. 14: Ambulantes Screening Gerät (Pari Apnoe Check 4, Firma Medanz)

Die Methode zur ambulanten Erfassung von Patienten mit Schlafapnoe-Syndrom liefert eine sofortige Aussage. Dies wurde möglich durch die neuentwikkelte Thermistortechnik in Verbindung mit moderner Elektronik. Registriert werden die Atmung und etwaige Apnoephasen (von mehr als 10 Sekunden Dauer). Ein an einer Spezialmaske (Abb. 15) befestigter hochsensitiver Thermistor liefert entsprechende Signale der Temperaturdifferenz zwischen In- und Exspiration an Mund und Nase an die Elektronik. Die Meßwerterfassung der Atemfrequenz erfolgt permanent (Abb. 16).
Neben der Atmung werden als weitere Parameter die Sauerstoff-Sättigung, die Herzfrequenz und die Körperlage erfaßt. In Übereinstimmung mit der Forderung der KBV werden die Werte kontinuierlich gemessen und die Spitzenwerte zur Erleichterung der Interpretation über einen geräuscharmen Thermodrucker wiedergegeben.

Abb. 12: Bei diesem Beispiel handelt es sich um einen Patienten mit einer chronisch-obstruktiven Lungenerkrankung (COPD). In der oberen komprimierten Darstellung sieht man deutlich einen durch intrathorakale Obstruktion hervorgerufenen langandauernden Sauerstoffabfall. Die untere Darstellung einer 10 Minuten Epoche zeigt einen langanhaltenden Sauerstoffabfall, der bis unter 50% geht

Abb. 13: Beispiel für eine primäre alveoläre Hypoventilation, die oft auch, insbesondere bei Neugeborenen, Undines Fluch genannt wird. Während der Nacht verschlechtert sich die alveoläre Hypoventilation und es kommt zu einer zunehmenden respiratorischen Azidose

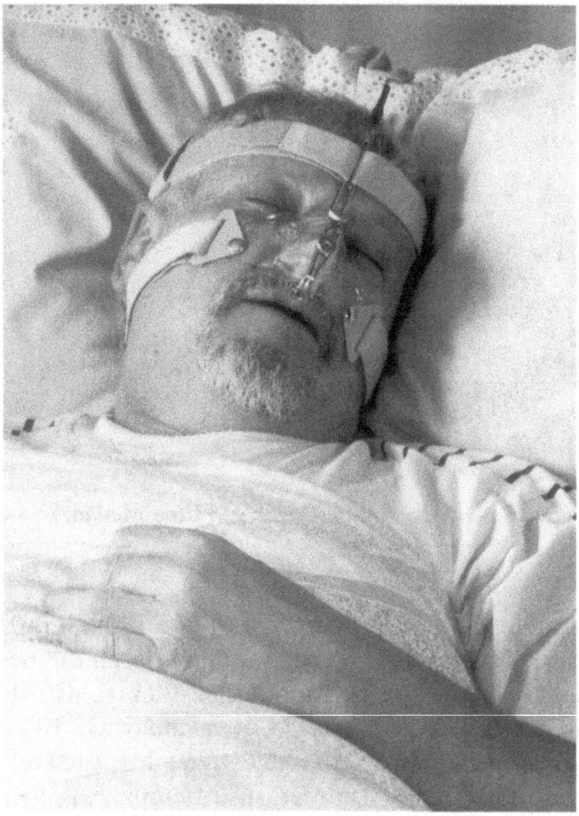

Abb. 15: Maske mit Thermistor Pari-Check

So werden während der gesamten Schlafphase die Atemzüge pro Minute (F) oder durch Apnoen bedingt kürzere Atemphasen (f) und die Dauer der Apnoephasen in Sekunden aufgezeichnet. Die Sauerstoff-Sättigung mit Anfangs-, Tiefst- und Endwert sowie Herzfrequenzmittelwert und Angabe der Körperlage ergänzen die Aufzeichnungen. Die Meßwerterfassung für SaO_2 und Puls/Herzfrequenz beträgt 1/Sek. Bei SaO_2 liegt der Meßbereich von 0–100%, mit einer Genauigkeit von 70–100% (±2%) und von 50–69% (±3%). Bei der Herzfrequenz liegt der Meßbereich zwischen ca. 30–250 P/min, bei einer Genauigkeit von ±2%).
Alle wichtigen Daten speichert der Computer, so daß nach der Schlafphase rechnergestützt die Summe aller Apnoen, die durchschnittliche Apnoezeit, die längste Apnoe und die gesamte Apnoezeit (jeweils in Sekunden) ausgedruckt werden. Ferner stehen alle Ereignisse der Entsättigung von unter 90% O_2 und solche von mehr als 4% Abfall vom obersten Ausgangswert der Sauerstoff-Sättigung des Probanden zur Verfügung. Diese Angaben werden stündlich

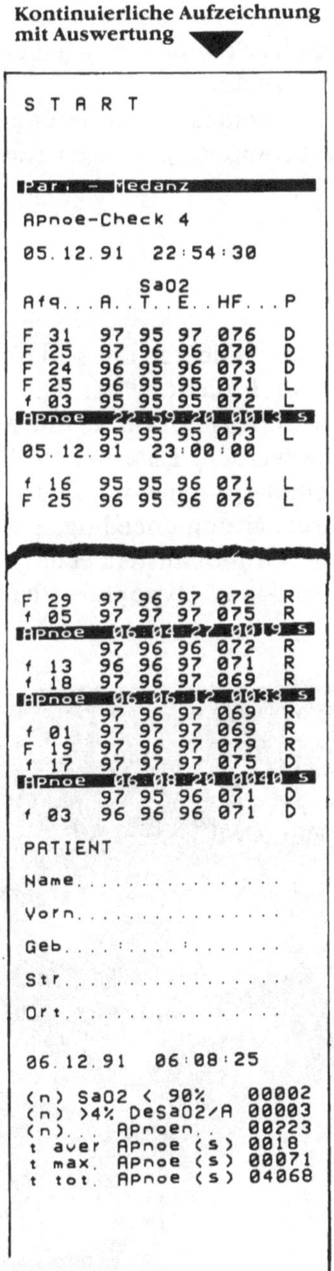

```
Kontinuierliche Aufzeichnung
mit Auswertung

S T A R T

Pari - Medanz

Apnoe-Check 4

05.12.91  22:54:30

              SaO2
Afq...A..T..E..HF...P

F 31   97 95 97 076  D
F 25   97 96 96 070  D
F 24   96 95 96 073  D
F 25   96 95 95 071  L
f 03   95 95 95 072  L
Apnoe     22:59:20 0013 s
       95 95 95 073  L
05.12.91  23:00:00

f 16   95 95 96 071  L
F 25   96 95 96 076  L

F 29   97 96 97 072  R
f 05   97 97 97 075  R
Apnoe     06:04:27 0019 s
       97 96 96 072  R
f 13   96 96 97 071  R
f 18   97 96 97 069  R
Apnoe     06:06:12 0033 s
       97 96 97 069  R
f 01   97 97 97 069  R
F 19   97 96 97 079  R
f 17   97 97 97 075  D
Apnoe     06:08:20 0040 s
       97 95 96 071  D
f 03   96 96 96 071  D

PATIENT

Name.................

Vorn.................

Geb....:....:........

Str..................

Ort..................

06.12.91  06:08:25

(n) SaO2 < 90%    00002
(n) >4% DeSaO2/A  00003
(n)... Apnoen..   00223
t aver Apnoe (s)  0018
t max. Apnoe (s)  00071
t tot. Apnoe (s)  04068
```

Abb. 16: Aufzeichnung und Auswertung, Pari-Check

kummuliert ausgedruckt, so daß eine gute Übersicht besteht. Am Ende vor der letzten Auswertung erscheint ein Formausdruck zum Eintragen der Patientenkenndaten. Datum und Zeit werden ausgedruckt.
Somit erlaubt der Pari Apnoe-Check 4 eine schnelle Orientierung über die nächtliche Atmung und weitere Parameter mit computergestützter Auswertung.

Therapie

Aufgrund der Schwere der Folgeschäden müssen Patienten mit schlafbezogener Atemregulationsstörung therapiert werden. Vor Einleitung der Therapie muß jedoch eine spezifische Schlafapnoe-Diagnostik erfolgen. Ambulante Methoden können zu einer Diagnosehilfe herangezogen werden. Eine sichere Diagnosestellung kann jedoch nur durch die Polysomnographie im Zeitreihenlabor erfolgen (Abb. 17). Sie ist vor jeder Therapieeinleitung unbedingt erforderlich. Eine intensive Verhaltensberatung gehört zum Grundbaustein einer jeden Therapie. Da Alkohol zu einer Zunahme der Apnoe- und Hypopnoe-Phasen durch

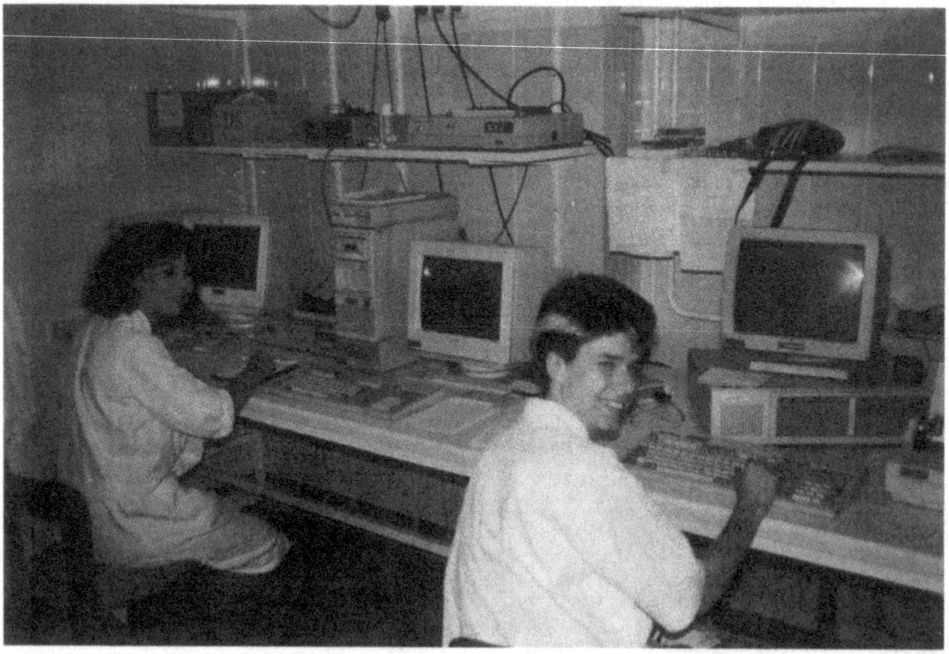

Abb. 17: Computerraum des Zeitreihenlabors der Abt. für Pneumologie und Kardiologie, Leiter Prof. Dr. med. P. Dorow, DRK-Krankenhaus Mark Brandenburg, Drontheimer Str. 39, 1000 Berlin 65

Abnahme der Muskelaktivität des Musculus genioglossus führt, ist strikte Alkoholabstinenz einzuhalten. Auf sedierende Substanzen sollte verzichtet werden. Gewichtsreduktion und Änderung der Schlafposition gehören ebenfalls zu den präventiven Maßnahmen. Vermeidung von Schlafdefiziten und Einhaltung des Schlaf-Wach-Rhythmus sollten erfolgen. Die Behandlung kardiovaskulärer und kardiopulmonaler Grunderkrankungen wird eingeleitet. Als spezifische Schlafapnoe-Therapie kann bei Patienten mit leichtem bis mittelschwerem Befund (weniger als 100 Apnoe-Phasen pro Nacht) eine medikamentöse Therapie eingeleitet werden. Der Einsatz von Antiandrogenen, Atemstimulantien, Beta-Blockern und trizyklischen Antidepressiva muß kritisch betrachtet werden. Aufgrund zahlreicher Untersuchungen erscheint lediglich der Einsatz von retardiertem Theophyllin gerechtfertigt zu sein [40, 42, 43, 44, 45]. Zu beachten ist jedoch, daß einige Patienten nicht auf Theophyllin reagieren und sich zum Teil verschlechtern. Es ist noch nicht geklärt, wie Responder von Nonrespondern getrennt werden können. Aufgrund eigener Beobachtungen hat Theophyllin auch bei Langzeitbehandlung der Schlafapnoe bei Respondern eine gute Wirkung. So steigt bei dieser Patientengruppe unter der Therapie die Sauerstoffaufnahme zum Zeitpunkt des Anstieges der spezifischen Ventilation bei Belastung als direktes Maß für das Herzminutenvolumen an (Abb. 18). Die Nebenwirkungsrate ist bei der abendlichen Gabe von retardiertem Theophyllin bei Serumkonzentrationen von 5–8 µg/ml sehr gering (Abb. 19).
Über einen Beobachtungszeitraum von 2 Jahren wurden 978 Patienten mit gesicherter schlaf-bezogener Atmungsstörung, die unter einer Theophyllinmedikation standen, beobachtet.

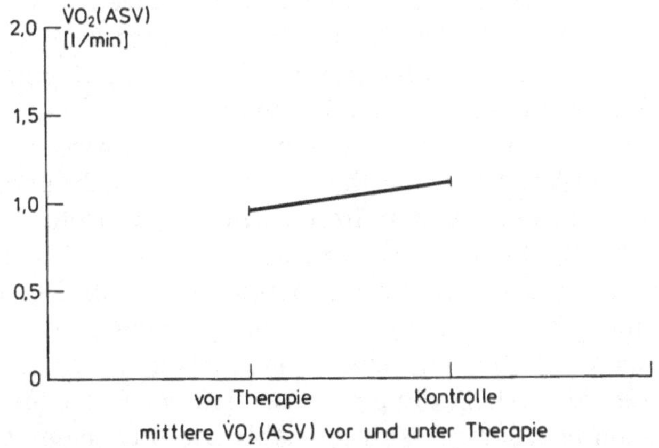

Abb. 18: Verhalten der mittleren Sauerstoffaufnahme (VO_2) zum Zeitpunkt des Anstieges der spezifischen Ventilation vor und unter Therapie mit retardiertem Theophyllin in der Langzeittherapie des SAS

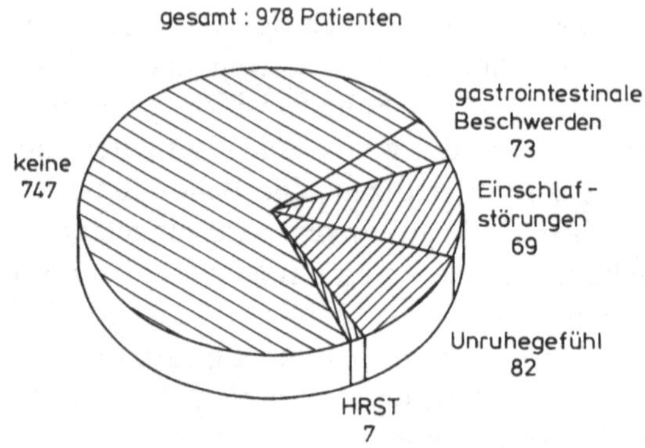

Abb. 19: Nebenwirkungen von Theophyllin bei Patienten mit SAS (Serumkonzentration 5–8 g/ml)

In 3-monatigem Abstand fanden ambulante Gespräche statt, halbjährlich polysomnographische Untersuchungen. Von insgesamt 978 Patienten war die medikamentöse Therapie in 747 Fällen unproblematisch. 73 Patienten klagten über gastrointestinale Beschwerden, 69 über Einschlafstörungen, 82 über Unruhegefühl und 7 über vermehrte Herzrhythmusstörungen.

Augrund der Nebenwirkungen mußte nach Ausschluß einer Überdosierung bei 63 Patienten die Therapie beendet werden.

Bei Nonrespondern sowie bei ausgeprägtem Befund oder bei akuter Gefährdung stellt heute die kontinuierliche nasale Überdruckbeatmung (n-CPAP-Therapie) die Therapie der Wahl dar (Abb. 20, 21). Hierbei wird Raumluft über eine Nasenmaske mit Überdruck zugeführt. Es kommt dadurch zu einer mechanischen „Luftschienung", welche einem Kollaps der Schlundmuskulatur entgegenwirkt. Nach entsprechender Einstellung des Druckes lassen sich Hypopnoe- und Apnoe-Phasen vollständig beseitigen. Die Einleitung der Überdruckbeatmung muß jedoch stationär im Schlaflabor erfolgen, da zu Beginn lebensbedrohliche Hypoventilationsphasen auftreten können.

Als Folge der Beseitigung der Apnoe- und Hypopnoe-Phasen wird die physiologische Schlafstruktur wiederhergestellt. Subjektive Beeinträchtigungen wie Tagesmüdigkeit, Konzentrationsstörungen, Impotenz oder Kopfschmerzen verschwinden dementsprechend. Die adäquate Therapie verhindert das Auftreten von Sauerstoffentsättigungen (Abb. 22) und Hyperkapnien (Abb. 23). Die pulmonal-arteriellen Blutdruckschwankungen werden schlagartig behoben (Abb. 24). Wir konnten an Patienten zeigen, daß es unter der adäquaten Therapie mit nasaler Überdruckbeatmung zu einer deutlichen Reduktion des arteriellen Blutdruckes unter Therapie kommt (Abb. 25). Bei dieser Untersuchung ist jedoch zu beachten, daß das dargestellte Blutdruckverhalten reell eine größere Abnahme zeigen wird, da bei der Mehrzahl der Patienten in der Untersuchung die initial eingesetzten Antihypertensiva reduziert oder abgesetzt

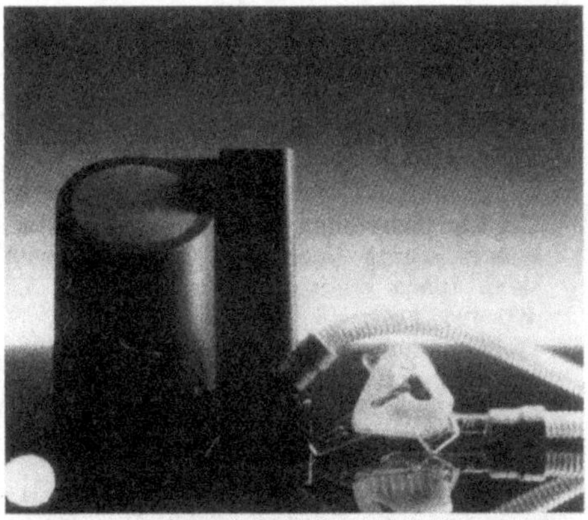

Abb. 20: CPAP-Gerät (REM-Star, Firma Stimotron)

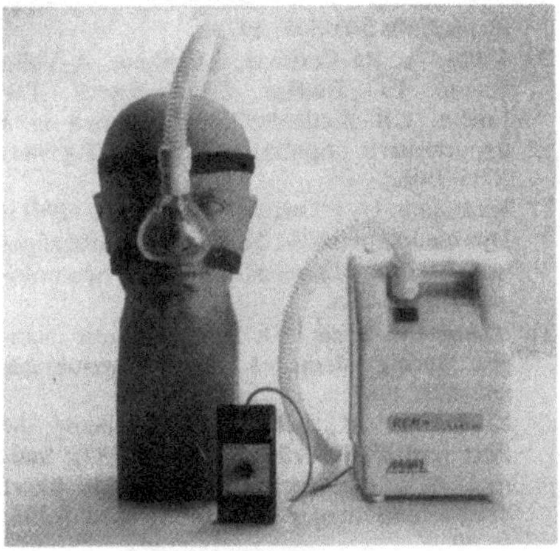

Abb. 21: nCPAP-Gerät (REM Plus, Firma Madaus Medizin-Elektronik)

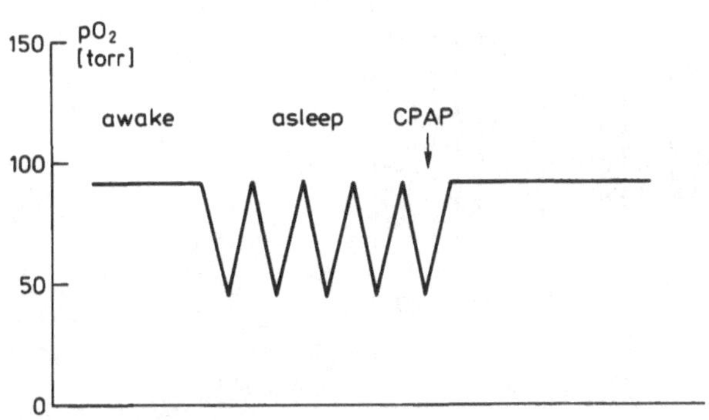

Abb. 22: Verhalten des arteriellen Sauerstoffpartialdruckes bei Patienten mit schwerem obstruktiven SAS vor und unter Therapie mit n-CPAP

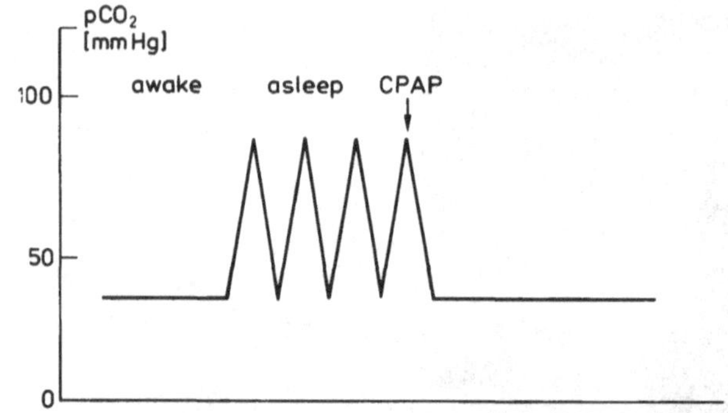

Abb. 23: Verhalten des arteriellen Kohlendioxidpartialdruckes bei Patienten mit schwerem obstruktiven SAS vor und unter Therapie mit n-CPAP

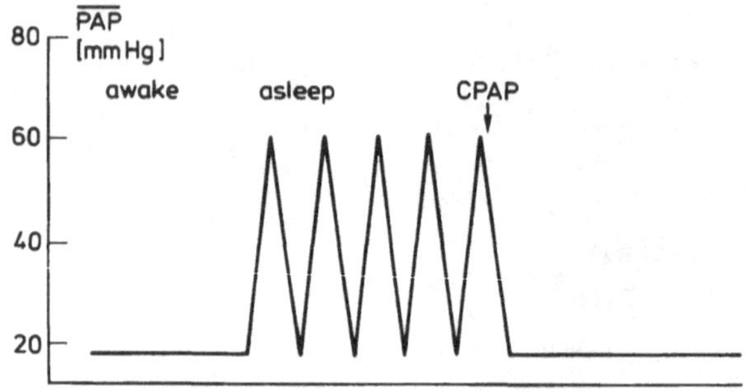

Abb. 24: Verhalten des mittleren transmuralen pulmonal-arteriellen Druckes bei Patienten mit schwerem obstruktiven SAS vor und unter Therapie mit n-CPAP

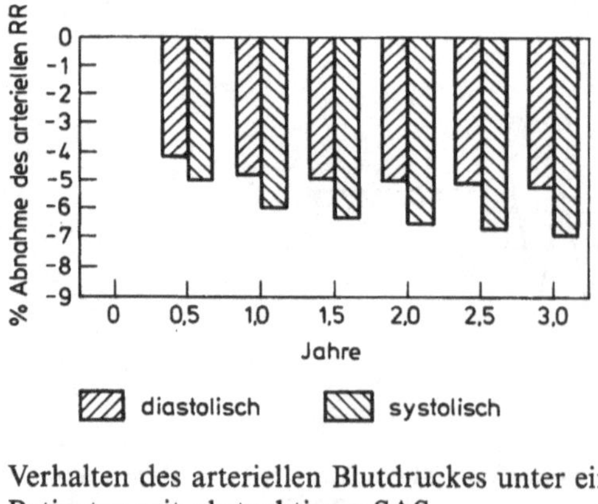

Abb. 25: Verhalten des arteriellen Blutdruckes unter einer Langzeittherapie mit n-CPAP bei Patienten mit obstruktivem SAS

werden konnten. Unter der Langzeittherapie kommt es ebenfalls zu einer deutlichen Verbesserung der kardiopulmonalen Belastbarkeit.
Liegt als Ursache eine manifeste kraniofasziale Malformation vor, so ist zur Therapie ein kieferchirurgischer Eingriff zu erwägen. Bei Patienten mit leichtem obstruktiven Schlafapnoe-Syndrom kommt die Uvulopalatopharyngoplastik (UPPP) in Frage. Die Uvulopalatopharyngoplastik umfaßt die Entfernung des weichen Gaumens inklusive Uvula sowie der Tonsillen und Tonsillargruben. Diese ist jedoch nur indiziert bei Patienten mit weniger als 30% Übergewicht und leichtem Schlafapnoe-Syndrom [40].

Zusammenfassung

Leitsymptome bei Patienten mit Schlafapnoesyndrom sind lautes, unregelmäßiges Schnarchen, erhöhte Tagesmüdigkeit sowie durch Bettpartner beobachtete nächtliche Apnoephasen. Unruhiger Schlaf, morgendliche Abgeschlagenheit sowie Reduzierung der geistigen Leistungsfähigkeit sind weitere häufige Symptome. Libidoverlust, depressive Verstimmung, hypnagoge Halluzinationen sowie Insomnie, Schlafwandeln und Enuresis, treten fakultativ auf. Assoziierte internistische Erkrankungen sind Adipositas, Hypertonie, Herzrhythmusstörungen, pulmonale Hypertonie und Kardiomyopathie.
Beim Schlaf-Apnoe-Syndrom kommt es durch die Apnoen zu vorübergehenden Sauerstoffentsättigungen im Blut sowie zum Anstieg der Kohlendioxidpartialdrucke. Durch Weckreaktionen erreichen die Patienten keine Tiefschlafphasen, so daß schwerwiegende psychische Störungen entstehen. Ferner kommt es zu schweren Störungen im Herz-Kreislaufsystem. Nur durch die auftretenden Mikroarousals kommt es nicht zum sofortigen Herz-Kreislauf-Versagen. Die Diagnostik und Therapie der Schlafapnoe sind zur Verhinderung lebensbedrohlicher Zustände wie Herzrhythmusstörungen, pulmonal-arterieller Hypertonie und Herzversagen unbedingt erforderlich. Eine differential-diagnostische Klärung kann nur die Polysomnographie erzielen. Die Diagnostik und Therapie der nächtlichen Atemregulationsstörungen müssen polysomnographisch erfolgen, um einerseits Fehldiagnosen zu vermeiden und andererseits eine adäquate Therapie einleiten zu können und damit den Patienten eine normale Lebenserwartung zu geben. *Die hohe Anzahl von Patienten mit schlafbezogener Atemregulationsstörung kann nur mit Hilfe ambulanter Diagnose-Systeme rechtzeitig den Schlaflabors zugeführt werden.*
Die Indikation zur Diagnostik besteht bei allen Patienten mit den anfänglich erwähnten Symptomen. Darüber hinaus ist eine Schlafapnoediagnostik in Erwägung zu ziehen bei Patienten mit essentieller Hypertonie, Übergewicht, Polyglobulie sowie nächtlichen Herzrhythmusstörungen.

Teilweise publiziert in „notabene medici" *21* (1991) 432–487.

Literatur

[1] Bristow, J. D., A. J. Honour, T. G. Pickering et al.: Cardiovascular and respiratory changes during sleep in normal and hypertensive subjects. Cardiovasc. Res. *3* (1969) 476–485.

[2] Buda, J. A., J. S. Schroeder, C. Guilleminault: Abnormalities of pulmonary artery wedge pressures in sleep-induced apnea. Int. J. Cardiol. *1* (1981) 67–75.

[3] Buda, A. J., M. R. Pinsky, N. B. Jr. Ingels et al.: Effect of intrathoracic pressure on left ventricular performance. N. Engl. J. Med. *301* (1979) 453–459.

[4] Bulow, K.: Respiration and wakefulness in man. Acta Physiol. Scand. *59* (Suppl. 209) (1963) 1–110.

[5] Coccagna, G., M. Mantovani, F. Brignani et al.: Arterial pressure changes during spontaneous sleep in man. Electroencephalogr. Clin. Neurophysiol. *31* (1971) 277–281.

[6] Dorow, P., U. Kaufmann, S. Thalhofer et al.: Therapie der Schlafapnoe mit abendlicher Applikation von Theophyllin (Uniphyllin). Pneumologie *45* (1991) 287–289.

[7] Dorow, P., S. Thalhofer: Verlaufsbeobachtung von Patienten mit schlafbezogener Atemregulationsstörung ohne Obstruktion der oberen Atemwege. Pneumologie *45* (1991) 296–300.

[8] Ehlenz, K. J., H. Peter, H. Kaffarnik et al.: Disturbances in Volume Regulating Hormone Systeme – A key to the Pathogenesis of Hypertension in Obstructive Sleep Apnea Syndrome. Pneumologie *45* (1991) 239–245.

[9] Ehlenz, K., U. Köhler, J. Mayer (1991) et al.: Plasma levels of catecholamines and cardiovascular parameters during sleep in patients with sleep apnea syndrome. In: J. H. Peter, T. Podszus, P. von Wichert (eds.): Sleep related disorders and internal diseases, pp. 321–325. Springer, Berlin 1987.

[10] Ehlenz, K., P. Schmidt, H. Becker: Hat die Bestimmung des atrialen natriuretischen Faktors (ANF) eine Bedeutung in der Beurteilung der kardialen Belastung während der Apnoe bei Schlafapnoepatienten? Pneumologie *43* (1989) 580–583.

[11] Ehlenz, K., J. H. Peter, H. Schneider et al.: Renin secretion is profoundly influenced by obstructive sleep apnea syndrome (oSAS). Sleep *90* (1990) 193–195.

[12] Eisenberg, E., R. Zimlich, P. Lavie: Plasma norepinephrine levels in patients with sleep apnea syndrome. New Engl. J. Med. *322* (1990) 930–931.

[13] Espinoza, H., R. Antic, T. Thornton et al.: The effects of aminophylline on sleep and sleep disordered breathing in patients with obstructive sleep-apnea-syndrome. Am. Rev. Respir. Dis. *136* (1987) 80–84.

[14] Fletcher, E. C., J. Miller, J. W. Schauf et al.: Urinary catecholamines before and after tracheostomy in patients with obstructive sleep apnea and hypertension. Sleep *10* (1987) 35–44.

[15] Guilleminault, C., J. van den Hoed, M. M. Mitler: Clinical overview of the sleep apnea syndromes. In: C. Guilleminault, W. C. Dement (eds.): Sleep Apnea Syndromes, pp. 1–12. New York, Alan R. Liss (1978).

[16] Guilleminault, C., S. J. Connolly, R. A. Winkle: Cardiac arrhythmia and conduction disturbances during sleep in 400 patients with sleep apnea syndrome. Am. J. Cardiol. *52* (1983) 490–494.

[17] Guilleminault, C., J. Motta, F. Mihm et al.: Obstructive sleep apnea and cardiac index. Chest *89* (1986) 331–334.

[18] Guilleminault, S., F. L. Eldrige, F. B. Simmon et al.: Sleep apnoe syndrome. Can it induce hemodynamic changes? West. J. Med. *123* (1975) 7–16.

[19] Hong, S. K., Y. C. Lin, D. A. Lally et al.: Alveolar gas exchanges and cardiovascular functions during breath holding with air. J. Appl. Physiol. *30* (1971) 540–547.

[20] Kales, A., R. J. Cadieux, L. C. Shaw et al.: Sleep apnoea in a hypertensive population. Lancet II (1984) 1005–1108.
[21] Kaufmann, U., P. Dorow, S. Thalhofer: Die medikamentöse Therapie schlafbezogener Atemregulationsstörungen. Pneumologie *45* (1991) 276–278.
[22] Khatri, I. M., E. D. Freis: Hemodynamic changes during sleep. J. Appl. Physiol. *22* (1967) 867–873.
[23] Koskenvuo, M., J. Kaprio, T. Telakivi et al.: Snoring as a risk factor for ischemic heart disease and stroke in man. Br. Med. J. *294* (1987) 16–19.
[24] Kryger, M., L. F. Quesney, D. Holder et al.: The sleep deprivation syndrome of the obese patient. A problem of periodic nocturnal upper airway obstruction. Am. J. Med. *56* (1974) 531–539.
[25] Kahlo, W., E. Doll, M. C. Franck: Erfolgreiche Behandlung eines Pickwick-Syndroms durch eine Dauertrachealkanüle. Dtsch. med. Wschr. *91* (1969) 1286.
[26] Laks, L., R. Grunstein, B. Lehrhaft et al.: Pulmonary hyperkusion and right heart function in sleep apnea. Eur. Respir. J. *2* (suppl. 8) (1989) 798.
[27] Lavie, P.: Incedence of sleep apnea in a presumably healthy working population. A significant relationship with excessive daytime sleepiness. Sleep *6* (1983) 312.
[28] Lavie, P., R. Ben-Yosef, A. E. Rubin: Prevalence of sleep apnea syndrome among patients with essential hypertension. Am. Heart J. *108* (1984) 373–376.
[29] Lin, Y. C., K. K. Shida, S. K. Hong: Effects of hypercapnia, hypoxia and rebreathing on heart rate response during apnea. J. Appl. Physiol. *54* (1983) 166–171.
[30] Lugaresi, E., F. Cirignotta, M. Zucconi et al.: Good and poor sleepers. An epidemiological survey of the San Marino population. In: C. Guilleminault, E. Lugaresi (eds.): Sleep/Wake Disorders. Natural History, Epidemiology and Long-term Evolution Raven: New York 1983. 1.
[31] Lugaresi, E., F. Cirignotta, G. Coccagna et al.: Clinical significance of snoring. In: N. A. Saunders, C. E. Sullivan (eds.): Sleep and Breathing, pp. 283–298. New York. Marcel Dekker 1984.
[32] McGinty, D., E. Beahm, E. Stern et al.: Nocturnal hypotension in older men with sleep-related breathing disorders. Chest *94* (1988) 305–311.
[33] Miller, W. P.: Cardiac arrhythmias and conduction disturbances in the sleep apnea syndrome. Am. J. Med. *73* (1982) 317–321.
[34] Peter, J. H., G. Amend, S. Stephan et al.: Therapie der Schlafapnoe mit abendlich eingenommenen retardiertem Theophyllin (Euphylong). Prax. Klin. Pneumol. *41* (1987) 433.
[35] Peter, J. H., G. Amend, M. Faust et al.: Schnarchen und Schlafapnoesyndrome. Wien. med. Wschr. *11* (1989) 264.
[36] Podszus, T.: Therapie der Schlafapnoe. Pneumologie *43* (1989).
[37] Podszus, T., H. H. Peter, C. Guilleminault et al.: Pulmonary artery pressure in mixed sleep apnea. Eur. Respir. J. *2* (Suppl. 8) (1989) 798.
[38] Richardson, D. W., A. J. Honour, G. W. Fenton et al.: Variation in arterial pressure throughout the day and night. Clin. Sci. *26* (1964) 445–460.
[39] Rühle, K. H.: Schlaf und gefährdete Atmung. Bücherei des Pneumologen, Bd. 12, Thieme, Stuttgart 1987.
[40] Schäfer, J., W. Pirsig: Chirurgische Therapie des obstruktiven Schlafapnoesyndroms: Ergebnisse des Ulmer Programmes. Pneumologie *45* (1991) 283–286.
[41] Schroeder, J. S., J. Motta, C. Guilleminault: Hemodynamic studies in sleep apnea. In: C. Guilleminault, W. C. Dement (eds.): Sleep apnea snydromes. 177–196. Alan R. Liss, New York 1978.

[42] Shepard, J. W. Jr., M. W. Garrison, D. A. Grither et al.: Relationship of ventricular ectopy to nocturnal O_2 desaturation in patients with obstructive sleep apnea. Chest *88* (1985) 335–340.
[43] Snyder, F., J. A. Hobson, D. F. Morrison et al.: Changes in respiration, heart rate, and systolic blood pressure in human sleep. J. Appl. Physiol. *19* (1964) 417–422.
[44] Thalhofer, S., U. Kaufmann, P. Dorow: Hemodynamic parameters in patients with SAS treated by CPAP-breathing. Eur. Respir. J. *2* (Suppl. 8) (1989) 782.
[45] Thalhofer, S., U. Kaufmann, P. Dorow: Veränderungen der Hämodynamik mit und ohne CPAP-Beatmung bei Patienten mit Schlafapnoesyndrom. Pneumologie *45* (1991) 293–295.
[46] Thalhofer, S., P. Dorow, U. Kaufmann: Langzeitbeobachtung einer Therapie der Schlafapnoe mit abendlich eingenommenen retardierten Theophyllin. Pneumologie *45* (1991) 290–292.
[47] Zwillich, C., T. Devlin, D. White et al.: Bradycardia during sleep apnea: Characteristics and mechanism. J. Clin. Invest. *69* (1982) 1286–1292.

FSC
www.fsc.org
MIX
Papier | Fördert gute Waldnutzung
FSC® C083411

Zeitfracht Medien GmbH
Ferdinand-Jühlke-Straße 7
99095 Erfurt, Deutschland
produktsicherheit@kolibri360.de